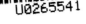

 2024 国家执业药师职业资格考试教材精讲

中药学专业知识（二）

主　编　渠艳芳　樊　莹

副主编　杨　崇　李晓丽

编　委（以姓氏笔画为序）

马　晶　王金平　成　欣

孙超楠　高　俊

中国健康传媒集团

中国医药科技出版社

内 容 提 要

本书由从事执业药师职业资格考试考前培训的专家根据新版国家执业药师职业资格考试大纲及考试指南的内容要求精心编写而成。书中内容精炼、重点突出，便于考生在有限的时间内抓住考试重点及难点，进行高效复习，掌握考试的主要内容。随书附赠配套数字化资源，包括黄金40分课程、历年真题、考生手册、思维导图、考点速报、复习规划、高频考点、考前速记等，使考生复习更加高效、便捷；赠2套线上模拟试卷，方便考生系统复习后自查备考。本书是参加2024年国家执业药师职业资格考试考生的辅导用书。

图书在版编目（CIP）数据

中药学专业知识. 二/渠艳芳，樊莹主编.—北京：中国医药科技出版社，2023.12

2024国家执业药师职业资格考试教材精讲

ISBN 978–7–5214–4257–1

Ⅰ.①中… Ⅱ.①渠… ②樊… Ⅲ.①中药学–资格考试–自学参考资料 Ⅳ.①R28

中国国家版本馆CIP数据核字（2023）第207172号

美术编辑	陈君杞	
责任编辑	樊　莹	
版式设计	友全图文	

出版　**中国健康传媒集团** ｜ 中国医药科技出版社

地址　北京市海淀区文慧园北路甲22号

邮编　100082

电话　发行：010–62227427　邮购：010–62236938

网址　www.cmstp.com

规格　787 × 1092mm $\frac{1}{16}$

印张　18 $\frac{1}{2}$

字数　518千字

版次　2023年12月第1版

印次　2023年12月第1次印刷

印刷　三河市万龙印装有限公司

经销　全国各地新华书店

书号　ISBN 978–7–5214–4257–1

定价　**69.00元**

获取新书信息、投稿、为图书纠错，请扫码联系我们。

国家执业药师职业资格考试实行全国统一大纲、统一命题、统一组织的考试制度，采用笔试、闭卷考试形式。每科试卷有120题，满分为120分。题型包括A型题（最佳选择题）、B型题（配伍选择题）、C型题（综合分析选择题）和X型题（多项选择题）。

为帮助考生在有限的时间里抓住重点、高效复习，我们组织工作在教学一线、有着丰富考前培训经验的专家教授依据新版考纲编写了这套《国家执业药师职业资格考试教材精讲》丛书。

本丛书特点如下：

1.全面覆盖新版大纲的要点内容，用一颗至三颗星标注考点分级，重要考点用双色突出标示。

2.用精准而简洁的文字高度凝练考试指南内容，通过对比记忆、联想记忆和分类记忆为考生理出清晰的记忆思路，在有限的片段时间里掌握考试重点。

3.为使考前复习更加高效、便捷，随书附赠配套数字化资源，包括黄金40分课程、历年真题、考生手册、思维导图、考点速报、复习规划、高频考点、考前速记等，并赠2套线上模拟试卷，便于考生熟悉题型，模拟考场，自查备考。获取步骤详见图书封底。

国家执业药师职业资格考试从执业药师岗位职责和实践内容出发，以培养具备在药品质量管理和药学服务方面的综合性职业能力、自主学习和终身学习的态度和意识、较好地服务于公众健康素质的人才为目标。希望考生通过对本丛书的学习领会考试精神，顺利通过考试。

为不断提升本套考试用书的品质，欢迎广大读者在使用过程中多提宝贵意见和建议，我们将在今后的工作中不断修订完善。

在此，祝愿各位考生复习顺利，考试成功！

中国医药科技出版社

2023年12月

目录

第一部分 常用单味中药

第二部分　常用中成药

第一部分

常用单味中药

第一章　解表药

凡以发散表邪、解除表证为主要功效的药物，称为解表药。按其性能功效及临床应用，常将本类药物分为辛温解表药与辛凉解表药两类。

要点	内容
性味	辛
归经	肺经、膀胱经
功效	发散解表（主）；宣肺、利水、透疹、祛风湿（兼）
主治病证	表证、咳喘、水肿、疹发不畅、风湿痹痛
使用注意	①掌握用量，中病即止，不可过汗 ②体虚多汗及热病后期津液亏耗者忌服 ③久患疮痈、淋病及失血的患者，慎用 ④入汤剂不宜久煎

第一节　辛温解表药

考点1 麻黄★★★

【性味归经】辛、微苦，温。归肺、膀胱经。

【性能特点】本品治风寒表实无汗，兼咳喘者最宜。

【功效】发汗解表，宣肺平喘，利水消肿。

【主治病证】

（1）风寒表实无汗证。

（2）肺气不宣之喘咳证。

（3）水肿兼有表证者。

【配伍】

药物	配伍药物	主治病证
麻黄	桂枝	风寒表实无汗证
	杏仁	风寒束肺之咳喘气逆
	石膏	肺热咳喘

【用法】解表宜生用，平喘宜蜜炙用或生用。小儿、年老体弱者宜用麻黄绒。

知识拓展 ①麻黄的记忆理解方法："宣"麻黄，"宣"字，既能指明其"宣肺平喘"的功效，又包含"喘咳证"的主治，加之表实无汗、水肿的主治，其主治可归纳为"无汗咳喘兼水肿"。记忆"宣",理解"无汗咳喘兼水肿"是掌握麻黄的关键。

②麻黄的配伍应用：麻黄属于常用药，麻桂配伍可参考麻黄汤(《伤寒论》：麻黄、桂枝、杏仁、甘草)，主治外感风寒表实证(无汗而喘)，即风寒表实无汗证，桂枝无汗有汗均可治，但与麻黄配伍，主治风寒表实无汗证。麻杏配伍可参考麻黄汤，也可参考麻杏石甘汤(《伤寒论》：麻黄、杏仁、甘草、石膏)，其中麻杏配伍治疗喘咳气逆，麻石配伍治疗肺热咳喘。

考点2 桂枝 ★★★

【性味归经】辛、甘，温。归心、肺、膀胱经。

【性能特点】本品既走表，又走里，风寒表证无论虚、实皆宜，寒证无论虚、实或外寒直中或阳虚内生皆可。既入气分，又入血分，血瘀有寒与阳虚水停用之为宜。

【功效】发汗解肌，温通经脉，助阳化气。

【主治病证】

（1）风寒表虚有汗，风寒表实无汗。

（2）风寒湿痹，经寒血滞之月经不调、痛经、闭经，癥瘕。

（3）胸痹作痛，阳虚心悸。

（4）虚寒腹痛。

（5）阳虚水肿，痰饮证。

【配伍】

药物	配伍药物	主治病证
桂枝	白芍	风寒表虚有汗证

【用法】内服：煎汤；或入丸散。外用：研末调敷，或煎汤熏洗。

知识拓展 ①桂枝的记忆理解方法："温"桂枝，"温"字，既能指明其"温通经脉"的功效，又与主治病证"风寒、阳虚、虚寒"相对应，主治一系列与"寒"相关的疾病，如妇科疾病、胸痹、心悸、腹痛、水肿等。重点在于风寒表证无论虚实皆可使用桂枝。记忆和理解"温"，是掌握桂枝的关键。

②桂枝的配伍应用：桂枝属于常用药，桂芍配伍可参考桂枝汤(《伤寒论》：桂枝、芍药、甘草、大枣、生姜)，主治外感风寒表虚证，即风寒表虚有汗证。

考点3 紫苏 ★★★

【性味归经】辛，温。归肺、脾经。

【性能特点】发汗不如麻黄、桂枝，长于理气、安胎、解毒。风寒感冒兼气滞，以及气滞胎动不安者用之最宜。

【功效】发表散寒，行气宽中，安胎，解鱼蟹毒。

【主治病证】

（1）风寒感冒，咳嗽胸闷。

（2）脾胃气滞证。

（3）气滞胎动证。

（4）食鱼蟹中毒引起的腹痛吐泻。

【用法用量】内服：煎汤，5~10g；治鱼蟹中毒，可单用至30~60g。

知识拓展 ①紫苏的记忆理解方法："宽"紫苏，"宽"是"理气宽中"，主治风寒感冒兼脾胃气滞，以及气滞胎动不安。记忆和理解"宽"，是掌握紫苏的关键。

②紫苏叶、紫苏梗、紫苏子的异同：

药物		功效	特点
全紫苏	紫苏叶	发表散寒，行气宽中，安胎，解鱼蟹毒	长于发表散寒
	紫苏梗		长于理气宽中、安胎
	紫苏子	降气化痰，止咳平喘，润肠通便	—

考点 4　生姜★★★

【性味归经】辛，微温。归肺、脾、胃经。

【性能特点】本品适用于风寒感冒轻症。善温中止呕，有"呕家圣药"之称，胃寒呕吐者用之最宜。

【功效】发汗解表，温中止呕，温肺止咳。

【主治病证】

（1）风寒表证。

（2）胃寒呕吐。

（3）风寒客肺之咳嗽。

（4）解鱼蟹、半夏及天南星毒。

知识拓展 ①生姜的记忆理解方法："呕"生姜，或"呕家圣药"，主治胃寒呕吐。生姜药食兼用，生活中也有体会，例如风寒感冒后喝一碗姜汤，不但发散风寒，驱邪外出，也能缓解咳嗽。记忆"呕"，兼顾"咳"，即可理解此药。

②生姜和紫苏的异同：

药物	相同点	不同点
生姜	解表散寒，主治风寒感冒，且能解鱼蟹毒	温中止呕，温肺止咳，主治胃寒呕吐、风寒咳嗽。解药毒（半夏、天南星）
紫苏		理气宽中，安胎。主治风寒感冒兼脾胃气滞，气滞之胎动不安

考点 5　荆芥★★★

【性味归经】辛，微温。归肺、肝经。

【性能特点】本品风寒、风热表证皆宜。炒炭收敛止血，治崩漏功良。

【功效】散风解表，透疹止痒，止血。

【主治病证】

（1）风寒表证，风热表证。

（2）麻疹透发不畅，风疹瘙痒。

（3）疮疡初起有表证者。

（4）（荆芥炭）衄血，吐血，便血，崩漏等证。

【用法用量】荆芥穗发汗力强。发表、透疹、消疮宜生用；止血须炒炭用。

考点6　防风★★★

【性味归经】辛、甘，微温。归膀胱、肝、脾经。

【性能特点】本品为治风通用药，散外风、息内风皆宜，治风寒、风热及表证夹湿皆可，风寒湿三邪客体用之最宜。

【功效】祛风解表，胜湿，止痛，解痉。

【主治病证】

（1）风寒表证，风热表证，表证夹湿。

（2）风寒湿痹，风湿疹痒。

（3）破伤风，小儿惊风。

知识拓展　①荆芥和防风的记忆理解方法：荆芥和防风多相须为用，称为"荆防"，主治外感风寒湿邪，可参考荆防败毒散（《摄生众妙方》）。荆芥的功效可记忆为"风痒血"，其中炒炭收敛止血是重点。防风功效如其名，"防各种风"，为治风通用药，治疗风邪引起的各种疾患，表证、湿证、痛证、痉证，可记忆为"表湿痛痉"。

②荆芥和防风的异同：

药物	相同点	不同点
荆芥	疏风解表，治疗风寒表证、风热表证和风疹瘙痒	炒炭收敛止血，主治各种出血
防风		胜湿，止痛，解痉，主治表证夹湿，风寒湿痹，破伤风、小儿惊风之抽搐

考点7　羌活★★★

【性味归经】辛、苦，温。归膀胱、肾经。

【性能特点】善治太阳经头痛（后脑疼痛）及颈项痛，特别是肩背肢节疼痛。

【功效】解表散寒，祛风胜湿，止痛。

【主治病证】

（1）风寒表证，表证夹湿，太阳头痛。

（2）风寒湿痹。

考点8　细辛★★★

【性味归经】辛，温。有小毒。归心、肺、肾经。

【性能特点】本品为治风寒、风湿所致诸痛及鼻渊鼻塞头痛之良药。为治寒饮伏肺之要药。最宜少阴头痛、鼻渊头痛及牙痛。

【功效】祛风散寒，通窍，止痛，温肺化饮。

【主治病证】

（1）风寒表证（尤宜鼻塞、头痛、肢体疼痛较甚者），阳虚外感。

（2）鼻渊头痛。

（3）头风头痛，牙痛，风寒湿痹痛。

（4）寒饮咳喘。

【配伍】

药物	配伍药物	主治病证
细辛	干姜、五味子	寒饮喘咳

【用法用量】内服：煎汤，1~3g；粉末，0.5~1g。

考点9 白芷★★★

【性味归经】辛，温。归肺、胃经。

【性能特点】本品尤善治眉棱骨痛、阳明头痛、风寒鼻塞或鼻渊头痛。

【功效】发散风寒，通窍止痛，燥湿止带，消肿排脓。

【主治病证】

（1）外感风寒或表证夹湿兼头痛鼻塞。

（2）阳明头痛，眉棱骨痛，鼻渊头痛，牙痛。

（3）风寒湿痹，寒湿带下。

（4）疮疡肿毒。

考点10 藁本★★★

【性味归经】辛，温。归膀胱、肝经。

【性能特点】本品善治表证夹湿、风寒湿痹与巅顶头痛，兼治寒湿腹痛、腹泻。外用尚能祛风湿止痒。

【功效】发表散寒，祛风胜湿，止痛。

【主治病证】

（1）风寒表证，表证夹湿，巅顶头痛。

（2）风寒湿痹。

知识拓展　羌活，始于汉代而与独活混用，唐《药性本草》始将二者分列。两药均可治疗表证夹湿，善治风寒湿痹，风湿头痛，羌活长于散风寒，独活长于祛风湿，因此羌活在解表药中，独活在祛风湿药中。藁本善治表证夹湿，风寒湿痹，功能主治与羌活、独活相似。因此，三药可共同理解记忆，可用"表寒湿痛"概括。

药物	相同点	不同点
羌活	散寒，祛风胜湿，止痛。主治风寒表证，表证夹湿，风寒湿痹	善治上半身痹痛，太阳头痛
独活		善治下半身痹痛
藁本		善治巅顶头痛

考点11 香薷★★★

【性味归经】辛，微温。归肺、胃、脾经。

【性能特点】本品外能发汗解表，内能化湿和中，夏日多用，故又称"夏月麻黄"。

【功效】发汗解表，和中化湿，利水消肿。

【主治病证】

（1）夏季乘凉饮冷、阳气被阴邪所遏之阴暑证。

（2）水肿，小便不利。

【用法用量】内服：3~10g。发汗解暑宜水煎凉服，利水退肿须浓煎服或为丸服。

> **知识拓展** ①香薷的记忆理解方法："湿"香薷，"湿"字，指其"和中化湿"的功效，有两层含义：一是湿为体内之湿，无表湿之意；二是治疗"阴暑证"，夏季因气候炎热而吹风纳凉，或饮冷无度，中气内虚，以致暑热与风寒之邪乘虚侵袭而为病。与阳暑证共同构成中暑的两种证型，可简单理解：阴暑以湿为主，阳暑以热为主。
>
> ②香薷又称"夏月麻黄"，也有"夏用香薷，冬用麻黄"的说法。麻黄和香薷功效主治相似，亦有区别。

药物	相同点	不同点
麻黄	发汗解表，利水消肿。主治风寒感冒、脚气浮肿、小便不利	宣肺平喘，治肺气不宣之咳喘证
香薷		和中化湿，治阴暑证

考点12 苍耳子★

【性味归经】辛、苦，温。有小毒。归肺经。

【性能特点】本品最善治外感或鼻渊流涕、风湿瘙痒。

【功效】散风寒，通鼻窍，除湿止痛，止痒。

【主治病证】

（1）鼻渊头痛，风寒头痛，表证夹湿。

（2）风湿痹痛，风湿疹痒，疥癣。

【使用注意】本品辛温有毒，过量服用易致中毒，引起呕吐、腹痛、腹泻等。

考点13 辛夷★

【性味归经】辛，温。归肺、胃经。

【性能特点】本品既散风寒而解表，又通鼻窍而止痛。

【功效】散风寒，通鼻窍。

【主治病证】鼻渊头痛，风寒头痛、鼻塞。

【用法用量】本品有毛，易刺激咽喉，内服宜用纱布包煎。

> **知识拓展** 白芷、细辛、苍耳子、辛夷为解表、通鼻窍、止痛药，简称"通窍药"，可治疗鼻渊。可通过"鼻炎"这一疾病理解，鼻炎在现代医学中属于上呼吸道感染的范畴，也就是感冒有鼻塞不痛、疼痛的症状，所以治疗鼻炎，需要解表散风寒、通鼻窍，止痛。考查重点在于其他的功效和主治。

药物	相同点	不同点
白芷	散风寒，通鼻窍，止疼痛。主治风寒表证、鼻渊头痛	燥湿止带，消肿排脓。治寒湿带下，疮疡肿毒
细辛		温肺化饮，治寒饮咳喘
苍耳子		除湿，止痒。治风湿疹痒，疥癣瘙痒
辛夷		纱布包煎

考点14 西河柳★

【性能特点】本品为治麻疹不透与风疹瘙痒所常用，麻疹初起、透发不畅用之最宜；又祛风除湿，治风湿痹痛可选，无论寒热均宜。

【功效】发表透疹，祛风除湿。

【主治病证】

（1）麻疹透发不畅，风疹瘙痒。

（2）风湿痹痛。

【使用注意】本品辛散力强，用量过大能令人心烦，故内服不宜过量。

第二节 辛凉解表药

考点1 薄荷★★★

【性味归经】辛，凉。归肺、肝经。

【性能特点】本品既疏散风热而清利头目与咽喉、透疹，又疏肝解郁、辟秽，尤善清利头目。

【功效】宣散风热，清利头目，利咽，透疹，疏肝。

【主治病证】

（1）风热感冒，温病初起。

（2）风热头痛、目赤、咽喉肿痛。

（3）麻疹不透，风疹瘙痒。

（4）肝气郁滞、胸闷胁胀。

【用法】其叶长于发汗，梗偏于理气。

考点2 牛蒡子★★★

【性味归经】辛、苦，寒。归肺、胃经。

【性能特点】本品既清散风热而解表、透疹，又宣肺祛痰而利咽、止咳，还滑利二便，导热（疹）毒排出而清解消疮疹。

【功效】疏散风热，宣肺利咽，解毒透疹，消肿疗疮。

【主治病证】

（1）风热感冒，温病初起。

（2）风热或肺热咳嗽、咯痰不畅，咽喉肿痛。

（3）麻疹不透，风热疹痒。

（4）热毒疮肿，痄腮。

【使用注意】本品能滑肠，故脾虚便溏者忌服。

考点3 蝉蜕★★★

【性味归经】甘，寒。归肺、肝经。

【性能特点】本品既疏散风热而利咽疗哑、止痒透疹、明目退翳，又息内风而止痉抽。既散外来之风热，又息内生之肝风。

【功效】疏散风热，透疹止痒，明目退翳，息风止痉。

【主治病证】

（1）风热感冒，温病初起，音哑咽痛。

（2）麻疹不透，风疹瘙痒。

（3）风热或肝热之目赤翳障。

（4）小儿惊哭夜啼，破伤风。

【配伍】

药物	配伍药物	主治病证
蝉蜕	胖大海	风热或肺热之咽痛音哑

【使用注意】孕妇慎服。

知识拓展　①"荷""牛""蝉"三药的切入点是薄荷，可记忆"梳（疏）头咽真（疹）干（肝）"，其中利咽、疏肝是重点。牛蒡子，可记忆为"梳（疏）头（透）咽肿"，重点是利咽、消肿。蝉蜕，可记忆为"梳（疏）头（透）目风"。

②薄荷、牛蒡子、蝉蜕的异同：

药物	相同点	不同点
薄荷	疏散风热、透疹止痒，治风热感冒、温病初起、麻疹不透及风疹瘙痒	清利头目、利咽，治风热上攻之头痛、目赤、咽喉肿痛；兼疏肝解郁，治肝郁气滞胸闷胁胀
牛蒡子		宣肺利咽，治风热咳嗽咳痰不畅及咽喉肿痛；解毒消肿，治热毒疮肿、痄腮
蝉蜕		宣肺疗哑，治音哑咽痛；明目退翳，治风热上攻之目赤、翳障；祛风止痉，治小儿惊风夜啼及破伤风

考点 4 桑叶 ★★★

【性味归经】苦、甘，寒。归肺、肝经。

【性能特点】本品生用疏散清泄力较强，秋末经霜后萧杀清泄之性可增，蜜制后苦甘相当而清润力较好。

【功效】疏散风热，清肺润燥，平肝明目，凉血止血。

【主治病证】

（1）风热感冒或温病初起之咳嗽头痛。

（2）肺热燥咳。

（3）肝阳眩晕，目赤肿痛，视物昏花。

（4）血热吐衄。

【配伍】

药物	配伍药物	主治病证
桑叶	菊花	风热感冒、温病初起、风热或肝热目赤、肝阳眩晕及肝肾亏虚之目暗不明
	黑芝麻	肝肾亏虚之视物昏花，肠燥便秘
	苦杏仁	温燥伤肺之咳嗽无痰或痰少而黏、色白或微黄

【用法】润肺止咳宜蜜炙用。

考点 5 菊花 ★★★

【性味归经】辛、甘、苦，微寒。归肝、肺经。

【性能特点】本品既清散风热而解表，又益阴平肝而明目，还清泄热邪而解毒。黄者名杭菊花，白者名滁菊花。

【功效】疏散风热，平肝明目，清热解毒。

【主治病证】

（1）风热感冒，温病初起。

（2）风热或肝火上攻所致的目赤肿痛。

（3）肝阴虚之眼目昏花。

（4）风热头痛，肝阳头痛、眩晕。

（5）热毒疮肿。

【配伍】

药物	配伍药物	主治病证
菊花	枸杞子	肝肾亏虚之视物昏花，兼风热或肝热

【用法】疏散风热多用黄菊花，平肝明目多用白菊花。

【使用注意】本品寒凉，故脾胃虚寒者慎服。

知识拓展 ①桑叶、菊花简称"桑""菊"，二药相须为用，均善疏散风热、平肝明目，治风热感冒或温病初起、肝阳眩晕、肝经风热或肝火之目赤肿痛及肝阴不足之视物昏花，可参考中成药中桑菊感冒片或桑菊饮（《温病条辨》）。桑叶可记忆"风干（肝）两（凉）只（止）肺"，菊花可记忆"风干（肝）毒"。

②桑叶、菊花的异同：

药物	相同点	不同点
桑叶	疏散风热、平肝明目	润肺止咳，治肺燥咳嗽；还能凉血止血，治血热吐血、衄血、咯血
菊花		治肝风头痛；善清热解毒，治痈肿疮毒。

考点 6 葛根 ★★★

【性味归经】甘、辛，凉。归脾、胃经。

【性能特点】本品治项背强痛与阳明头痛最宜，无论寒热虚实、有汗无汗皆可。

【功效】解肌退热，透疹，生津，升阳止泻。

【主治病证】

（1）外感表证，项背强痛。

（2）麻疹初起透发不畅。

（3）热病烦渴，消渴证。

（4）湿热泻痢初起，脾虚泄泻。

【配伍】

药物	配伍药物	主治病证
生葛根	黄芩、黄连	湿热泻痢初起

【用法用量】止泻宜煨用，退热生津、透疹宜生用，鲜葛根生津最佳。

考点7　柴胡★★★

【性味归经】苦、辛，微寒。归肝、胆经。

【性能特点】本品既疏散胆经邪气而和解退热，又疏散肝胆经郁结之气而疏肝解郁，还升举肝胆清阳之气而举陷，为肝胆经之主药。

【功效】解表退热，疏肝解郁，升举阳气。

【主治病证】

（1）邪在少阳之寒热往来，感冒高热。

（2）肝郁气结，胁肋疼痛，月经不调，痛经。

（3）气虚下陷之久泻脱肛、子宫脱垂、胃下垂等。

【配伍】

药物	配伍药物	主治病证
柴胡	黄芩	少阳寒热往来

【用法用量】内服：煎汤，3~10g；入丸散。解表退热宜生用，疏肝解郁宜醋炙用。

知识拓展　柴胡属于常用药，可记忆"表叔（疏）生（升）气"，理解非常重要。"表"是解表退热，主治半表半里证，即少阳证，症见寒热往来，口苦，咽干，目眩，胸胁苦满，默默不欲饮食，心烦喜呕，苔薄白，脉弦。小柴胡颗粒中柴胡解表退热，主治少阳证。柴胡擅长疏肝解郁，柴胡舒肝颗粒中柴胡即为解郁之君药。补中益气丸中柴胡升阳，主治气虚下陷。

考点8　升麻★★★

【性味归经】辛、微甘，微寒。归肺、脾、胃、大肠经。

【性能特点】本品最善治阳明头痛、疹痘斑透发不畅及热毒上攻诸证。炙用升举脾胃清阳之气，治中气下陷每用。

【功效】发表透疹，清热解毒，升举阳气。

【主治病证】

（1）风热头痛，麻疹透发不畅。

（2）热毒疮肿，丹毒，痄腮，咽喉肿痛，口舌生疮，温毒发斑。

（3）气虚下陷之久泻脱肛、崩漏下血及胃下垂、子宫脱垂等。

【用法用量】内服：煎汤，用于升阳，3~6g，宜蜜炙；用于发表透疹、清热解毒，可用至15g。

【使用注意】麻疹已透者忌服。

知识拓展 柴胡、升麻、葛根的异同：

药物	相同点		不同点
柴胡	解表升阳	—	主散少阳半表半里之邪，善疏散退热，治少阳寒热往来及感冒高热
升麻		透疹	主清散而解表，治风热头痛
葛根			善发表解肌退热，治外感表证项背强痛

考点9 蔓荆子★

【性味归经】辛、苦，微寒。归膀胱、肝、胃经。

【性能特点】本品清利头目，凡风在头面之疾皆可选用，兼热者尤宜；兼通络、利关节而止痛。

【功效】疏散风热，清利头目，祛风止痛。

【主治病证】

（1）风热头痛、头昏，牙痛。

（2）风热目赤肿痛或目昏多泪。

（3）风湿痹痛，肢体拘急。

考点10 淡豆豉★

【性味归经】辛、甘、微苦，凉。归肺、胃经。

【功效】解表，除烦。

【主治病证】

（1）风热表证。

（2）热郁胸中之烦闷不眠。

考点11 浮萍★

【性味归经】辛，寒。归肺、膀胱经。

【性能特点】本品尤善治风疹瘙痒与风水水肿。

【功效】发汗解表，透疹止痒，利水消肿。

【主治病证】

（1）风热表证。

（2）麻疹透发不畅，风疹瘙痒。

（3）水肿，小便不利。

【用法用量】内服：煎汤，3~10g，鲜品15~30g。

考点12　木贼★

【性味归经】甘、微苦，平。归肺、肝经。

【功效】疏散风热，明目退翳，止血。

【主治病证】

（1）风热目赤，迎风流泪，翳障。

（2）血热下血。

第二章　清热药

凡药性寒凉，以清解里热为主要功效的药物，称为清热药。

要点	内容
性味	大多寒凉，少数平而偏凉，味多苦，或甘，或辛，或咸
功效	表邪已解、内无积滞的里热证
主治病证	外感热病高热、阴伤内热、湿热泻痢、温毒发斑、痈肿疮毒、阴虚潮热等
使用注意	①药性寒凉，易伤脾胃，凡脾胃虚弱、食少便溏者慎服 ②热病易伤津液，清热燥湿药易化燥伤阴津，故阴虚津伤者亦当慎用 ③阴盛格阳、真寒假热之证，尤须明辨，不可妄投 ④要中病即止，避免克伐太过，损伤正气

按其性能功效及临床应用，分为清热泻火药、清热燥湿药、清热凉血药、清热解毒药、清虚热药五类。

分类	性味	功效	主治
清热泻火药	甘寒或苦寒	清泄实热郁火	外感热病气分高热证，以及肺热、胃火、肝火、心火等脏腑火热证等
清热燥湿药	苦寒	清热燥湿，兼以清热泻火	外感或内伤之湿热火毒诸证
清热凉血药	甘寒或咸寒	清热凉血，兼以滋润、活血	外感热病热入营血之高热神昏谵语，以及火热内生之血热妄行诸证
清热解毒药	苦寒、辛寒、甘寒	清解热毒	外感或内生实热火毒诸证
清虚热药	苦咸甘寒	退虚热、除疳热，兼凉血	热病后期之阴伤发热、久病伤阴之骨蒸潮热，以及小儿疳热

第一节　清热泻火药

考点1 石膏★★★

【性味归经】辛、甘，大寒。归肺、胃经。

【性能特点】本品为治气分高热和肺胃实火之要药。

【功效】生用：清热泻火，除烦止渴；煅用：收湿敛疮，生肌止血。

【主治病证】

（1）温病气分高热。

（2）肺热咳喘。

（3）胃火上炎所致的头痛、牙龈肿痛、口舌生疮。

（4）疮疡不敛，湿疹，水火烫伤，外伤出血。

【配伍】

药物	配伍药物	主治病证
石膏	知母	热病气分高热证，肺胃火热伤津证

【用法用量】内服：15~60g；外用：适量，研末敷。

知识拓展 石膏分生石膏、煅石膏，生石膏泻火为主，煅石膏敛疮为主，可记忆为"火疮"，也可记忆为"泻烦敛湿血"。从温病来说，有卫分证、气分证、营分证、血分证，出自叶天士《温病条辨》，简单理解为热病在人体内的发生发展，气分高热表现为大热、大渴、大汗、脉洪大等主要症状，这是考查石膏的关键点。

考点2 知母★★★

【性味归经】苦、甘，寒。归肺、胃、肾、大肠经。

【性能特点】本品上清肺热而泻火，中清胃热而除烦渴，下滋肾阴而润燥滑肠、退虚热。

【功效】清热泻火，滋阴润燥。

【主治病证】

（1）热病壮热烦渴。

（2）肺热咳嗽，燥热咳嗽，阴虚劳嗽。

（3）阴虚火旺，潮热盗汗。

（4）内热消渴，阴虚肠燥便秘。

【配伍】

药物	配伍药物	主治病证
知母	黄柏	阴虚火旺
	川贝母	阴虚劳嗽、燥热咳嗽

【用法】清泻实火宜生用，滋阴降火宜盐水炒用。

知识拓展 ①知母清热泻火不及石膏，但长于滋阴润燥，驱邪扶正两相兼。可记忆为"火阴"，实火、虚热皆宜，高热或燥热津伤及阴虚发热者用之尤佳。"阴"是考查知母的关键点。

②石膏和知母的异同：

药物	相同点	不同点
石膏	清热泻火、除烦止渴，治热病高热烦渴及肺热咳嗽	生用治肺热咳喘、胃火头痛、牙痛及口舌生疮；煅用治疮疡不敛、湿疹浸淫及水火烫伤
知母		治燥热咳嗽、阴虚劳嗽、骨蒸潮热、内热消渴及阴虚肠燥便秘

考点3 天花粉★★★

【性味归经】甘、微苦、酸，微寒。归肺、胃经。

【性能特点】本品既清热生津止渴，又润肺燥、清肺热而止咳，还消散肿块、溃疮、促进脓液排出。

【功效】清热生津，清肺润燥，消肿排脓。

【主治病证】

（1）热病伤津口渴，内热消渴。

（2）肺热咳嗽，燥咳痰黏，咳痰带血。

（3）痈肿疮疡，跌打肿痛。

此外，制成天花粉蛋白注射液肌内注射又能引产。

【用法】使用注射液需做皮试。

【使用注意】孕妇忌服。反乌头，不宜与乌头、草乌、附子同用。

知识拓展 ①天花粉清热不如石膏，生津不如知母，长于消肿溃脓。生津、排脓是考查天花粉的关键点。

②天花粉和芦根的异同：

药物	相同点	不同点
天花粉	清热生津止渴，治热病津伤烦渴	生津力强，能清肺润燥、消肿排脓
芦根		善清肺胃之热，且能清胃止呕、清肺利尿

考点4 栀子★★★

【性味归经】苦，寒。归心、肺、胃、三焦经。

【性能特点】本品走气分，能清泻气分热；走血分，能清泄血分热。长于凉血解毒、退黄、止血、滑利二便。

【功效】泻火除烦，清热利尿，凉血解毒，消肿止痛。

【主治病证】

（1）热病心烦、郁闷、躁扰不宁。

（2）湿热黄疸，热淋，血淋。

（3）血热之吐血、衄血、尿血。

（4）热毒疮肿，跌打肿痛。

【配伍】

药物	配伍药物	主治病证
栀子	淡豆豉	温病初起胸中烦闷及虚烦不眠
	黄柏	湿热黄疸、心烦尿赤
	茵陈	湿热黄疸

【用法】生用走气分而泻火，炒黑入血分而止血，姜汁炒又除烦止呕。栀子仁善清心除烦，栀子皮兼清表热。

知识拓展 栀子入心、肺、胃、三焦经，善清三焦之火，一身之火毒。其功效主治都与

"热""火"相关。既能泻火除烦解毒、凉血止血，又能清利膀胱湿热与清泻滑利大肠，导湿热火毒外出，利小便、缓通便、退黄疸。可记忆为"侄子卸货（泻火）厨房（除烦），请（清热）李（利尿）小（消肿）谅（凉血）解（解毒）"。

考点5 夏枯草★★★

【性味归经】苦、辛，寒。归肝、胆经。

【性能特点】本品清肝火、散郁结，凡肝火、阳亢及痰核郁结诸疾可选。清肝明目之要药，尤善治血虚肝热之目珠夜痛。

【功效】清肝明目，散结消肿。

【主治病证】

（1）肝阳或肝火上升之头目眩晕。

（2）目赤肿痛，目珠夜痛。

（3）痰火郁结之瘰疬、瘿瘤。

【用量】内服：10~15g。

知识拓展 ①夏枯草春天采集，因到了夏天会完全的枯萎，所以命名夏枯草。夏枯草主治痰火郁结之瘰疬、瘿瘤，例如甲状腺结节、颈部淋巴结节，散结力强，也是考查之重点。

②夏枯草和决明子的异同：

药物	相同点	不同点
夏枯草	清肝火而明目，治肝热目赤肿痛、羞明多泪	治目珠夜痛及肝火或肝阳上升之头目眩晕；痰火郁结之瘰疬瘿瘤
决明子		治热结肠燥便秘

考点6 竹叶★★★

【性味归经】甘、辛，寒。归心、肺经。

【性能特点】本品既清心除烦、利尿，又凉散上焦风热。其嫩心药力最强，善清心包之火，多用治温病热入心包之神昏谵语。

【功效】清热除烦，生津，利尿。

【主治病证】

（1）热病烦渴，心火上炎之口舌生疮。

（2）热淋，小便不利。

（3）热入心包之神昏谵语。

【用法用量】内服：6~15g；或入丸散。

考点7 芦根★

【性味归经】甘，寒。归肺、胃经。

【性能特点】本品最宜治小儿肺热咳喘、风热感冒及防治小儿麻疹。

【功效】清热生津，除烦止呕，利尿。

【主治病证】

（1）热病烦渴，舌燥少津。

（2）胃热呕哕。

（3）肺热或外感风热咳嗽，肺痈吐脓。

（4）小便短赤，热淋涩痛。

【用法用量】内服：10~30g。

考点8 淡竹叶 ★

【性味归经】甘、淡，寒。归心、小肠、膀胱经。

【性能特点】本品疗热病烦渴、热淋、水肿兼热及湿热黄疸可投。

【功效】清热除烦，利尿。

【主治病证】

（1）热病烦渴。

（2）心火上炎并移热于小肠之口疮、尿赤。

（3）水肿，热淋，湿热黄疸。

【用法用量】内服：6~15g；或入丸散。

知识拓展 ①竹叶、芦根和淡竹叶三药功效相似，可在一起记忆，淡竹叶"烦尿"，加上"生津"是竹叶，再加上"止呕"是芦根。竹叶、芦根和淡竹叶的异同：

药物	相同点	不同点
竹叶	清热除烦，利尿，治热病烦渴及热淋涩痛	生津，兼散，能凉散上焦风热，治风热表证或温病初起
芦根		生津、止呕，主治胃热呕哕
淡竹叶		通利小便力强，口疮尿赤及热淋多用

②淡豆豉和淡竹叶在一起可加强记忆，淡豆豉解表、除烦，"表烦"可理解记忆为"不要烦"；淡竹叶清热除烦，利尿，可理解记忆为"烦尿"。淡竹叶和淡豆豉的异同：

药物	相同点	不同点
淡竹叶	除烦，治心中烦闷	利尿，治心火上炎并移热于小肠之口疮、尿赤
淡豆豉		解表，治风热表证

考点9 决明子 ★

【性味归经】甘、苦，微寒。归肝、肾、大肠经。

【性能特点】本品为治目赤肿痛及目暗不明之要药；治热结肠燥便秘之佳品。

【功效】清肝明目，润肠通便。

【主治病证】

（1）肝热或肝经风热之目赤肿痛、羞明多泪，目暗不明。

（2）热结肠燥便秘。

【用法用量】内服：10~15g，打碎。研末，每次3~6g。降血脂或治热结肠燥便秘可用至30g。

考点10 密蒙花 ★

【性味归经】甘，微寒。归肝、胆经。

【性能特点】本品为治目疾之要药，属肝火上炎或肝血虚有热者均宜。

【功效】清热养肝，明目退翳。

【主治病证】肝热目赤，羞明多泪，眼生翳膜，肝虚目暗，视物昏花。

考点11 谷精草★

【性味归经】辛、甘，平。归肝、胃经。

【性能特点】本品善疏散肝经风热或风火而明目、止痛。

【功效】疏散风热，明目退翳。

【主治病证】

（1）风热目赤，肿痛羞明，目生翳膜。

（2）风热头痛。

考点12 青葙子★

【性味归经】苦，微寒。归肝经。

【性能特点】本品为治目疾之要药，属肝火上炎者最宜。

【功效】清肝泻火，明目退翳。

【主治病证】肝火上炎，目赤肿痛，目生翳膜。

知识拓展 谷精草、青葙子和密蒙花三药功效相似，均可明目退翳，密蒙花可记忆"养花"；谷精草可记忆"谷风"，山谷中有风；青葙子可记忆"青泻"。

药物	相同点	不同点
谷精草	善清肝明目，治目赤肿痛、羞明流泪及目生翳障	善疏散风热，治风热上攻之目赤翳障
密蒙花		善清热养肝，主治肝热目赤肿痛
青葙子		善清泄肝火，主治肝火上炎之目赤肿痛

第二节 清热燥湿药

考点1 黄芩★★★

【性味归经】苦，寒。归肺、胆、胃、大肠经。

【性能特点】本品为治湿热火毒之要药，善清上焦湿热。

【功效】清热燥湿，泻火解毒，止血，安胎。

【主治病证】

（1）湿温，暑湿，湿热胸闷、黄疸、泻痢、淋痛、疮疹。

（2）热病烦渴，肺热咳喘，少阳寒热，咽痛，目赤，火毒痈肿。

（3）血热之吐血、咳血、衄血、便血、崩漏。

（4）胎热之胎动不安。

【用法】生用清热燥湿、泻火解毒作用较强。炒黄芩胎热胎动不安宜用。酒炒黄芩能上行，清上焦热宜用。炒炭凉血止血力较强，血热出血宜用。

考点2 黄连★★★

【性味归经】苦，寒。归心、肝、胃、大肠经。

【性能特点】本品最善清心胃之火，除中焦湿热。

【功效】清热燥湿，泻火解毒。

【主治病证】

（1）湿热痞满呕吐、泻痢、黄疸。

（2）热病高热、烦躁、神昏，内热心烦不寐，胃火牙痛、口舌生疮。

（3）肝火犯胃之呕吐吞酸。

（4）血热妄行吐衄，痈疽肿毒，目赤肿痛，耳道疖肿，湿热疮疹。

【配伍】

药物	配伍药物	主治病证
黄连	木香	湿热泻痢腹痛、里急后重
	吴茱萸	肝火犯胃、湿热中阻之呕吐泛酸
	半夏、瓜蒌	既泻火化痰，又消散痞结，治痰火互结之结胸证

【用法用量】内服：煎汤，2~5g；或入丸散。生用长于泻火解毒燥湿。酒炒引药上行，并可缓和苦寒之性。姜汁或吴茱萸炒增强降逆止呕的作用。吴茱萸制又治肝郁化火证。

考点3 黄柏★★★

【性味归经】苦，寒。归肾、膀胱、大肠经。

【性能特点】本品最善清相火，退虚热，除下焦湿热。

【功效】清热燥湿，泻火解毒，退虚热。

【主治病证】

（1）湿热下注之带下、淋浊、脚气、足膝红肿。

（2）湿热黄疸，湿热泻痢，湿疹，湿疮。

（3）热毒疮肿，口舌生疮，血热出血。

（4）阴虚之盗汗遗精，骨蒸潮热。

【配伍】

药物	配伍药物	主治病证
黄柏	苍术	湿热诸证，特别是下焦湿热证

【用法】清热燥湿解毒宜生用，清相火退虚热宜盐水炒用，止血宜炒炭。

知识拓展 黄芩、黄连和黄柏的异同：

药物	相同点	不同点
黄芩	善清热燥湿、泻火解毒、治湿热、火毒诸证	作用偏于上焦及大肠，善清肺与大肠之火，且止血力强，还能安胎
黄连		作用偏于心及中焦，善清心胃之火
黄柏		作用偏于下焦，善清相（肾）火、退虚热

考点4 龙胆★★★

【性味归经】苦，寒。归肝、胆、膀胱经。

【性能特点】为治肝经湿热、实火之要药。

【功效】清热燥湿，泻肝胆火。

【主治病证】

（1）湿热下注之阴肿、阴痒、带下、阴囊湿疹，湿热黄疸。

（2）肝火上炎之头痛目赤、耳聋胁痛等。

（3）高热抽搐，小儿急惊，带状疱疹。

【用法用量】内服：3~6g。

考点5 苦参★

【性味归经】苦，寒。归心、肝、胃、大肠、膀胱经。

【性能特点】凡湿热、风、虫所致疮疹痒痛皆宜，湿热痒痛、阴痒带下兼风、虫者尤佳。

【功效】清热燥湿，杀虫止痒，利尿。

【主治病证】

（1）湿疮，湿疹，疥癣，麻风，阴痒，带下。

（2）湿热黄疸、泻痢、便血。

（3）湿热淋痛，小便不利。

【使用注意】反藜芦，故不宜与藜芦同用。

第三节 清热凉血药

考点1 生地黄★★★

【性味归经】甘、苦，寒。归心、肝、肾经。

【性能特点】本品祛邪扶正兼顾，血热、阴虚有热、阴血亏虚、津枯肠燥皆可，热盛阴伤者最宜。

【功效】清热凉血，养阴生津，润肠。

【主治病证】

（1）温病热入营血证。

（2）血热之吐血、衄血、尿血、崩漏下血。

（3）热病后期伤阴，阴虚发热，内热消渴。

（4）阴虚肠燥便秘。

【用法】鲜地黄长于清热凉血；干地黄长于滋阴。炒炭多用于止血。

知识拓展 鲜地黄和干地黄的异同：

药物	相同点	不同点
鲜地黄	清热凉血、滋阴生津、润肠通便	清热凉血生津效佳，热甚伤津者多用
干地黄		清热力稍差而长于滋阴，阴虚血热、骨蒸潮热多用

考点2 玄参★★★

【性味归经】苦、甘、咸，寒。归肺、胃、肾经。

【性能特点】凡血热、虚热、火毒、疮结皆可选用，最宜阴虚火旺者。

【功效】清热凉血，滋阴降火，解毒散结，润肠。

【主治病证】

（1）温病热入营血，温毒发斑。

（2）热病伤阴之心烦不眠，阴虚火旺之骨蒸潮热。

（3）咽喉肿痛，痈肿疮毒，瘰疬痰核，阳毒脱疽。

（4）阴虚肠燥便秘。

【使用注意】反藜芦。

知识拓展 生地黄和玄参的异同：

药物	相同点	不同点
生地黄	清热凉血、滋阴生津、滋润肠燥	长于滋阴凉血，阴血不足兼血热者多用，又治血热妄行之出血证
玄参		长于清降火热，热毒炽盛兼阴虚者多用；又善解毒散结，治咽喉肿痛、痈疮肿毒及瘰疬痰核

考点3 牡丹皮★★★

【性味归经】苦、辛，微寒。归心、肝、肾经。

【性能特点】尤宜血热有瘀或血瘀有热或虚热夹瘀或无汗骨蒸者。

【功效】清热凉血，活血散瘀，退虚热。

【主治病证】

（1）温病热入血分而发斑疹，血热之吐血、衄血。

（2）温病后期阴虚发热，久病伤阴之无汗骨蒸。

（3）血滞之闭经、痛经，产后瘀阻，癥瘕，跌打伤肿。

（4）痈肿疮毒，肠痈腹痛。

【用法】清热凉血宜生用，活血化瘀宜酒炒用，止血宜炒炭用。

考点4 赤芍★★★

【性味归经】苦，微寒。归肝经。

【性能特点】凡血热、血瘀、肝火，无论单发或并发皆可酌投，尤宜血热有瘀或血瘀有热或肝火夹瘀之疼痛者。

【功效】清热凉血，散瘀止痛，清肝火。

【主治病证】

（1）温病热入营血之斑疹吐衄，火热内伤之血热吐衄，皮下出血。

（2）血滞之闭经、痛经，产后瘀阻，癥瘕，跌打肿痛。

（3）痈肿疮毒，目赤肿痛，肝郁化火之胁痛。

【用法用量】内服：煎汤，6~15g；或入丸散。

【使用注意】反藜芦。

知识拓展 牡丹皮和赤芍的异同：

药物	相同点	不同点
牡丹皮	善清热凉血、活血化瘀	善透阴分伏热而退虚热
赤芍		善清泄肝火与止疼痛

考点5 紫草★

【性味归经】苦、甘、咸，寒。归心、肝经。

【性能特点】本品凡斑痘疹毒之疾，见血热毒盛、色不红活，或伴高热者即可选用，尤宜斑疹紫黑兼二便秘涩者。

【功效】凉血活血，解毒透疹。

【主治病证】

（1）温病血热毒盛之斑疹紫黑。

（2）防治麻疹。

（3）疮疡，湿疹，阴痒，水火烫伤。

考点6 水牛角★

【味归经】苦、咸，寒。归心、肝、胃经。

【性能特点】本品为治高热神昏斑疹与血热出血所常用。

【功效】清热凉血，泻火解毒，定惊。

【主治病证】高热神昏，血热斑疹、吐衄，惊风。

【用法用量】水牛角浓缩粉，每次1.5~3g，一日2次，开水冲下。

第四节 清热解毒药

考点1 金银花★★★

【性味归经】甘，寒。归肺、胃、大肠经。

【性能特点】本品既善清解热毒，又善疏散风热，为解散热毒之良药，凡热毒、风热皆可投用。

【功效】清热解毒，疏散风热。

【主治病证】

（1）外感热病，风热表证。

（2）痈疮疖肿，肠痈，肺痈，乳痈。

（3）热毒泻痢。

【配伍】

药物	配伍药物	主治病证
金银花	连翘	外感风热；咽喉红肿、热毒痈肿及内痈无论兼表与否皆宜

【用法用量】内服：煎汤，10~20g；或入丸散。

考点2　连翘★★★

【性味归经】苦，微寒。归肺、心、小肠经。

【性能特点】本品以清为主，清中兼透，并能散结利尿，凡热毒、风热、湿热、肿结皆宜。素有"疮家圣药"之称。

【功效】清热解毒，疏散风热，消肿散结，利尿。

【主治病证】

（1）外感热病，风热表证。

（2）痈肿疮毒，乳痈，肺痈，瘰疬痰核。

（3）热淋涩痛。

【用法】连翘心长于清心火，治热入心包证常带心用。

知识拓展　金银花和连翘的异同：

药物	相同点	不同点
金银花	清热解毒、疏散风热	清透解毒力强，疮肿热毒重者尤宜
连翘		疮痈有肿核者尤宜

考点3　蒲公英★★★

【性味归经】苦、甘，寒。归肝、胃经。

【性能特点】本品内、外痈皆宜，但以外痈为主，乳痈尤佳，内服、外用皆效。

【功效】清热解毒，消痈散结，利湿通淋。

【主治病证】

（1）乳痈，痈肿疮毒，各种内痈。

（2）咽喉肿痛，目赤肿痛，毒蛇咬伤。

（3）湿热黄疸，热淋涩痛。

【用法用量】内服：10~20g。外用：鲜品捣敷。

考点4　大青叶★★★

【性味归经】苦，寒。归心、肺、胃经。

【性能特点】本品主清解心、胃热毒，长于凉血消斑，为治温病高热斑疹之要药；兼清肺热而利咽，治咽痛、口疮常用。

【功效】清热解毒，凉血消斑，利咽消肿。

【主治病证】

（1）温病热入血分之高热、神昏、发斑。

（2）丹毒，咽喉肿痛，口疮，痄腮，痈肿疮毒。

【用法用量】内服：10~15g。外用：鲜品捣敷。

考点5　板蓝根 ★★★

【性味归经】苦，寒。归心、肝、胃经。

【性能特点】本品为治温病斑疹、吐衄及热毒咽痛、丹毒、痄腮之要药，尤善治咽喉肿痛与颜面丹毒（大头瘟疫）。

【功效】清热解毒，凉血，利咽。

【主治病证】

（1）温病发热、头痛或发斑疹。

（2）咽喉肿痛，痄腮，痈肿疮毒，丹毒，大头瘟疫。

【用法用量】内服：9~15g；或入散剂。

知识拓展 大青叶、板蓝根和青黛的异同：

药物	相同点	不同点
大青叶	清热解毒、凉血，主治温病高热、温毒发斑、丹毒、痄腮、喉痹	温毒发斑最宜，治口舌生疮
板蓝根		善解毒散结利咽，治大头瘟及痄腮
青黛		善治血热吐血、衄血；凉肝定惊

考点6　牛黄 ★★★

【性味归经】苦，凉。归肝、心经。

【性能特点】本品集清热解毒、化痰开窍、息风定惊于一体，力强效佳，凡热毒、痰热、肝热、肝风、风痰所致疾患皆宜，亦为凉开之要药。人工牛黄功似天然牛黄而力缓，善治呼吸道感染。

【功效】清热解毒，息风止痉，化痰开窍。

【主治病证】

（1）热毒疮肿，咽喉肿烂，口舌生疮，瘰疬。

（2）温病高热动风，小儿急惊抽搐，痰热癫痫。

（3）温病热入心包神昏，中风痰热神昏。

【配伍】

药物	配伍药物	主治病证
牛黄	珍珠	咽喉肿烂、口舌生疮；痰热神昏、中风痰迷

【用法用量】内服：入丸散，0.15~0.35g。

【使用注意】本品性凉，故非实热证不宜用，孕妇慎服。

考点7　鱼腥草 ★★★

【性味归经】辛，微寒。归肺、膀胱经。

【性能特点】本品痈肿疮毒无论内外均治，最善治肺痈、咽肿、热咳、热淋，兼表邪者尤佳。

【功效】清热解毒，排脓消痈，利尿通淋。

【主治病证】

（1）肺痈咳吐脓血，肺热咳嗽痰稠。

（2）热毒疮疡，湿热泻痢。

（3）热淋涩痛。

【配伍】

药物	配伍药物	主治病证
鱼腥草	桔梗	肺痈咳吐脓血、肺热咳嗽痰稠

【用法用量】内服：15~30g，不宜久煎。

考点8　射干★★★

【性味归经】苦，寒。归肺、肝经。

【性能特点】本品善治热结痰瘀之咽喉肿痛、痰饮咳喘（喉中辘辘如水鸡声）、久疟疟母、闭经、痈肿、瘰疬、癥瘕等。

【功效】清热解毒，祛痰利咽，散结消肿。

【主治病证】

（1）咽喉肿痛（证属热结痰瘀者尤宜）。

（2）痰多咳喘。

（3）久疟疟母，闭经，痈肿，瘰疬、癥瘕。

【配伍】

药物	配伍药物	主治病证
射干	麻黄	热结痰瘀之痰饮咳喘、喉中辘辘如水鸡声

【用法用量】内服：6~10g；外用：适量，研末吹喉。

【使用注意】孕妇及脾虚便溏者忌服。

考点9　白头翁★★★

【性味归经】苦，寒。归胃、大肠经。

【性能特点】本品治热毒血痢（急性痢疾及慢性痢疾急性发作），又治休息痢（阿米巴痢疾），症重者尤宜。

【功效】清热解毒，凉血止痢。

【主治病证】

（1）热毒血痢。

（2）阿米巴痢疾。

【用法用量】内服：6~15g。亦可保留灌肠。

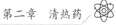

【使用注意】本品虚寒泻痢者忌服。

考点 10 败酱草 ★★★

【性味归经】辛、苦，微寒。归胃、大肠、肝经。

【性能特点】本品主治肠痈腹痛，兼治肝痈、肺痈及血瘀胸腹痛。

【功效】清热解毒，消痈排脓，祛瘀止痛。

【主治病证】

（1）肠痈，肝痈，肺痈，痈肿疮毒。

（2）血滞之胸痛、腹痛，产后瘀阻腹痛。

【配伍】

药物	配伍药物	主治病证
败酱草	生薏苡仁	善治肠痈腹痛，兼治肝痈、肺痈，或兼脾虚者

【用法用量】内服：6~15g。外用：适量。

考点 11 青黛 ★★★

【性味归经】咸，寒。归肝、肺经。

【性能特点】本品既为治温病斑疹、血热吐衄、肝热惊痫、肝火扰肺之要药，又为治痄腮、喉痹、疮肿所常用。

【功效】清热解毒，凉血消斑，定惊。

【主治病证】

（1）热毒发斑，血热之吐血、咯血、衄血等。

（2）小儿急惊发热抽搐。

（3）肝火扰肺之咳嗽胸痛、痰中带血。

（4）痄腮肿痛，喉痹，火毒痈疮。

【配伍】

药物	配伍药物	主治病证
青黛	海蛤壳	肝火扰肺之咳痰黏稠、色黄带血

【用法用量】内服：1~3g，冲服，或入丸散。

【使用注意】部分病人服后出现恶心、呕吐、腹痛、腹泻、便血诸症状，也能影响肝功能，严重者可抑制骨髓造血功能引起血小板减少。

考点 12 重楼 ★★★

【性味归经】苦，微寒。有小毒。归肝经。

【性能特点】本品善凉肝定惊，惊风抽搐、伤痛出血可投。为治毒蛇咬伤之要药。

【功效】清热解毒，消肿止痛，凉肝定惊。

【主治病证】

（1）痈肿疮毒，毒蛇咬伤。

（2）小儿惊风抽搐。

（3）跌打肿痛，外伤出血。

【用法用量】内服：5~10g。外用：适量，研末敷，或鲜品捣敷。

考点13 白鲜皮★★★

【性味归经】苦，寒。归脾、胃、膀胱、小肠经。

【性能特点】本品善清热解毒、燥湿、利湿、祛风而退黄、止痒、蠲痹，为"诸黄风痹之要药"。凡热、湿、风三邪合致病证皆可酌投，治湿热疮疹、疥癣、湿热黄疸及风湿热痹常用。

【功效】清热解毒，祛风燥湿，止痒。

【主治病证】

（1）湿热疮疹，疥癣瘙痒。

（2）湿热黄疸，风湿热痹。

【用法用量】内服：5~10g。外用：煎汤洗，研末敷或调涂。

考点14 穿心莲★

【性味归经】苦，寒。归肺、胃、大肠、小肠经。

【性能特点】本品凡热毒或湿热毒所致病证，无论在上在下、在里在表均可选用。

【功效】清热解毒，燥湿。

【主治病证】

（1）温病初起，感冒发热，肺热咳喘，肺痈，咽喉肿痛。

（2）痈疮疖肿，毒蛇咬伤。

（3）湿热泻痢，热淋涩痛，湿疹。

考点15 半边莲★

【性味归经】甘、淡，寒。归心、小肠、肺经。

【性能特点】本品既解热毒，又解蛇毒，还善利水，热毒、蛇毒、水肿用之皆宜。"家有半边莲，可以伴蛇眠"，治蛇伤尤佳。

【功效】清热解毒，利水消肿。

【主治病证】

（1）毒蛇咬伤，蜂蝎刺蜇。

（2）大腹水肿，小便不利，黄疸尿少。

考点16 土茯苓★

【性味归经】甘、淡，平。归肝、胃经。

【性能特点】本品善治疮疹湿痒、湿痹，兼解梅疮之毒与汞毒，为治梅毒之专药，凡湿毒、梅毒、汞毒所致病证皆宜。

【功效】解毒，利湿，通利关节。

【主治病证】

（1）梅毒，或因患梅毒服汞剂而致肢体拘挛者。

（2）淋浊，带下，脚气，湿疹，湿疮。

【用法用量】内服：15~60g。

考点17 山豆根★

【性味归经】苦，寒。有毒。归肺、胃、心经。

【性能特点】本品善清泻心肺胃火而解毒、消肿、利咽，药力颇强，治咽喉肿痛属火毒炽盛者最宜，治胃火牙龈肿痛亦佳。

【功效】清热解毒，消肿利咽。

【主治病证】

（1）火毒蕴结之咽喉肿痛，肺热咳嗽。

（2）牙龈肿痛，痈肿疮毒，湿热黄疸。

【用法用量】内服：煎汤，3~6g。外用：煎汤含漱，或研末涂敷。

考点18 马齿苋★

【性味归经】酸，寒。归大肠、肝经。

【性能特点】本品善治热痢与血痢，兼治血热出血与淋痛。药食兼用，亦可作为减肥保健食品。

【功效】清热解毒，凉血止血，通淋。

【主治病证】

（1）热毒血痢，热毒疮疡。

（2）血热之崩漏、便血。

（3）热淋，血淋。

【用法用量】内服：干品9~15g，鲜品30~60g；止血宜用鲜品捣汁服。

考点19 大血藤★

【性味归经】苦，平。归大肠、肝经。

【性能特点】本品集清解、活血、祛风通络于一体，凡热毒兼瘀或血瘀兼热，以及风湿痹阻者皆宜。最善治肠痈，各期均宜，热毒兼瘀痛重者尤佳；兼治伤肿、妇科血瘀诸证及风湿痹痛。

【功效】清热解毒，活血止痛，祛风通络。

【主治病证】

（1）肠痈腹痛，痈肿疮毒。

（2）跌打损伤，痛经，闭经，产后瘀阻。

（3）风湿痹痛。

【用法用量】内服：10~15g。

【使用注意】孕妇慎服。

考点20 白花蛇舌草★

【性味归经】苦、甘，寒。归肺、胃、大肠、小肠经。

【性能特点】本品治疮痈、咽痛、肠痈；能解蛇毒、利湿、抗癌，治毒蛇咬伤、热淋及癌肿。

【功效】清热解毒，消痈，利湿。

【主治病证】

（1）痈肿疮毒，咽喉肿痛，肠痈，毒蛇咬伤。

（2）热淋涩痛，小便不利。

（3）胃癌，食管癌，直肠癌。

【用法用量】内服：煎汤，15~60g。

考点21 野菊花★

【性味归经】苦、辛、微甘，微寒。归肺、肝经。

【性能特点】本品集清解、疏散、平降于一体。性能功效与菊花相似。

【功效】清热解毒，疏风平肝。

【主治病证】

（1）疔疮痈肿。

（2）风热感冒，咽喉肿痛。

（3）目赤肿痛，头痛眩晕。

【用法用量】内服：煎汤，10~15g。

考点22 地锦草★

【药性】苦、辛，平。归肝、胃、大肠经。

【性能特点】本品集清解、活血、止血、利湿于一体，有止血而不留瘀，活血而不动血之长，凡热毒、血瘀、出血、湿热所致病证均宜。解蛇毒，治毒蛇咬伤。

【功效】清热解毒，活血止血，利湿退黄。

【主治病证】

（1）热毒泻痢，疮疖痈肿，毒蛇咬伤。

（2）咯血，尿血，便血，崩漏。

（3）湿热黄疸。

【用法用量】内服：15~30g。

考点23 紫花地丁★

【性味归经】苦、辛，寒。归心、肝经。

【性能特点】本品力强于蒲公英，善清解血分热毒而凉血消肿，治火毒炽盛之痈肿疔毒，尤宜疔毒走黄，兼治丹毒、乳痈、肠痈、目赤肿痛、毒蛇咬伤。

【功效】清热解毒，凉血消肿。

【主治病证】

（1）疔疮肿毒，痈疽发背，丹毒，乳痈，肠痈。

（2）目赤肿痛。

（3）毒蛇咬伤。

【用法用量】内服：10~20g。外用：鲜品捣敷。

【使用注意】阴疽疮疡慎用。

考点24 金荞麦 ★

【性味归经】微辛、涩、凉。归肺经。

【性能特点】本品为治肺痈、肺热咳痰之要药。祛瘀排脓，治瘰疬痰核、疱痈疖肿及乳娥肿痛。

【功效】清热解毒，排脓祛瘀。

【主治病证】

（1）肺痈，肺热咳痰，咽喉肿痛。

（2）热毒痢疾，痈肿疮毒，瘰疬，蛇虫咬伤。

（3）跌打损伤，风湿痹痛，痛经。

【用法用量】内服：15~45g。

考点25 鸦胆子 ★

【性味归经】苦，寒。有小毒。归大肠、肝经。

【性能特点】本品杀多种人体寄生虫，既杀阿米巴原虫，又杀多种肠道寄生虫、血吸虫、阴道滴虫等。善腐蚀，外用蚀赘疣、鸡眼、瘢痕。内服要注意保护消化道黏膜。力强效佳，虽可治各种痢疾，但多用于休息痢（阿米巴痢疾）。

【功效】清热解毒，燥湿杀虫，止痢截疟，腐蚀赘疣。

【主治病证】

（1）休息痢（阿米巴痢疾），热毒血痢。

（2）疟疾。

（3）赘疣，鸡眼（外用）。

【用法用量】内服：每次10~15粒（治疟疾）或10~30粒（治痢疾），或0.5~2g，每日3次。

【使用注意】本品有小毒，能刺激胃肠道、损伤肝肾，故宜中病即止，不可多用、久服。孕妇、婴幼儿慎用。脾胃虚弱者、胃肠出血者、肝肾疾病患者忌服。

考点26 垂盆草 ★

【性味归经】甘、淡，凉。归肝、胆、小肠经。

【性能特点】本品凡热毒、湿热用之皆可，治湿热黄疸与疮肿最宜。有保肝作用，治肝炎有无黄疸皆宜。

【功效】清热解毒，利湿退黄。

【主治病证】

（1）疮疡肿毒，毒蛇咬伤，水火烫伤。

（2）湿热黄疸，水肿兼热，小便不利。

考点 27 秦皮 ★

【性味归经】苦、涩，寒。归大肠、肝、胆经。

【性能特点】本品清热解毒止痢，为治热毒泻痢、里急后重之要药；又清热燥湿止带，为治湿热带下之佳品；还清肝泄热明目，为治目赤肿痛所常用。

【功效】清热解毒，燥湿止带，清肝明目。

【主治病证】

（1）湿热泻痢。

（2）赤白带下。

（3）目赤肿痛，目生翳膜。

【用法用量】内服：3~12g。

考点 28 马勃 ★

【来源】灰包科真菌脱皮马勃、大马勃或紫色马勃的干燥子实体。

【性味归经】辛，平。归肺经。

【性能特点】本品既清热解毒，又疏散风热，善消肿、利咽，凡咽喉肿痛、咳嗽失音无论肺热还是风热所致者均宜；兼止血，凡出血无论内热还是外伤所致者皆宜。

【功效】清肺，解毒，利咽，止血。

【主治病证】

（1）风热或肺热之咽喉肿痛、咳嗽失音。

（2）血热吐衄，外伤出血。

【用法用量】内服：3~6g。

考点 29 木蝴蝶 ★

【性味归经】苦、甘，凉。归肺、肝、胃经。

【性能特点】本品治咽喉肿痛，无论肺热还是风热，或兼肝胃不和者均可，尤以肺热咽痛、声音嘶哑者最佳。

【功效】清热利咽，疏肝和胃。

【主治病证】

（1）咽喉肿痛，音哑。

（2）肝胃气痛。

【用法用量】内服：3~6g。

考点 30 半枝莲 ★

【来源】唇形科植物半枝莲的干燥或新鲜全草。

【性味归经】辛、苦，寒。归肺、肝、肾经。

【性能特点】本品凡热毒、瘀血、出血、湿热下注及水湿内停用之皆宜，尤善治毒蛇咬伤、疮肿与癌肿。

【功效】清热解毒，散瘀止血，利水消肿。

【主治病证】

（1）疮痈肿毒，毒蛇咬伤，癌肿。

（2）跌打损伤，吐血衄血。

（3）大腹水肿，血淋涩痛。

【使用注意】孕妇及脾胃虚寒者慎服。

第五节 清虚热药

考点1 青蒿 ★★★

【性味归经】苦、辛，寒。归肝、胆经。

【性能特点】本品既退虚热，又清实热、凉血热；既清解暑热，又清泄肝胆热；既除疟热，又透营热；既透阴分伏热，又透解表热。

【功效】退虚热，凉血，解暑，截疟。

【主治病证】

（1）阴虚发热，骨蒸潮热，虚热兼表。

（2）热病后期之夜热早凉，或低热不退。

（3）血热之疹痒、吐血、衄血。

（4）疟疾寒热。

（5）暑热外感，暑热烦渴。

【配伍】

药物	配伍药物	主治病证
青蒿	白薇	阴虚发热、小儿疳热（兼表邪尤宜）、营血分有热及阴分伏热
	黄芩	肝胆火毒湿热
	鳖甲	阴虚发热

【用法用量】内服：6~12g，不宜久煎。

考点2 地骨皮 ★★★

【性味归经】甘，寒。归肺、肝、肾经。

【性能特点】本品凡虚热、血热、肺火、津伤用之皆宜，治有汗骨蒸最佳，治血热出血可选，治肺热咳嗽常用。

【功效】退虚热，凉血，清肺降火，生津。

【主治病证】

（1）阴虚发热，有汗骨蒸，小儿疳热。

（2）血热之吐血、衄血、尿血。

（3）肺热咳嗽。

（4）内热消渴。

【配伍】

药物	配伍药物	主治病证
地骨皮	桑白皮	肺热咳嗽

【用法用量】内服：6~15g。

考点3 白薇 ★★★

【性味归经】苦、咸，寒。归肝、胃、肺经。

【性能特点】本品利小便而通淋，解蛇毒而愈蛇伤。清泄透利而不伤阴，略兼益阴而不敛邪，凡虚热、血热、热毒皆宜，兼表亦可。

【功效】退虚热，凉血清热，利尿通淋，解毒疗疮。

【主治病证】

（1）阴虚发热，骨蒸潮热，产后虚热，阴虚外感。

（2）温病热入营血证，肺热咳嗽。

（3）热淋，血淋。

（4）痈肿疮毒，咽喉肿痛，毒蛇咬伤。

【配伍】

药物	配伍药物	主治病证
白薇	玉竹	阴虚外感

【用法用量】内服：3~12g。

考点4 胡黄连 ★

【性味归经】苦，寒。归心、肝、胃、大肠经。

【性能特点】本品虚热、实热两清，凡虚热、湿热、火毒所致诸证皆可选用。功似黄连而力缓，长于退虚热；兼能走下，善治中下焦湿热。

【功效】退虚热，除疳热，清湿热，解热毒。

【主治病证】

（1）骨蒸潮热。

（2）小儿疳热。

（3）湿热泻痢，黄疸。

（4）咽痛，疮肿，痔肿便血。

【用法用量】内服：3~9g。

考点5 银柴胡 ★

【性味归经】甘，微寒。归肝、胃经。

【性能特点】本品退热而不苦泄，理阴而不升腾，治虚热、血热皆可，虚热骨蒸最宜。

【功效】退虚热，清疳热。

【主治病证】

（1）阴虚发热，骨蒸劳热。

（2）小儿疳热。

【用法用量】内服：煎汤，3~9g；或入丸散。

第三章 泻下药

凡能引起腹泻或滑润大肠、促进排便的药物，称为泻下药。按其性能功效及临床应用，常将本类药物分为攻下药、润下药、峻下逐水药三类。

要点	内容
性味	苦寒
功效	泻下通便、清热泻火、逐水退肿（主）；逐瘀、消癥、杀虫（兼）
主治病证	大便秘结、胃肠积滞、实热内结、水肿停饮；兼治癥瘕、虫积
使用注意	①易伤正气及脾胃，故久病体弱、脾胃虚弱者当慎用 ②体虚多汗及热病后期津液亏耗者忌服 ③妇女胎前产后及月经期应慎用或忌用 ④中病即止，慎勿过剂，以免损伤胃气

第一节 攻下药

考点1 大黄 ★★★

【性味归经】苦，寒。归脾、胃、大肠、肝、心经。

【性能特点】本品内服善荡涤胃肠实积、实热而泻热通便，导湿热之邪从大便出而利胆退黄，"釜底抽薪"与除血分热毒而解热毒，泄散血分热毒与瘀血而活血化瘀、凉血止血、消肿。外用善清火、消肿、止痛、解毒而疗疮痈烫伤。

【功效】泻下攻积，清热泻火，解毒止血，活血祛瘀。

【主治病证】

（1）大便秘结，胃肠积滞，湿热泻痢初起。

（2）火热上攻之目赤、咽喉肿痛、口舌生疮、牙龈肿痛。

（3）热毒疮肿，水火烫伤。

（4）血热之吐血、衄血、咯血、便血。

（5）瘀血闭经，产后瘀阻腹痛，癥瘕积聚，跌打损伤。

（6）湿热黄疸，淋证涩痛。

【配伍】

药物	配伍药物	主治病证
大黄	芒硝	治实热积滞、大便燥结、坚硬难下
	巴豆、干姜	寒积便秘

【用法用量】生大黄泻下作用强，酒大黄用于上部火热之证，熟大黄多用于瘀血证或不宜峻下者，大黄炭则凉血化瘀止血。

【使用注意】妇女妊娠期、月经期、哺乳期应慎服或忌服。

知识拓展 大黄是常用药，其可泻下攻积，主治大便秘结，泻热通便力甚强，素有"将军"之号。可"通因通用"，主痢疾初起。凡便秘属实证或里实证虚者即可酌投，热结便秘兼瘀者尤宜。凡血瘀有热之肿痛或出血者亦可酌投，兼便秘或不爽者尤佳。可记忆为"大黄狗吓（泻下）公鸡（攻积），公鸡葱（清热）火（泻火）喷两（凉血）毒（解毒），鱼（祛瘀）惊。"

考点2 芒硝★★★

【性味归经】咸、苦，寒。归胃、大肠经。

【性能特点】本品内服泻热通便，润软燥屎，为治实热内结、燥屎坚硬难下之要药；外用能软散坚硬肿块、回乳、清火，为治疮肿、痔疮肿痛所常用。

【功效】泻下，软坚，清热，回乳（外用）。

【主治病证】

（1）实热积滞，大便燥结。

（2）咽喉肿痛，口舌生疮，目赤肿痛，疮疡，乳痈，肠痈，痔疮肿痛。

【用法用量】内服：汤剂，10~15g，冲入药汁内或开水溶化；或入丸散。外用：喷撒，漱口，点眼，化水坐浴。

【使用注意】哺乳期妇女患乳痈外敷时，见效即停用。

知识拓展 ①芒硝功似大黄，泻热通肠，长于润软、燥结粪便与肿块。既稀软燥结之便，又促肠蠕动而泻热排便，为容积性泻药，泻热通便力甚强，善治里热燥结之便秘。

②大黄和芒硝的异同：

药物	相同点	不同点
大黄	攻下通便泻热，清热泻火	泻热攻积力强，又善治湿热积滞泻痢初起
芒硝		润软坚硬燥屎，尤宜燥屎坚结难下或热结旁流

考点3 芦荟★

【性味归经】苦，寒。归大肠、肝经。

【性能特点】本品为治热秘、肝火及小儿热惊、热疳之良药。

【功效】泻下，清肝，杀虫。

【主治病证】

（1）热结便秘，肝经实火，肝热惊风。

（2）小儿疳积，虫积腹痛。

（3）癣疮（外用）。

【用法用量】内服：2~5g，入丸剂，不入汤剂，或研末装入胶囊服。外用：适量，研末干撒，或调敷。

考点4 番泻叶 ★

【性味归经】甘、苦，寒。归大肠经。

【性能特点】本品大量用（>3g）既泻热通便，导水湿热毒外出，又行水而退水肿；少量用（<3g）则助消化、消食积。功似大黄，泻热通肠力亦强，长于滑润大肠，具验、廉、便、简、味不苦易服等优点。

【功效】泻热通便，消积健胃。

【主治病证】

（1）热结便秘。

（2）食积胀满。

（3）水肿胀满。

【用法用量】内服：缓下，1.5~3g；攻下，5~10g。

知识拓展 芦荟和番泻叶的异同：

药物	相同点	不同点
番泻叶	泻下通便，治热结便秘	行水消胀，治腹水水肿；助消化，治食积腹胀
芦荟		清肝、杀虫；外用治癣疮

第二节 润下药

考点1 火麻仁 ★★★

【性味归经】甘，平。归脾、大肠经。

【性能特点】本品善润燥滑肠兼补虚，体虚肠燥者最宜。

【功效】润肠通便。

【主治病证】老人、产妇及体虚之津枯肠燥便秘。

【用法用量】内服：10~15g。

【使用注意】本品虽无毒，但超大量食入，也可引起中毒，症状为恶心、呕吐、腹泻、四肢麻木、失去定向力、抽搐、精神错乱、昏迷及瞳孔散大等。

考点2 郁李仁 ★

【性味归经】辛、苦、甘，平。归脾、大肠、小肠经。

【性能特点】本品治肠燥便秘，兼气滞者尤佳；治水肿胀满及脚气浮肿，兼二便不利者最宜。

【功效】润肠通便，利水消肿。

【主治病证】

（1）肠燥便秘。

（2）水肿腹满，脚气浮肿。

【用法用量】内服：煎汤，5~12g，生用打碎；或入丸散。

【使用注意】孕妇慎服。

【知识拓展】火麻仁和郁李仁的异同：

药物	相同点	不同点
火麻仁	润肠通便	补虚
郁李仁		行气、利水消肿

第三节　峻下逐水药

考点1 甘遂★★★

【性味归经】苦、甘，寒。有毒。归肺、肾、大肠经。

【性能特点】本品为治水肿、风痰癫痫及疮毒之猛药。能行经隧之水湿，服后常引起峻泻，使体内水饮得以排出。生用力峻猛而毒大，醋制则泻下力与毒性均减。有效成分不溶于水，研末服泻水力佳。

【功效】泻水逐饮，消肿散结。

【主治病证】

（1）身面浮肿，大腹水肿，胸胁停饮。

（2）风痰癫痫。

（3）痈肿疮毒。

【用法用量】内服：宜入丸散，每次0.5~1.5g。醋制可减低毒性。

【使用注意】反甘草。

考点2 巴豆★★★

【性味归经】辛，热。有大毒。归胃、大肠、肺经。

【性能特点】本品善峻下寒积、逐水退肿；善祛痰利咽而治白喉，有斩关夺门之功。

【功效】泻下冷积，逐水退肿，祛痰利咽，蚀疮去腐。

【主治病证】

（1）寒积便秘，腹满胀痛，小儿痰食积滞。

（2）大腹水肿。

（3）寒实结胸，喉痹痰阻。

（4）痈肿脓成未溃，恶疮烂肉，疥癣。

【用法用量】内服：入丸散或装胶囊，0.1~0.3g，不入汤剂。

【使用注意】畏牵牛子。

知识拓展 巴豆生用力猛，峻下寒积，但因毒大，故临床几乎不用；熟用毒稍缓而药力强，临床少用；去油制霜即巴豆霜，药力较缓，毒性大减，故临床常用。可记忆为"巴顿军下冷极（峻下冷积）水中（水肿）探（痰）盐（咽），外用擦拭疮口"。

考点3 牵牛子★★★

【性味归经】苦，寒。有毒。归肺、肾、大肠经。

【性能特点】本品为治水肿、痰饮、便秘之猛药，又善消食积、驱杀肠道寄生虫，为治食积、虫积之良药。

【功效】泻下，逐水，去积，杀虫。

【主治病证】

（1）水肿，鼓胀，痰饮喘满。

（2）大便秘结，食积停滞。

（3）虫积腹痛。

【用法用量】内服：汤剂，3~6g，打碎；散剂，每次1.5~3g。

【使用注意】服用大剂量牵牛子，除对胃肠有直接刺激引起呕吐、腹痛、腹泻与黏液血便外，还可能刺激肾脏，引起血尿，重者尚可损及神经系统，发生语言障碍、昏迷等。

考点4 京大戟★

【来源】大戟科植物大戟的干燥根。

【性味归经】苦、辛，寒。有毒。归肺、肾、大肠经。

【性能特点】本品既通利二便而泻水逐饮，攻毒、消肿、散结，疗水肿、停饮、肿毒、痰核之顽症。能泄脏腑之水湿，功似甘遂而力稍弱。

【功效】泻水逐饮，消肿散结。

【主治病证】

（1）身面浮肿，大腹水肿，胸胁停饮。

（2）痈肿疮毒，瘰疬痰核。

【用法用量】内服：汤剂，1.5~3g；散剂，0.5~1g。外用：适量，研末调敷。内服宜醋制用，醋制可减低毒性。

【使用注意】反甘草。

考点5 红大戟★

【来源】茜草科植物红大戟的干燥块根。

【性味归经】苦，寒。有小毒。归肺、肾、大肠经。

【性能特点】本品既通利二便而泻水逐饮，又解毒、消肿、散结。功似京大戟而力弱，长于解毒散结，治痈肿、瘰疬多用。

【功效】泻水逐饮，消肿散结。

【主治病证】

（1）身面浮肿，大腹水肿，胸胁停饮。

（2）痈肿疮毒，瘰疬痰核。

【用法用量】内服：煎汤，1.5~3g；研末，0.3~1g，或入丸散。外用：适量，捣敷，或煎汤洗。

考点6 芫花★

【性味归经】辛、苦，温。有毒。归肺、肾、大肠经。

【性能特点】本品善通利二便而峻下泻水逐饮，温肺祛痰而止咳喘，杀体内、体外寄生虫与致病真菌而杀虫疗癣。为治胸胁停饮、寒痰喘咳及顽癣秃疮之要药。

【功效】泻水逐饮，祛痰止咳。外用杀虫疗疮。

【主治病证】

（1）身面浮肿，大腹水肿，胸胁停饮。

（2）寒痰咳喘。

（3）头疮，白秃，顽癣，冻疮。

【用法用量】内服：汤剂，1.5~3g；散剂，每次0.5~1g。醋制能减低毒性。外用：适量，研末调敷。

【使用注意】反甘草。

知识拓展 甘遂、京大戟、芫花，常相须为用，均有大毒，且泻水逐饮力强，称为"虎狼之药"。甘遂、京大戟和芫花的异同：

药物	相同点	不同点
甘遂	泻水逐饮，治身面浮肿、大腹水肿及胸胁停饮	消肿散结，治疮痈肿毒
京大戟		
芫花		杀虫疗疮，祛痰止咳

考点7 千金子★

【性味归经】辛，温。有毒。归肝、肾、大肠经。

【性能特点】本品为治水肿、闭经、癥瘕之猛药。功似巴豆，长于破血通经。

【功效】泻水逐饮，破血消癥。

【主治病证】

（1）水肿，鼓胀。

（2）癥瘕，闭经。

（3）顽癣，赘疣，毒蛇咬伤。

【用法用量】内服：制霜后入丸散，1~2g。

第四章　祛风湿药

凡以祛除风湿、解除痹痛为主要功效的药物，称为祛风湿药。

要点	内容
性味	辛散苦燥
功效	祛风湿（主），散寒或清热、舒筋、通络、止痛、解表，补肝肾、强筋骨（兼）
主治病证	风湿痹痛、筋脉拘挛、麻木不仁、腰膝酸痛、下肢痿弱，或热痹关节红肿；兼治痹证兼肝肾不足、外感表证夹湿、头风头痛
使用注意	①可制成酒剂或丸散剂常服 ②部分药物辛温香燥，易耗伤阴血，故阴亏血虚者应慎用

考点 1 独活 ★★★

【性味归经】辛、苦，微温。归肾、肝、膀胱经。

【性能特点】本品主散在里伏风及寒湿而通利关节止痛，尤善治少阴伏风头痛及下半身风寒湿痹。

【功效】祛风湿，止痛，解表。

【主治病证】

（1）风寒湿痹，腰膝酸痛。

（2）表证夹湿。

（3）少阴头痛，皮肤湿痒。

【配伍】

药物	配伍药物	主治病证
独活	羌活	风湿痹痛无论在上、在下均可

【用法用量】内服：3~10g。

考点 2 威灵仙 ★★★

【性味归经】辛、咸，温。归膀胱经。

【性能特点】本品善治骨鲠咽喉。

【功效】祛风湿，通经络，消痰水，治骨鲠。

【主治病证】

（1）风寒湿痹，肢体拘挛，瘫痪麻木。

（2）痰饮积聚，诸骨鲠喉。

【用法用量】内服：煎汤，5~10g，治骨鲠用30g；或入丸散。外用：适量，捣敷。

【使用注意】本品性走窜，久服易伤正气，故体弱者慎服。

考点 3　防己 ★★★

【性味归经】苦、辛，寒。归膀胱、肾、脾经。

【性能特点】本品治湿热痹痛尤佳。

【功效】祛风湿，止痛，利水。

【主治病证】

（1）风湿痹痛，尤以热痹为佳。

（2）水肿，腹水，脚气浮肿，小便不利。

【用法用量】内服：煎汤，5~10g；或入丸散。

【附注】汉防己长于利水消肿，治水肿尿少宜用；木防己长于祛风止痛，治风湿痹痛宜用。广防己因可引起肾脏损害，原国家食品药品监督管理局于2004年发布通知，取消广防己的药用标准。

考点 4　秦艽 ★★★

【性味归经】苦、辛，性平。归胃、肝、胆、大肠经。

【性能特点】本品治痹证通用，无论寒热新久虚实兼表与否皆可；治湿热黄疸兼风湿、虚热兼风或湿者均可酌情投用。药力平和，无燥烈伤阴耗气之弊。

【功效】祛风湿，舒筋络，清虚热，利湿退黄。

【主治病证】

（1）风湿热痹，风寒湿痹。

（2）骨蒸潮热。

（3）湿热黄疸。

【用法用量】内服：煎汤，5~10g；或入丸散。外用：适量，研末敷。

【使用注意】本品微寒而无补虚之功，故久病虚羸、溲多、便溏者慎服。

知识拓展　秦艽和防己的异同：

药物	相同点	不同点
秦艽	祛风湿、止痹痛，治风湿痹痛	退虚热、清利湿热，治骨蒸劳热、湿热黄疸
防己		利水消肿，善治热痹

考点 5　徐长卿 ★★★

【性味归经】辛，温。归肝、胃经。

【性能特点】本品治风痹窜痛或兼筋脉拘挛、风疹瘙痒，兼寒者尤佳。

【功效】祛风止痛，活血通络，止痒，解蛇毒。

【主治病证】

（1）风湿痹痛，脘腹痛，牙痛，术后痛，癌肿痛。

（2）跌打肿痛。

（3）风疹，湿疹，顽癣。

（4）毒蛇咬伤。

【用法用量】内服：煎汤，3~10g，不宜久煎；散剂，1.5~3g。

考点6 木瓜 ★★★

【性味归经】酸，温。归肝、脾经。

【性能特点】本品酸温，祛邪扶正两相兼，舒筋祛湿生津而不燥不敛，酸生津而不敛湿邪，温化湿而不燥烈伤阴。治湿痹与脚气浮肿最宜，治吐泻转筋、血痹肢麻与津亏食少可投。

【功效】舒筋活络，化湿和中，生津开胃。

【主治病证】

（1）风湿痹痛，筋脉拘挛，脚气肿痛。

（2）湿浊中阻所致的吐泻转筋。

（3）津亏食少（消化不良）证。

【用法用量】内服：6~12g。

知识拓展 木瓜和伸筋草的异同：

药物	相同点	不同点
木瓜	祛湿、舒筋活络，治风湿痹痛、筋脉拘挛	善益筋血、除湿而舒筋活络，化湿和中、生津开胃
伸筋草		善祛风除湿而舒筋活络，治跌打损伤

考点7 桑寄生 ★★★

【性味归经】苦、甘，平。归肝、肾经。

【性能特点】本品既善治血虚或肝肾亏虚兼风湿痹痛，又善治肝肾亏虚、冲任不固之胎漏、胎动不安。

【功效】祛风湿，补肝肾，强筋骨，安胎。

【主治病证】

（1）风湿痹证，腰膝酸痛。

（2）肝肾虚损、冲任不固所致的胎漏，胎动不安。

【配伍】

药物	配伍药物	主治病证
桑寄生	独活	风湿痹痛、腰膝酸软

【用法用量】内服：10~20g。

考点8 五加皮 ★★★

【性味归经】辛、苦、微甘，温。归肝、肾经。

【性能特点】本品治痹痛、肢挛兼肝肾虚，或肝肾亏虚之腰膝酸软者宜用，治水肿、脚气浮肿皆可选。

【功效】祛风湿，补肝肾，强筋骨，利水。

【主治病证】

（1）风湿痹痛，四肢拘挛。

（2）肝肾不足所致的腰膝软弱、小儿行迟。

（3）水肿，脚气浮肿。

【用法用量】内服：5~10g。

考点 9 蕲蛇 ★★★

【性味归经】甘、咸，温。有毒。归肝经。

【性能特点】本品内走脏腑，外达皮肤。既祛外风而通络止痒，又息内风而止痉定惊，重症、顽症每用。

【功效】祛风通络，定惊止痉。

【主治病证】

（1）风湿痹痛，筋脉拘挛。

（2）中风半身不遂，口眼㖞斜，肢体麻木。

（3）破伤风，急惊风，慢惊风。

（4）麻风，顽癣，皮肤瘙痒。

【用法用量】内服：煎汤，3~10g；研末，1~1.5g。

【使用注意】本品苦寒清解行散，故孕妇、体虚者、无实火热毒者及阴疽患者忌服。

考点 10 豨莶草 ★★★

【性味归经】苦、辛，寒。归肝、肾经。

【性能特点】本品善祛筋骨间风湿而通络，治痹痛肢麻、中风不遂或脚弱无力，无论寒热皆宜，兼热或血压高者最佳，属热者当生用，属寒者当制用。

【功效】祛风湿，通经络，清热解毒，降血压。

【主治病证】

（1）风湿痹痛，肢体麻木。

（2）中风手足不遂。

（3）痈肿疮毒，湿疹瘙痒。

（4）高血压病。

【配伍】

药物	配伍药物	主治病证
豨莶草	臭梧桐	风湿痹痛肢麻兼高血压

【用法用量】内服：10~15g。

【使用注意】生用或大剂量用易致呕吐，故内服不宜过量。

考点 11 络石藤 ★

【性味归经】苦，微寒。归心、肝经。

【性能特点】本品善治热痹红肿或风寒湿痹有化热倾向者，又治喉痹及痈肿等。

【功效】祛风通络，凉血消肿。

【主治病证】

（1）风湿痹痛，筋脉拘挛。

（2）喉痹，痈肿。

【用法用量】内服：6~15g。

考点12 桑枝 ★

【性味归经】苦，平。归肝经。

【性能特点】本品治痹证或水肿，无论寒、热皆宜，肩臂痛或兼水肿者尤佳。

【功效】祛风通络，利水。

【主治病证】

（1）风湿痹痛。

（2）水肿，脚气浮肿。

【用法用量】内服：10~30g。

考点13 海风藤 ★

【性味归经】辛、苦，微温。归肝经。

【性能特点】本品既祛风湿、通经络，又兼活血，走散力不及威灵仙，治风寒湿痹最宜，疗伤肿瘀痛亦佳。

【功效】祛风湿，通经络。

【主治病证】

（1）风湿痹痛，筋脉拘挛。

（2）跌打损伤，瘀血肿痛。

【用法用量】内服：煎汤，5~10g；入丸散，或浸酒。外用：适量，煎汤熏洗。

考点14 川乌 ★

【性味归经】辛、苦，热。有大毒。归心、肝、肾、脾经。

【性能特点】本品药力峻猛，凡风寒湿或寒湿所致诸痛皆可投用，治寒痹、顽痹痛重者尤佳；并能麻醉止痛，用于局麻。

【功效】祛风除湿，散寒止痛。

【主治病证】

（1）风寒湿痹，寒湿头痛。

（2）心腹冷痛，寒疝腹痛。

（3）局部麻醉（外用）。

【用法用量】内服：1.5~3g，入汤剂应先煎30~60分钟，以减低毒性。

【使用注意】本品性热有毒，故孕妇忌服，不宜过量服用或久服。反半夏、全瓜蒌、瓜蒌子、瓜蒌皮、天花粉、川贝母、浙贝母、白蔹、白及，畏犀角，均不宜同用。酒浸毒性强，故不宜浸酒饮用。

考点15 雷公藤★

【性味归经】苦、辛，凉。有大毒。归心、肝经。

【性能特点】本品多用于风湿顽痹、疮肿、麻风及顽癣等沉疴痼疾，内服宜慎。

【功效】祛风除湿，活血通络，消肿止痛，杀虫解毒。

【主治病证】

（1）风湿顽痹，拘挛疼痛。

（2）疔疮肿毒，腰带疮，湿疹，麻风，疥癣。

【用法用量】内服：煎汤，木质部10~25g，带皮根10~12g，文火煎1~2小时；制粉或胶囊，每次0.5~1.5g。

【使用注意】本品毒剧，故内服宜慎，孕妇忌服，患有心、肝、肾器质性病变或白细胞减少症者慎服。外敷不可超过半小时，否则起疱。带皮者毒剧，用时宜去皮。

考点16 香加皮★

【性味归经】辛、苦，温。有毒。归肝、肾、心经。

【性能特点】本品治风湿痹痛兼水肿可用，治心衰性水肿效佳。

【功效】祛风湿，强筋骨，利水消肿。

【主治病证】

（1）风寒湿痹，腰膝酸软。

（2）水肿（尤宜心衰性水肿），小便不利。

【用法用量】内服：3~6g。

【使用注意】本品含强心苷而有毒，大剂量可引起心律失常，全身震颤，甚则死亡，故不宜过量服用或长期服用，不宜与西药地高辛等强心苷类药同用。

考点17 千年健★

【性味归经】苦、辛，温。归肝、肾经。

【性能特点】本品为治风湿痹痛兼肝肾亏虚之要药。且药力较缓，多入药酒，尤宜老人。

【功效】祛风湿，强筋骨。

【主治病证】风寒湿痹，腰膝冷痛，下肢拘挛麻木。

考点18 臭梧桐★

【性味归经】辛、苦，凉。归肝经。

【性能特点】本品主治热痹，兼治寒痹；治痹痛肢麻、半身不遂常用；能降压，治高血压兼肢体麻木者。

【功效】祛风湿，通经络，降血压。

【主治病证】

（1）风湿痹痛。

（2）肢体麻木，半身不遂。

（3）湿疹瘙痒（外洗）。

（4）高血压病。

【用法用量】内服：5~15g。

考点19 青风藤 ★

【性味归经】苦、辛，平。归肝、脾经。

【性能特点】本品祛风湿、通经络力虽较威灵仙弱，但长于利尿，治痹痛拘挛或脚气浮肿无论寒热皆宜。

【功效】祛风湿，通经络，利小便。

【主治病证】

（1）风湿痹痛，关节肿胀，拘挛麻木。

（2）脚气浮肿。

【用法用量】内服：6~12g。

考点20 丝瓜络 ★

【性味归经】甘，平。归肺、胃、肝经。

【性能特点】本品治痹证不论寒热皆宜，治胸胁痛无论风湿还是肝郁或痰浊所致者皆可，兼热而不盛者尤佳。

【功效】祛风通络，化痰解毒。

【主治病证】

（1）风湿痹痛，拘挛麻木。

（2）咳嗽胸痛，胸痹疼痛，肝郁之胸胁胀痛。

（3）乳痈肿痛，疮肿。

【用法用量】内服：6~10g；大剂量可用至60g。

考点21 伸筋草 ★

【性味归经】苦、辛，温。归肝经。

【性能特点】本品治风寒湿痹、骨节酸痛、屈伸不利者最宜，治跌打肿痛者可选。

【功效】祛风除湿，舒筋通络，活血消肿。

【主治病证】

（1）风湿痹痛，关节酸痛，屈伸不利。

（2）跌打损伤。

【用法用量】内服：6~15g。

考点22 鹿衔草 ★

【性味归经】苦、甘，温。归肝、肾、肺经。

【性能特点】本品能补肺止咳，民间常用。

【功效】祛风湿，强筋骨，调经止血，补肺止咳。

【主治病证】

（1）风湿痹痛，腰膝酸软。

（2）崩漏经多，白带不止。

（3）肺虚久咳，肺痨咳血。

（4）劳伤吐血，外伤出血。

【用法用量】内服：10~30g。

【使用注意】因其煎剂有避孕作用，故备孕妇女忌用，孕妇慎用。

考点23　乌梢蛇★

【性味归经】甘，平。归肝经。

【性能特点】本品为治痹痛、中风、惊风与疹痒所常用。

【功效】祛风通络，定惊止痉。

【主治病证】

（1）风湿痹痛，筋脉拘挛。

（2）中风半身不遂，口眼㖞斜，肢体麻木。

（3）破伤风，急、慢惊风。

（4）麻风，顽癣，皮肤瘙痒。

【用法用量】内服：煎汤，9~12g；研末，每次2~3g；或泡酒。

考点24　路路通★

【性味归经】辛、苦，平。归肝、胃、膀胱经。

【性能特点】本品善祛风、通经络、利水而通痹、止痒、消肿、下乳。治痹证无论寒热均宜，兼筋脉拘挛者尤佳；治缺乳或风疹瘙痒，无论寒热或兼否瘀滞者皆宜。

【功效】祛风活络，利水，通经下乳，止痒。

【主治病证】

（1）风湿痹痛，肢麻拘挛，跌打损伤。

（2）水肿，小便不利。

（3）闭经，乳房胀痛，乳汁不下。

（4）风疹瘙痒。

【用法用量】内服：5~10g。

考点25　穿山龙★

【性味归经】苦、辛，平。归肝、肺经。

【性能特点】本品善舒筋，力较强，顽痹、久痹多用，兼伤肿或咳嗽痰多者尤宜。

【功效】祛风除湿，活血通络，化痰止咳。

【主治病证】

（1）风湿痹痛，跌打伤肿。

（2）咳嗽痰多。

（3）闭经，疮肿。

【用法用量】内服：6~10g，鲜品30~45g。

第五章　芳香化湿药

凡气味芳香，以化湿运脾为主要功效的药物，称为芳香化湿药。

要点	内容
性味	辛香温燥
归经	脾、胃经
功效	化湿醒脾或燥湿运脾，（主）；解暑发表（兼）
主治病证	脘腹痞满、呕吐泛酸、大便溏泻、食少倦怠、舌苔白腻，或湿热困脾之口甘多涎，以及湿温、暑湿，兼治阴寒闭暑
使用注意	①阴虚血燥、气虚者慎用 ②入汤剂不宜久煎，以免降低疗效

考点1 苍术 ★★★

【性味归经】辛、苦，温。归脾、胃经。

【性能特点】本品为治湿阻中焦证之要药，寒湿困脾者尤宜；走四肢肌表，祛寒湿而除痹、发表，为治风寒湿痹及表证夹湿所常用。

【功效】燥湿健脾，祛风湿，发汗，明目。

【主治病证】

（1）湿阻中焦证，痰饮，水肿。

（2）风寒湿痹，表证夹湿。

（3）湿盛脚气、痿证。

（4）夜盲，眼目昏涩。

【配伍】

药物	配伍药物	主治病证
苍术	厚朴、陈皮	寒湿中阻、脾胃气滞

【用法用量】内服：3~10g。。

【使用注意】本品辛苦温燥，故阴虚内热、气虚多汗者忌服。

考点2 厚朴 ★★★

【性味归经】苦、辛，温。归脾、胃、肺、大肠经。

【性能特点】本品为治疗湿阻、食积、气滞所致的脘腹胀满之要药。

【功效】燥湿，行气，消积，平喘。

【主治病证】

（1）湿阻中焦、脾胃气滞之脘腹胀满。

（2）食积或便秘脘腹胀满。

（3）咳喘痰多。

【配伍】

药物	配伍药物	主治病证
厚朴	枳实	湿浊中阻，或食积停滞或脾胃气滞所致的脘腹胀满，以及痰浊阻肺之喘咳、胸满

【用法用量】内服：3~10g。

知识拓展 苍术和厚朴的异同：

药物	相同点	不同点
苍术	燥湿，治湿阻中焦诸症	祛风湿而除痹，治风湿痹痛；兼发表、明目
厚朴		行气、消积，治湿阻、积滞等所致胃肠气滞胀满；消痰行气而平喘

考点3　广藿香★★★

【性味归经】辛，微温。归脾、胃、肺经。

【性能特点】本品内化中焦湿浊而醒脾、止呕，外散肌表风寒而发表解暑。善治湿阻中焦、恶心呕吐，兼风寒袭表者尤佳。

【功效】化湿，止呕，发表解暑。

【主治病证】

（1）湿阻中焦证。

（2）阴寒闭暑，暑湿证，湿温初起。

（3）呕吐，尤宜湿浊中阻者。

【配伍】

药物	配伍药物	主治病证
广藿香	佩兰	湿浊中阻

【用法用量】内服：3~10g。

考点4　佩兰★★★

【性味归经】辛，平。归脾、胃、肺经。

【性能特点】本品既善治湿阻中焦、脾经湿热，又可治暑湿及湿温初起，为治湿热脾瘅口甜腻或口臭多涎之良药。

【功效】化湿，解暑。

【主治病证】

（1）湿阻中焦证。

（2）湿热困脾。

（3）暑湿及湿温初起。

【用法用量】内服：3~10g。

知识拓展 广藿香和佩兰的异同：

药物	相同点	不同点
广藿香	化湿解暑，治湿阻中焦、湿温及暑湿等证	发表、止呕，善治夏月感寒饮冷之阴寒闭暑证
佩兰		善治湿热困脾之口甜或口苦、多涎

考点5 砂仁 ★★★

【性味归经】辛，温。归脾、胃经。

【性能特点】本品治湿阻中焦、脾胃气滞、寒湿泄泻、胎动不安诸证，寒湿阻滞、气机不畅者尤宜。

【功效】化湿行气，温中止泻，安胎。

【主治病证】

（1）湿阻中焦证。

（2）脾胃气滞证。

（3）脾胃虚寒之吐泻。

（4）妊娠恶阻，气滞之胎动不安。

【配伍】

药物	配伍药物	主治病证
砂仁	木香	湿滞、食积，或夹寒所致脘腹胀痛

【用法用量】内服：3~6g。

考点6 白豆蔻 ★★★

【性味归经】辛，温。归肺、脾、胃经。

【性能特点】本品治湿阻中焦、脾胃气滞、胃寒呕吐常用，疗湿阻胸闷可投。

【功效】化湿行气，温中止呕。

【主治病证】

（1）湿阻中焦证。

（2）脾胃气滞证。

（3）胃寒呕吐。

【用法用量】内服：3~6g。

知识拓展 砂仁和白豆蔻的异同：

药物	相同点	不同点
砂仁	化湿行气、温中止呕，治湿阻中焦、脾胃气滞及胃寒呕吐	止泻、安胎，善治湿滞或虚寒泄泻，以及气滞恶阻与胎动不安
白豆蔻		善治湿阻气滞呕吐及气滞胸闷

考点7 草豆蔻 ★

【性味归经】辛，温。归脾、胃经。

【性能特点】本品善祛脾胃之湿浊寒邪，理中焦之气机，凡脾胃湿阻及气滞证皆可应用，兼寒者尤宜。

【功效】燥湿行气，温中止呕。

【主治病证】

（1）寒湿中阻之胀满疼痛。

（2）寒湿中阻之呕吐、泄泻。

【用法用量】内服：3~6g。

考点8 草果★

【性味归经】辛，温。归脾、胃经。

【性能特点】本品凡寒湿阻滞脾胃及湿浊瘴气所致疟疾等病证，皆可酌选。

【功效】燥湿温中，除痰截疟。

【主治病证】

（1）寒湿中阻证。

（2）寒湿偏盛之疟疾。

【用法用量】内服：3~6g。

第六章　利水渗湿药

凡以通利水道、渗湿利水为主要功效的药物，称为利水渗湿药。

要点	内容
性味	甘淡或苦
归经	膀胱、脾及小肠经
功效	利水消肿、利尿通淋、利湿退黄
主治病证	小便不利、水肿、淋浊、黄疸、水泻、带下、湿疮、痰饮
使用注意	易耗伤津液，阴虚津伤者宜慎用

考点 1 茯苓 ★★★

【性味归经】甘、淡，平。归脾、心、肾经。

【性能特点】本品善渗湿利水而消水饮，健脾而促进水湿运化；善宁心而安神，治水气凌心者为宜。凡水湿、停饮，无论寒热或兼否脾虚皆宜，脾虚水肿或湿盛者尤佳。

【功效】利水渗湿，健脾，安神。

【主治病证】

（1）小便不利，水肿，痰饮。

（2）脾虚证，兼便溏或泄泻者尤佳。

（3）心悸，失眠。

【配伍】

药物	配伍药物	主治病证
茯苓	白术	脾虚水湿内盛，兼治妊娠胎动不安或兼浮肿

【用法用量】内服：10~15g。

考点 2 薏苡仁 ★★★

【性味归经】甘、淡，微寒。归脾、胃、肺经。

【性能特点】本品健脾渗湿止泻，脾虚湿盛无热或热不盛者宜用。生用长于利湿、除痹、清热、排脓；炒用长于健脾止泻。

【功效】利水渗湿，健脾止泻，除痹，清热排脓。

【主治病证】

（1）小便不利、水肿、脚气肿痛。

（2）脾虚泄泻。

（3）湿温病邪在气分。

（4）湿痹筋脉拘挛。

（5）肺痈，肠痈。

【用法用量】清利湿热、除痹排脓宜生用，健脾止泻宜炒用。

知识拓展 茯苓和薏苡仁的异同：

药物	相同点	不同点
茯苓	利水渗湿、健脾，主治水肿、小便不利及脾虚诸证	治水湿停滞无论寒热虚实，宁心安神
薏苡仁		治水湿停滞轻症或兼热，清热除痹、排脓

考点 3 泽泻 ★★★

【性味归经】甘、淡，寒。归肾、膀胱经。

【性能特点】本品既利水渗湿，又清泻肾（相）火与膀胱之热，故下焦湿热、痰饮及相火妄动之证皆可选用。

【功效】利水渗湿，泄热。

【主治病证】

（1）小便不利，水肿，淋浊，带下。

（2）湿盛泄泻，痰饮。

【用法用量】内服：5～10g。

知识拓展 茯苓、猪苓和泽泻的异同：

药物	相同点	不同点
茯苓	利水渗湿，治小便不利、水肿、痰饮、泄泻等水湿内停证	健脾、安神
猪苓		功专渗利而力强
泽泻		泄热

考点 4 车前子 ★★★

【性味归经】甘，寒。归肾、肝、肺经。

【性能特点】本品入肾经，既利水清热而通淋，又实大便而止泻，治下焦湿热、水肿有热及暑湿水泻；入肝经，清泻肝火而明目，治肝热目赤；入肺经，清肺化痰而止咳，治痰热咳嗽。故凡湿热、肝热、痰热所致病证均可选用。

【功效】利水通淋，渗湿止泻，明目，清肺化痰。

【主治病证】

（1）湿热淋证，小便不利，水肿兼热。

（2）暑湿水泻。

（3）肝热目赤肿痛，肝肾亏虚之目暗不明（配补肝肾药）。

（4）肺热咳嗽痰多。

【用法用量】内服：煎汤，5～15g，布包。

考点5 滑石★★★

【性味归经】甘、淡，寒。归膀胱、肺、胃经。

【性能特点】本品既清膀胱湿热而利尿通淋，为治湿热淋痛之良药；又清解暑热，为治暑湿、湿温之佳品。

【功效】利尿通淋，清解暑热；外用清热收湿敛疮。

【主治病证】

（1）湿热淋证，小便不利。

（2）暑热烦渴，湿温胸闷，湿热泄泻。

（3）湿疮，湿疹，痱子。

【配伍】

药物	配伍药物	主治病证
滑石	生甘草	暑湿身热烦渴

【用法用量】内服：10~20g，布包；或入丸散。外用：研细粉外敷。

知识拓展 车前子和滑石的异同：

药物	相同点	不同点
车前子	清热利尿通淋，主治湿热淋痛、小便不利、水肿兼热及暑湿泄泻	清肝明目、清肺化痰，配补肝肾药治肝肾亏虚之目暗不明
滑石		清解暑热，又能祛湿敛疮

考点6 木通★★★

【性味归经】苦，寒。归心、小肠、膀胱经。

【性能特点】本品既为治心火、湿热淋痛之要药，又为治乳汁不下及湿热痹痛之佳品。

【功效】利水通淋，泄热，通经下乳。

【主治病证】

（1）湿热淋痛，水肿尿少。

（2）心火上炎或下移小肠之口舌生疮、心烦尿赤。

（3）产后乳汁不通或乳少。

（4）湿热痹痛。

【用法用量】内服：煎汤，3~6g；或入丸散。

考点7 金钱草★★★

【性味归经】甘、咸，微寒。归肝、胆、肾、膀胱经。

【性能特点】本品为治湿热黄疸、肝胆结石、石淋之佳品。

【功效】利水通淋，除湿退黄，解毒消肿。

【主治病证】

（1）热淋，石淋。

（2）湿热黄疸，肝胆结石。

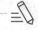

（3）热毒疮肿，毒蛇咬伤。

【用法用量】内服：15~60g。外用：捣敷。

考点8 茵陈★★★

【性味归经】苦，微寒。归脾、胃、肝、胆经。

【性能特点】本品善清利湿热而退黄，为治黄疸之要药，无论阳黄、阴黄皆宜。

【功效】清热利湿，退黄。

【主治病证】

（1）黄疸。

（2）湿疮，湿疹瘙痒。

【用法用量】内服：10~30g。外用：煎汤熏洗。

考点9 萆薢★★★

【性味归经】苦，平。归肝、胃、膀胱经。

【性能特点】本品既除下焦之湿而分清祛浊，为治膏淋、白浊及湿盛带下之要药；又祛筋骨、肌肉之风湿而通痹止痛，为治风湿痹痛之佳品。

【功效】利湿浊，祛风湿。

【主治病证】

（1）膏淋，白浊。

（2）湿盛带下。

（3）风湿痹痛。

【用法用量】内服：煎汤，9~15g；或入丸散。

知识拓展 地肤子、萹蓄、瞿麦和萆薢的异同：

药物	相同点	不同点
地肤子	利尿通淋，治淋证涩痛	祛风止痒
萹蓄		杀虫止痒
瞿麦		破血通经
萆薢		利清浊、祛风湿

考点10 石韦★★★

【性味归经】苦、甘，微寒。归肺、膀胱经。

【性能特点】本品下利膀胱而通淋、止血、排石；上清肺热而止咳。血淋、尿血最宜，热淋、石淋亦佳，肺热咳喘可投。

【功效】利尿通淋，凉血止血，清肺止咳。

【主治病证】

（1）血淋，热淋，石淋。

（2）血热之崩漏、尿血、吐血、衄血。

（3）肺热咳喘。

【用法用量】内服：5~12g。

考点11 海金沙 ★★★

【性味归经】甘、淡，寒。归膀胱、小肠经。

【性能特点】本品为治淋证涩痛之要药，治血淋、石淋常用，兼尿道涩痛者尤佳。

【功效】利尿通淋，止痛。

【主治病证】

（1）热淋，血淋，石淋，膏淋。

（2）水肿。

【用法用量】内服：煎汤，5~15g，布包；或研末，每次2~3g。

知识拓展 海金沙和石韦的异同：

药物	相同点	不同点
海金沙	利水通淋，治淋证涩痛	利水消肿
石韦		清肺止咳、凉血止血

考点12 瞿麦 ★★★

【性味归经】苦，寒。归心、小肠、膀胱经。

【性能特点】本品善清利膀胱以通淋，治湿热淋痛常用；能破血通经，治瘀血闭经可投。

【功效】利尿通淋，破血通经。

【主治病证】

（1）热淋，血淋，石淋。

（2）瘀血闭经。

【用法用量】内服：煎汤，5~15g；或入丸散。外用：适量，煎汤洗或研末撒。

考点13 猪苓 ★

【性味归经】甘、淡，平。归肾、膀胱经。

【性能特点】本品功专渗利水湿而力强，为治水湿内停之要药，水湿内停无论兼寒、兼热皆宜。

【功效】利水渗湿。

【主治病证】

（1）小便不利，水肿，淋浊，带下。

（2）湿盛泄泻。

【用法用量】内服：煎汤，5~12g；或入丸散。

考点14 通草 ★

【性味归经】甘、淡，微寒。归肺、胃经。

【性能特点】本品既利水清热，治热淋、湿温及水肿尿少；又通气下乳，治乳汁不下等证。

【功效】利水清热，通气下乳。

【主治病证】

（1）湿热淋证。

（2）湿温证，水肿尿少。

（3）产后乳汁不下。

【用法用量】内服：煎汤，2~5g；或入丸散。

考点15 萹蓄 ★

【性味归经】苦，微寒。归膀胱经。

【性能特点】本品善清利膀胱湿热而利尿通淋，兼杀虫而止痒，主治湿热淋痛、蛔虫病、蛲虫病、湿疹及阴痒。

【功效】利尿通淋，杀虫止痒。

【主治病证】

（1）热淋涩痛。

（2）蛔虫病，蛲虫病。

（3）湿疹，阴痒。

【用法用量】内服：9~15g。

考点16 地肤子 ★

【性味归经】甘、苦、辛，寒。归肾、膀胱经。

【性能特点】本品既利尿通淋，又祛风止痒，为治热淋及疮疹湿痒之要药。

【功效】利尿通淋，祛风止痒。

【主治病证】

（1）热淋。

（2）风疹，湿疹，阴痒，湿疮。

【用法用量】内服：9~15g。

考点17 灯心草 ★

【性味归经】甘、淡，微寒。归心、肺、小肠经。

【性能特点】本品常用于治热淋、口疮及心烦失眠。

【功效】利尿通淋，清心除烦。

【主治病证】

（1）热淋。

（2）心烦失眠，小儿夜啼，口舌生疮。

【用法用量】内服：1~3g。

考点18 冬葵子 ★

【性味归经】甘，寒。归大肠、小肠、膀胱经。

【性能特点】本品善利尿通淋，治淋证涩痛及水肿常用；能下乳，治产后乳胀、乳汁不下宜选；可润肠通便，治肠燥便秘可投。

【功效】利水通淋，下乳，润肠通便。

【主治病证】

（1）湿热淋证，水肿。

（2）乳汁不下，乳房胀痛。

（3）肠燥便秘。

【用法用量】内服：煎汤，3~9g。

知识拓展 木通、通草和冬葵子的异同：

药物	相同点	不同点
木通		泄热，清心火作用较强；通经下乳
通草	利尿通淋、下乳	利尿通淋力较木通缓和；通气下乳
冬葵子		润肠通便

考点19 广金钱草 ★

【性味归经】甘、淡，凉。归肝、肾、膀胱经。

【性能特点】本品治淋证、水肿与黄疸可选，治石淋尤佳。

【功效】清热除湿，利尿通淋，退黄。

【主治病证】

（1）石淋，热淋。

（2）水肿尿少。

（3）黄疸尿赤。

【用法用量】内服：煎汤，15~30g，鲜品30~60g。

考点20 连钱草 ★

【性味归经】辛、微苦，微寒。归肝、肾、膀胱经。

【性能特点】本品既清利湿热而通淋、退黄，治石淋最宜，治黄疸可选；又清热解毒而疗疮肿，散瘀消肿而治伤痛。

【功效】利湿通淋，清热解毒，散瘀消肿。

【主治病证】

（1）石淋，热淋。

（2）湿热黄疸。

（3）疮痈肿痛，跌打损伤。

【用法用量】内服：煎汤，10~15g，鲜品30~60g。

知识拓展 金钱草、广金钱草和连钱草的异同：

药物	相同点	不同点
金钱草		治肝胆结石，又解毒消肿
广金钱草	利尿通淋、除湿退黄	清热
连钱草		清热解毒、散瘀消肿

第七章 温里药

凡药性温热，以温里散寒为主要功效的药物，称为温里药。

要点	内容
性味	温热，味多辛，或兼苦，或兼甘
归经	主入脾、胃、肾、心经，兼入肝、肺经
功效	温里散寒、温经止痛、补火助阳或回阳救逆（主），化痰、燥湿、杀虫、止呃（兼）
主治病证	里寒证，兼治寒饮咳喘、虫积腹痛
使用注意	热证、阴虚证及孕妇忌用或慎用

考点1 附子★★★

【性味归经】辛，大热。有毒。归心、肾、脾经。

【性能特点】本品上助心阳、中温脾阳、下壮肾阳，为补火助阳、回阳救逆之要药，治亡阳及阳虚诸证每用。辛热走散，为散阴寒、除风湿、止疼痛之猛药，治寒湿诸痛常投。

【功效】回阳救逆，补火助阳，散寒止痛。

【主治病证】

（1）亡阳欲脱。

（2）肾阳不足、命门火衰之畏寒肢冷、阳痿、宫冷、尿频。

（3）脾肾阳虚之脘腹冷痛、泄泻、水肿。

（4）心阳虚衰之心悸、胸痹。

（5）寒湿痹痛，阳虚外感。

【配伍】

药物	配伍药物	主治病证
附子	干姜	亡阳证及中焦寒证
	细辛、麻黄	阳虚外感风寒

【用法用量】内服：煎汤，3~15g，先煎30~60分钟，以减弱其毒性；或入丸散。

【使用注意】本品辛热有毒，故孕妇忌服。不宜与半夏、瓜蒌、天花粉、川贝母、浙贝母、白蔹、白及同用。

考点2 干姜★★★

【性味归经】辛，热。归脾、胃、心、肺经。

【性能特点】本品为温中祛寒之要药，无论实寒、虚寒证皆宜。常辅助附子以回阳救逆，治亡阳欲脱。

【功效】温中，回阳，温肺化饮。

【主治病证】

（1）脾胃受寒或虚寒所致的腹痛、呕吐、泄泻。

（2）亡阳欲脱。

（3）寒饮咳喘。

【配伍】

药物	配伍药物	主治病证
干姜	高良姜	阳虚中寒之脘腹冷痛吐泻

【用法用量】内服：煎汤，3~10g。

知识拓展 附子和干姜的异同：

药物	相同点	不同点
附子	回阳、散寒止痛，治亡阳欲脱、脾肾阳虚或寒伤脾胃、寒湿痹痛	补火助阳，治命门火衰之阳痿、宫冷等
干姜		温肺化饮，治寒饮咳喘

考点3 肉桂★★★

【性味归经】辛、甘，热。归肾、脾、心、肝经。

【性能特点】本品缓补肾阳而补火助阳或引火归元，消沉寒痼冷而散寒止痛，温通经脉而活血散瘀。

【功效】补火助阳，引火归元，散寒止痛，温通经脉。

【主治病证】

（1）肾阳不足、命门火衰之阳痿、宫冷、畏寒肢冷。

（2）下元虚冷、虚阳上浮之上热下寒证。

（3）阳虚中寒之脘腹冷痛、食少便溏。

（4）经寒血滞之痛经、闭经，寒疝腹痛，寒湿痹痛，腰痛。

（5）阴疽，痈肿脓成不溃或久溃不敛。

【配伍】

药物	配伍药物	主治病证
肉桂	附子	肾阳虚衰、脾肾阳衰及里寒重症

【用法用量】内服：煎汤，1~5g，后下；研末，每次1~2g。

【使用注意】畏赤石脂。

知识拓展 附子和肉桂的异同：

药物	相同点	不同点
附子	补火助阳、散寒止痛	回阳救逆
肉桂		引火归元、温经通脉

考点 4 吴茱萸★★★

【性味归经】辛、苦，热。有小毒。归肝、脾、胃、肾经。

【性能特点】本品善治肝寒气逆（滞）夹湿兼阳虚诸证。药力强，内服、外用皆宜。

【功效】散寒止痛，疏肝下气，燥湿止泻。

【主治病证】

（1）中寒肝逆之头痛、吐涎沫。

（2）寒湿脚气肿痛，或上冲入腹之腹胀、困闷欲死。

（3）寒疝腹痛，经寒痛经。

（4）呕吐吞酸。

（5）虚寒腹痛泄泻。

【配伍】

药物	配伍药物	主治病证
吴茱萸	补骨脂、五味子、肉豆蔻	脾肾阳虚之久泻

【用法用量】内服：2~5g。

考点 5 花椒★★★

【性味归经】辛，热。有小毒。归脾、胃、肾经。

【性能特点】本品善温中散寒而止痛，并兼燥湿，治中寒腹痛吐泻；能杀虫，治虫积腹痛及湿疹阴痒。

【功效】温中止痛，杀虫止痒。

【主治病证】

（1）脘腹冷痛，中寒呕吐、泄泻。

（2）虫积腹痛，蛔虫、蛲虫所致者尤宜。

（3）湿疹，阴痒。

【用法用量】内服：2~6g。

考点 6 丁香★

【性味归经】辛，温。归脾、胃、肾经。

【性能特点】本品善温中降逆，治中寒呃逆；治肾阳虚诸证；脾肾虚寒呃逆用之更佳。

【功效】温中降逆，温肾助阳。

【主治病证】

（1）中寒呃逆、呕吐、泄泻，脘腹冷痛。

（2）肾阳虚之阳痿、宫冷。

【配伍】

药物	配伍药物	主治病证
丁香	柿蒂	虚寒呕吐、呃逆

【用法用量】内服：1~3g。

【使用注意】畏郁金。

考点7 小茴香 ★

【性味归经】辛，温。归肝、肾、脾、胃经。

【性能特点】本品入肝、肾经，散肝、肾经寒邪而温肾暖肝、止痛，治寒疝、睾丸偏坠及经寒诸痛；入脾、胃经，能温中理气而开胃止痛，治胃寒呕吐及寒凝气滞之脘腹胀痛。

【功效】散寒止痛，理气和胃。

【主治病证】

（1）寒疝腹痛，睾丸偏坠胀痛，经寒痛经。

（2）胃寒呕吐，寒凝气滞之脘腹胀痛。

【用法用量】内服：3~6g。

考点8 高良姜 ★

【性味归经】辛，热。归脾、胃经。

【性能特点】本品为治中寒腹痛吐泻之要药。

【功效】散寒止痛，温中止呕。

【主治病证】中寒腹痛、呕吐、泄泻。

【用法用量】内服：煎汤，3~6g；或入丸散，每次1~3g。

知识拓展 干姜、生姜和高良姜的异同：

药物	相同点	不同点
干姜		长于温脾阳，回阳通脉、温肺化饮
生姜	散寒温中、止痛止呕	发汗解表、温肺止咳
高良姜		长于散胃寒

考点9 荜茇 ★

【性味归经】辛，热。归胃、脾、大肠经。

【性能特点】本品治中寒气滞之腹痛吐泻。

【功效】温中散寒，行气止痛。

【主治病证】

（1）脘腹冷痛，中寒呕吐、泄泻。

（2）胸痹冷痛，龋齿牙痛。

【用法用量】内服：1~3g。

第八章　理气药

凡以疏畅气机为主要功效的药物，称为理气药。

要点	内容
性味	味多辛苦，气多芳香，性多偏温
归经	脾、胃、肝、肺经
功效	理气调中、疏肝解郁、理气宽胸、行气止痛、破气散结（主）；消积、燥湿（兼）
主治病证	①脾胃气滞之脘腹胀痛、嗳气吞酸、恶心呕吐、腹泻或便秘 ②肝气郁滞之胁肋胀痛、抑郁不乐、疝气疼痛、乳房胀痛、月经不调 ③肺气壅滞之胸闷胸痛、咳嗽气喘等证。兼治食积脘胀、湿滞中焦
使用注意	气虚、阴亏者慎用

考点1 陈皮★★★

【性味归经】辛、苦，温。归脾、肺经。

【性能特点】本品凡气滞、湿阻、痰壅之证即可投用。治中焦气滞证尤佳，兼寒者最宜。

【功效】理气调中，燥湿化痰。

【主治病证】

（1）脾胃气滞之脘腹胀满或疼痛、嗳气、恶心呕吐。

（2）湿浊中阻之胸闷腹胀、纳呆便溏。

（3）痰湿壅肺之咳嗽气喘。

【配伍】

药物	配伍药物	主治病证
陈皮	半夏	痰湿中阻、停肺

【用法用量】内服：3~10g。

考点2 枳实★★★

【性味归经】苦、辛，微寒。归脾、胃、大肠经。

【性能特点】本品既善破气消积以除胀满，又长于行气消痰以通痞塞，故为治胃肠积滞及痰滞胸痹之要药。此外，还可治脏器脱垂。

【功效】破气消积，化痰除痞。

【主治病证】

（1）食积便秘胀痛。

（2）泻痢里急后重。

（3）痰湿阻滞之胸脘痞满，痰滞胸痹证。

（4）胃扩张，胃下垂，脱肛，子宫脱垂。

【配伍】

药物	配伍药物	主治病证
枳实	白术	脾虚气滞夹积、夹湿

【用法用量】内服：3~10g，大剂量可用至15g。

考点3 木香 ★★★

【性味归经】辛、苦，温。归脾、胃、大肠、三焦、胆经。

【性能特点】本品通理三焦，善行肠胃气滞，兼健脾消食，为行气调中止痛之要药，肠胃气滞有寒或兼食积、湿滞者用之最宜。生用专于行散，能理气调中而止痛，消食、开胃、健脾。煨用行中有止，能实肠止泻。

【功效】行气止痛，健脾消食。

【主治病证】

（1）脾胃气滞之脘腹胀痛。

（2）下痢腹痛、里急后重。

（3）脾运失常、肝失疏泄之胁肋胀痛、泄泻。

（4）脾虚气滞之食少吐泻。

【用法用量】内服：3~6g。

【配伍】

药物	配伍药物	主治病证
木香	延胡索	气滞血瘀诸痛（兼寒者尤宜）

考点4 香附 ★★★

【性味归经】辛、微苦、微甘，平。归肝、三焦经。

【性能特点】本品善疏肝理气而止痛，为疏肝理气之佳品，被李时珍誉为"气病之总司，女科之主帅"，为调经止痛之要药。

【功效】疏肝理气，调经止痛。

【主治病证】

（1）肝气郁滞之胸胁、脘腹胀痛，疝气痛。

（2）肝郁之月经不调、痛经、乳房胀痛。

（3）脾胃气滞，脘腹胀痛。

【配伍】

药物	配伍药物	主治病证
香附	高良姜	寒凝气滞、肝气犯胃之胃脘胀痛

【用法用量】内服：6~10g。

知识拓展 香附和柴胡的异同：

药物	相同点	不同点
香附	疏肝解郁、调经止痛，治肝郁胸胁疼痛、月经不调、痛经及经前乳房胀痛	理气止痛，治疝气痛、气滞脘腹胀痛
柴胡		疏散泄热、升举阳气，治少阳寒热往来、感冒高热；气虚下陷之久泻脱肛、子宫脱垂、胃下垂

考点5 沉香 ★★★

【性味归经】辛、苦，温。归脾、胃、肾经。

【性能特点】本品集理气、降逆、纳气于一身，且温而不燥、行而不泄，无破气之害，为理气良药。

【功效】行气止痛，温中止呕，温肾纳气。

【主治病证】

（1）寒凝气滞之胸腹胀闷作痛。

（2）胃寒呕吐。

（3）下元虚冷、肾不纳气之虚喘，痰饮咳喘属上盛下虚者。

【用法用量】内服：1~5g，后下；研末，每次0.5~1.5g。

考点6 川楝子 ★★★

【性味归经】苦，寒。有小毒。归肝、胃、小肠、膀胱经。

【性能特点】本品既疏肝泄热、行气止痛，治肝郁气滞或肝胃不和诸痛，兼热者最宜。

【功效】行气止痛，杀虫，疗癣。

【主治病证】

（1）肝气郁滞或肝胃不和之胸胁、脘腹胀痛，疝气痛。

（2）虫积腹痛。

（3）头癣。

【配伍】

药物	配伍药物	主治病证
川楝子	延胡索	血瘀气滞诸痛

【用法用量】内服：3~10g。

考点7 薤白 ★★★

【性味归经】辛、苦，温。归肺、心、胃、大肠经。

【性能特点】本品为治胸痹之要药，治胃肠气滞、泻痢后重之佳品。

【功效】通阳散结，行气导滞。

【主治病证】

（1）痰浊闭阻胸阳之胸痹证。

（2）胃肠气滞，泻痢里急后重。

【配伍】

药物	配伍药物	主治病证
薤白	瓜蒌	痰浊闭阻、胸阳不振之胸痹证

【用法用量】内服：5~10g。

考点8 化橘红★★★

【性味归经】辛、苦，温。归肺、脾、胃经。

【性能特点】本品善理气散寒、燥湿化痰，兼能消食，治咳嗽喉痒痰多及食积伤酒最宜。

【功效】理气宽中，燥湿化痰，消食。

【主治病证】

（1）风寒咳嗽、喉痒痰多。

（2）食积伤酒。

【用法用量】内服：3~6g。

考点9 青皮★★★

【性味归经】苦、辛，温。归肝、胆、胃经。

【性能特点】本品既善疏肝破气，治肝郁胁痛、乳房疾患、寒疝腹痛；又善散结消滞，治癥瘕积聚、久疟癖块及食积腹痛。

【功效】疏肝破气，消积化滞。

【主治病证】

（1）肝气郁滞之胸胁、乳房胀痛或结块，乳痈，疝气痛。

（2）食积脘腹胀痛。

（3）癥瘕积聚，久疟癖块。

【用法用量】内服：3~10g。醋制疏肝止痛力强。

知识拓展 陈皮和青皮的异同：

药物	相同点	不同点
陈皮	行气消积化滞，治食积气滞、脘腹胀痛及呕吐食少	作用偏于中、上二焦，主理脾肺气滞，又燥湿化痰，治咳嗽痰多、胸闷不畅及湿浊中阻之胸闷腹胀
青皮		偏于中、下二焦，主疏肝破气，又善散结止痛，治肝郁胸胁胀痛、乳房胀痛或结块、乳痈、疝气肿痛、癥瘕积聚及久疟癖块

考点10 乌药★★★

【性味归经】辛，温。归肺、脾、肾、膀胱经。

【性能特点】本品善行气、散寒、止痛，治三焦寒凝气滞诸痛，为顺气散寒止痛之佳品。

【功效】行气止痛，温肾散寒。

【主治病证】

（1）寒凝气滞之胸闷胁痛、脘腹胀痛、疝气疼痛及痛经。

（2）肾阳不足、膀胱虚寒之小便频数、遗尿。

【配伍】

药物	配伍药物	主治病证
乌药	益智仁、山药	肾虚遗尿、尿频

【用法用量】内服：6~10g。

考点11 佛手★

【性味归经】辛、苦，温。归肝、脾、胃、肺经。

【性能特点】本品尤宜肝胃不和或肝脾不调之证。

【功效】疏肝理气，和中，化痰。

【主治病证】

（1）肝郁气滞之胸闷胁痛。

（2）脾胃气滞之脘腹胀痛。

（3）咳嗽痰多。

【用法用量】内服：3~10g。

考点12 荔枝核★★

【性味归经】甘、微苦，温。归肝、胃经。

【性能特点】本品善治寒滞肝脉及肝胃不和所致诸痛。

【功效】行气散结，祛寒止痛。

【主治病证】

（1）寒疝腹痛，睾丸肿痛。

（2）痛经，产后腹痛。

（3）肝胃不和之胃脘痛。

【用法用量】内服：5~10g。

考点13 甘松★

【性味归经】辛、甘，温。归脾、胃经。

【性能特点】本品既治寒凝气滞之脘腹胀痛、不思饮食，又治思虑伤脾、气机郁滞之胸闷腹胀、不思饮食。

【功效】行气止痛，开郁醒脾。

【主治病证】

（1）思虑伤脾或寒郁气滞引起的胸闷、脘腹胀痛、不思饮食。

（2）湿脚气。

【用法用量】内服：3~6g。

考点14 橘红★

【性味归经】辛、苦，温。归肺、脾经。

【性能特点】本品既行气宽中、燥湿化痰，又发表散寒，主治痰湿或风寒咳嗽、湿阻中焦等。

【功效】行气宽中，燥湿化痰，发表散寒。

【主治病证】

（1）湿痰咳嗽，痰多胸闷。

（2）风寒咳嗽。

（3）湿阻中焦。

【用法用量】内服：3~10g。

知识拓展 橘红和化橘红的异同：

药物	相同点	不同点
橘红	理气宽中、燥湿化痰，治咳嗽痰多及食积不化	发表散寒，外感风寒咳嗽痰多者用之为宜
化橘红		消食，咳嗽痰多兼食积或消化不良用之为宜

考点15 枳壳★★

【性味归经】苦、辛，微寒。归脾、胃、大肠经。

【性能特点】本品善调理胃肠气机升降而理气宽中、除胀。

【功效】理气宽中，行滞消胀。

【主治病证】

（1）脾胃气滞，脘腹胀满。

（2）气滞胸闷。

【用法用量】内服：3~10g。

知识拓展 枳实和枳壳的异同：

药物	相同点	不同点
枳实	同出一物而性微寒，功效相似	善破气消积、化痰除痞，治食积便秘腹胀、泻痢后重、痰滞胸痹
枳壳		理气宽中除胀，多用于胸胁或脘腹胀满及食积、便秘之轻症

考点16 柿蒂★★

【性味归经】苦，平。归胃经。

【性能特点】本品善降上逆之胃气而止呃，呃逆不论寒热皆宜。

【功效】降气止呃。

【主治病证】胃失和降之呃逆证。

【用法用量】内服：煎汤，5~10g；或入丸散。

【使用注意】本品苦降，故气虚下陷者慎服。

考点17 香橼★

【性味归经】辛、苦、酸，温。归肝、脾、肺经。

【性能特点】本品治肝郁气滞、脾胃气滞常用，肝脾不调者尤宜，治咳嗽痰多兼胸闷者可投。

【功效】疏肝理气，和中化痰。

【主治病证】

（1）肝郁气滞之胸闷胁痛。

（2）脾胃气滞之脘腹胀痛。

（3）咳嗽痰多。

【用法用量】内服：3~10g。

知识拓展　佛手和香橼的异同：

药物	相同点	不同点
佛手	疏肝理气、和中化痰	偏于理气
香橼		偏于化痰

考点18 玫瑰花★

【性味归经】甘、微苦，温。归肝、胃经。

【性能特点】本品既行气解郁，治肝胃不和之胀痛；又活血调经，治肝郁血瘀之痛经。

【功效】行气解郁，和血止痛。

【主治病证】

（1）肝胃气滞之胸胁脘腹胀痛。

（2）肝郁血瘀之月经不调、乳房胀痛。

（3）外伤肿痛。

【用法用量】内服：3~6g。

考点19 梅花★

【性味归经】微苦、微酸，平。归肝、胃、肺经。

【性能特点】本品既治肝胃不和之胀满，又治痰气交阻之梅核气。

【功效】疏肝解郁，和中，化痰。

【主治病证】

（1）肝胃气滞之胁肋胃脘胀痛、嗳气。

（2）梅核气。

【用法用量】内服：3~5g。

第九章　消食药

凡以消食化积、增进食欲为主要功效的药物，称为消食药。

要点	内容
性味	味多甘，性多平，少数偏温
归经	脾、胃经
功效	消化食积、增进食欲
主治病证	食积不化所致的脘腹胀满、嗳腐吞酸、恶心呕吐、大便失常及脾胃虚弱、消化不良等证
使用注意	部分消食药有耗气之弊，故气虚及无食积、痰滞者宜慎用。

考点1 山楂★★★

【性味归经】酸、甘，微温。归脾、胃、肝经。

【性能特点】本品入脾、胃经，善消食化积和中，治各种食积，尤善治油腻肉积；入肝经，善消散瘀血，治血瘀痛经、闭经等。

【功效】消食化积，活血散瘀。

【主治病证】

（1）食滞不化，肉积不消，泻痢腹痛。

（2）瘀血痛经、闭经，产后瘀阻腹痛，胸痹心痛。

（3）疝气偏坠胀痛。

【配伍】

药物	配伍药物	主治病证
山楂	神曲、麦芽	消各种食积，健胃和中

【用法用量】内服：煎汤，9~12g，大剂量30g；或入丸散。消食导滞宜用焦山楂。

【使用注意】本品味酸，故胃酸过多者忌服，脾胃虚弱者慎服。

考点2 麦芽★★★

【性味归经】甘，平。归脾、胃、肝经。

【性能特点】本品甘益中，平不偏，芽生发，焦味健脾。主入脾、胃经，善消食健胃和中，治饮食积滞，尤宜米、面、薯、芋等食积者；兼入肝经，生用疏肝，辅治肝郁气滞及肝胃不和。此外，大量用回乳消胀，用于断乳、乳房胀痛等。

【功效】消食和中，回乳，疏肝。

【主治病证】

（1）食积不化，消化不良。

（2）妇女断乳或乳汁郁积之乳房胀痛。

（3）肝郁气滞，肝胃不和。

【用法】消积宜炒焦用，疏肝宜生用。

【使用注意】本品能回乳，故妇女授乳期不宜大量服用。

考点3　莱菔子★★★

【性能特点】本品善消食除胀，治食积胀满；善降气消痰，治痰壅咳喘。

【功效】消食除胀，降气化痰。

【主治病证】

（1）食积气滞之脘腹胀满。

（2）痰涎壅盛之气喘咳嗽。

【配伍】

药物	配伍药物	主治病证
莱菔子	紫苏子、芥子	既温肺化痰，又降气止咳平喘，且消食除胀通便，治寒痰喘咳有效，兼食积便秘者尤佳

考点4　鸡内金★★★

【性能特点】本品善运脾健胃、消食化积，为消食运脾之要药。既化坚消石，又固精止遗、治结石、遗尿、遗精可选。

【功效】运脾消食，固精止遗，化坚消石。

【主治病证】

（1）食积不化，消化不良，小儿疳积。

（2）遗尿，遗精。

（3）泌尿系或肝胆结石症。

【用法用量】内服：煎汤，3~10g；研末，每次1.5~3g；或入丸散。

考点5　神曲★

【性能特点】本品主消食积，兼行滞气，故能消食和胃。炒焦健胃消食力强，长于消谷食积滞，兼寒者尤宜。或云还兼发表，治外感表证兼食积者尤宜。

【功效】消食和胃。

【主治病证】食积不化，脘腹胀满，不思饮食及肠鸣泄泻。

【用法用量】内服：煎汤，6~15g；或入丸散。消食宜炒焦用。

考点6　稻芽★

【性能特点】本品善消积和中，兼补虚，主治食积及脾虚食少。

【功效】消食和中，健脾开胃。

【主治病证】

（1）食积证。

（2）脾虚食少证。

知识拓展 消食药的异同：

药物	相同点	不同点
山楂	消食，治食积	善治油腻肉积；活血散瘀，治瘀血诸症
神曲		解表；治外感表证兼食积
麦芽		善治米、面、薯、芋等食积；回乳，疏肝，治肝郁气滞
莱菔子		降气化痰，治气滞、痰多
鸡内金		固精止遗，化坚消石，治遗精遗尿、结石
稻芽		健脾开胃，治脾虚食少证

第十章　驱虫药

凡以驱除或杀灭肠道寄生虫为主要功效的药物，称为驱虫药。

要点	内容
性味	苦
归经	脾、胃或大肠经
功效	驱虫或杀虫
主治病证	肠道寄生虫病，如蛔虫病、蛲虫病、钩虫病、绦虫病等
使用注意	①一般应在空腹时服，以使药物充分作用于虫体，而保证疗效 ②部分药物有毒，使用时应注意剂量，以免中毒 ③在发热或腹痛较剧时，宜先清热或止痛，待缓解后再使用驱虫药 ④孕妇及老弱患者应慎用。

考点1 使君子

【性能特点】本品善杀虫、消积，既为治蛔虫病、蛲虫病之佳品，又为治小儿疳积之要药。

【功效】杀虫消积。

【主治病证】

（1）蛔虫病，蛲虫病。

（2）小儿疳积。

【用法用量】小儿每岁每天1~1.5粒，每日总量不超过20粒。

考点2 苦楝皮

【性能特点】本品内服善毒杀蛔虫、蛲虫、钩虫，治蛔虫、蛲虫、钩虫病。外用能除湿热、杀灭皮肤寄生虫及抑制致病真菌，治头癣、疥疮。

【功效】杀虫，疗癣。

【主治病证】

（1）蛔虫病，蛲虫病，钩虫病。

（2）头癣，疥疮。

【用法用量】内服：煎汤，3~6g，鲜品15~30g；或入丸散。

考点3 槟榔

【性能特点】本品善杀虫而力强，兼缓泻而促排虫体，治多种寄生虫病，最宜绦虫病、姜片虫病者。能消积、行气、利水、截疟，治腹胀便秘、泻痢后重、水肿、脚气及疟疾。

【功效】杀虫，消积，行气，利水，截疟。

【主治病证】

（1）绦虫病，姜片虫病，蛔虫病，蛲虫病，钩虫病等。

（2）食积气滞之腹胀、便秘，泻痢里急后重。

（3）水肿，脚气浮肿。

（4）疟疾。

【配伍】

药物	配伍药物	主治病证
槟榔	常山	疟疾久发不止

【用法用量】内服：煎汤，3~10g；单用驱杀绦虫、姜片虫，须用30~60g；或入丸散。

考点4 贯众

【性能特点】本品生用苦寒清泄，既杀虫，又清热解毒，治多种肠道寄生虫病、风热感冒及温毒发斑。炒炭清泄与收敛并举，能凉血收敛而止血，治血热出血。

【功效】杀虫，清热解毒，止血。

【主治病证】

（1）钩虫病，绦虫病，蛲虫病。

（2）风热感冒，温毒斑疹，痄腮。

（3）预防麻疹、流感、流脑。

（4）血热之衄血、吐血、便血、崩漏。

考点5 雷丸

【性味归经】苦，寒。有小毒。归胃、大肠经。

【性能特点】本品既善驱杀绦虫，又能驱杀蛔虫、蛲虫、钩虫等，为治虫积腹痛，特别是绦虫病之佳品。此外，还能消积，治小儿疳积。

【功效】杀虫，消积。

【主治病证】

（1）绦虫病，钩虫病，蛔虫病。

（2）小儿疳积。

【用法用量】内服：15~21g，不宜入煎剂，一般研粉或入丸剂，每次5~7g（驱杀绦虫每次12~18g），饭后用温开水调服，每日3次，连服3天。

【使用注意】本品杀虫成分为蛋白酶，受热（60℃左右）或酸作用下易被破坏失效，而在碱性环境中使用则作用最强，故入煎剂无驱绦虫的作用。

考点6 南瓜子

【性味归经】甘，平。归胃、大肠经。

【性能特点】本品既驱杀绦虫、蛔虫、钩虫、血吸虫，又润肠通便而利于虫体排出。尤为治绦虫病之良药。

【功效】杀虫。

【主治病证】绦虫病，蛔虫病，钩虫病，血吸虫病。

【用法用量】内服：生用连壳或去壳后研细粉，60~120g，冷开水调服；也可去壳取仁嚼服。

考点7 鹤草芽

【性味归经】苦、涩，凉。归肝、小肠、大肠经。

【性能特点】本品既善杀绦虫，又兼泻下而利于虫体排出，为治绦虫病之要药。

【功效】杀虫。

【主治病证】绦虫病。

【用法用量】内服：研粉吞服，成人每次30~50g。小儿按体重0.7~0.8g/kg，每日1次，早晨空腹服。

考点8 榧子

【性能特点】本品既杀虫消积，又润肺与大肠之燥而止咳、通便，治虫积腹痛常用，治肠燥便秘与肺燥咳嗽可投。

【功效】杀虫，消积，润肠通便，润肺止咳。

【主治病证】

（1）虫积腹痛。

（2）肠燥便秘。

（3）肺燥咳嗽。

【用法用量】内服：煎汤，9~15g，连壳生用，打碎入煎；嚼服，每次15g，炒熟去壳。

知识拓展 驱虫药的异同：

药物	相同点	不同点	
使君子		治蛔虫病、蛲虫病之佳品，治小儿疳积之要药；每日总量不超过20粒	
雷丸		性寒，研粉，治小儿疳积	治绦虫病
南瓜子		性平，研粉，60~120g	
鹤草芽		性凉，研粉，小儿按体重0.7~0.8g/kg	
苦楝皮	杀虫，治寄生虫病	疗癣	
槟榔		行气，利水，截疟	
贯众		清热解毒，止血	
榧子		润肠通便，润肺止咳	

第十一章 止血药

凡以制止机体内外出血为主要功效的药物，称为止血药。

要点	内容
功效	止血（主）；清热凉血、化瘀、收涩、散寒温经（兼）
主治病证	咳血、吐血、衄血、便血、尿血、崩漏、紫癜、创伤出血（主），血热、血瘀、疮肿、胃寒（兼）
使用注意	①血热妄行者，配清热凉血药 ②阴虚阳亢者，配滋阴潜阳药 ③瘀血阻滞而致出血者，配活血行气药 ④虚寒性出血者，应根据病情配温阳、益气、健脾等药 ⑤出血过多而致气虚欲脱者，如单用止血药，则缓不济急，应急予大补元气之药，以益气固脱 ⑥在使用凉血止血药和收敛止血药时，必须注意有无瘀血，若有瘀血未尽，应酌加活血化瘀 　药，不能单纯止血，以免留瘀

考点1 大蓟 ★★★

【性味归经】甘、苦，凉。归心、肝经。

【性能特点】本品既清血分热邪而凉血止血，为治血热出血之要药；又散瘀解毒而消痈肿，为治痈肿疮毒所常用。

【功效】凉血止血，散瘀消痈。

【主治病证】

（1）血热之咳血、衄血、吐血、崩漏、尿血，外伤出血。

（2）热毒痈肿。

【配伍】

药物	配伍药物	主治病证
大蓟	小蓟	血热出血诸证及热毒疮肿

考点2 小蓟 ★★★

【性味归经】甘、苦，凉。归心、肝经。

【性能特点】本品既凉血止血、解热毒，又兼散瘀止血、利尿导热从小便而出，善治血热出血、热毒疮肿，尿血、血淋用之尤佳。

【功效】凉血止血，散瘀消痈。

【主治病证】

（1）血热之尿血、血淋、咳血、衄血、吐血、崩漏，外伤出血。

（2）热毒痈肿。

知识拓展 大蓟和小蓟的异同：

药物	相同点	不同点
大蓟	凉血止血、散瘀解毒消痈	多用于吐血、咳血及崩漏
小蓟		多用于尿血、血淋

考点3 地榆★★★

【性味归经】苦、酸，微寒。归肝、胃、大肠经。

【性能特点】本品解热毒、凉血止血、消肿止痛，血热出血者宜用；又因沉降入下焦，善治下焦血热妄行诸证，为治痔疮、便血及崩漏之佳品。外用善解毒消肿、敛疮止痛，为治水火烫伤之要药。

【功效】凉血止血，解毒敛疮。

【主治病证】

（1）血热之咳血、衄血、吐血、尿血、便血、痔血、崩漏及月经过多。

（2）烫伤，湿疹，皮肤溃烂，疮疡肿毒。

【配伍】

药物	配伍药物	主治病证
地榆	槐角	血热出血诸证，尤宜痔疮出血及便血

【使用注意】对于大面积烧伤，不宜使用地榆制剂外涂，以防其所含水解型鞣质被机体大量吸收而引起中毒性肝炎。

考点4 白茅根★★★

【性味归经】甘，寒。归心、肺、胃、膀胱经。

【性能特点】本品入心经，凉血而止血；入肺、胃经，清肺胃热而止咳、生津、止呕；入膀胱经，清利湿热而利尿通淋、退黄。

【功效】凉血止血，清热生津，利尿通淋。

【主治病证】

（1）血热之衄血、咳血、吐血、尿血。

（2）热病烦渴，胃热呕哕，肺热咳嗽。

（3）血淋，热淋，小便不利，水肿，湿热黄疸。

【使用注意】本品性寒，故脾胃虚寒及血分无热者忌服。

知识拓展 白茅根、芦根和苎麻根的异同：

药物	相同点	不同点
白茅根	清热生津、止呕、利尿	长于清降凉血而止血，治血热妄行诸出血证
芦根		长于清透气分之热，且能排脓，又治小儿麻疹、肺痈吐脓
苎麻根		善清热安胎、凉血止血，治胎热胎动不安、胎漏下血及血热妄行之各种出血

考点5 侧柏叶★★★

【性味归经】苦、涩，微寒。归肺、肝、脾、大肠经。

【性能特点】本品既凉血、收敛而止血，为治内、外伤出血之要药，血热者宜生用，虚寒者须炒炭用；又清肺化痰而止咳，治肺热咳喘痰多可用；还清热凉血而生发乌发，治血热之脱发、须发早白可选。

【功效】凉血止血，祛痰止咳，生发乌发。

【主治病证】

（1）各种出血证。

（2）肺热咳喘痰多。

（3）血热脱发，须发早白。

（4）烫伤（外用）。

【使用注意】本品苦微寒黏涩，故虚寒者不宜单用，出血有瘀血者慎服。

考点6 白及 ★★★

【性味归经】苦、甘、涩，微寒。归肺、肝、胃经。

【性能特点】本品善收敛止血，兼益肺胃，治体内、体外出血，最宜肺胃损伤之咳血、吐血，以及肺痈咳吐脓血。善消肿生肌，治痈疽疮疡；外用治烫伤、皮肤皲裂、肛裂。

【功效】收敛止血，消肿生肌。

【主治病证】

（1）咳血，衄血，吐血，外伤出血。

（2）疮疡肿毒，烫伤，手足皲裂，肛裂。

（3）肺痈而咳吐腥痰脓血日渐减少者。

【配伍】

药物	配伍药物	主治病证
白及	三七	各种出血
	海螵蛸	胃、十二指肠溃疡之吐血、便血

【使用注意】本品质黏性涩，故外感咳血、肺痈初起者慎服。反乌头，不宜与附子、川乌、制川乌、草乌、制草乌同用。

考点7 仙鹤草 ★★★

【性味归经】苦、涩，平。归肺、肝、脾经。

【性能特点】本品既收敛止血，兼补虚，又解毒止痢、截疟，还杀虫、止咳、抗癌。止血力强而可靠，凡出血无论寒、热、虚、实皆宜，并治久泻久痢、疟疾、疮肿、阴痒带下及脱力劳伤。

【功效】收敛止血，止痢，截疟，解毒，杀虫，补虚。

【主治病证】

（1）咳血，衄血，吐血，尿血，便血，崩漏。

（2）久泻，久痢。

（3）疟疾，痈肿疮毒。

（4）滴虫阴道炎所致的阴痒、带下。

（5）脱力劳伤。

【使用注意】本品收敛，故泻痢兼表证发热者不宜服用。

考点8 三七★★★

【性味归经】甘、微苦，温。归肝、胃经。

【性能特点】本品止血与化瘀力均强，并能补虚，有止血而不留瘀、活血而不耗气之优，内服、外用皆效。

【功效】化瘀止血，活血定痛。

【主治病证】

（1）咳血，吐血，衄血，便血，崩漏，外伤出血。

（2）跌打损伤，瘀滞肿痛。

（3）胸腹刺痛。

【用法用量】内服：研粉吞服，每次1~3g。

【使用注意】本品性温活血，故孕妇慎服，血热及阴虚有火者不宜单用。

考点9 茜草★★★

【性味归经】苦，寒。归肝经。

【性能特点】本品炒炭善化瘀、凉血而止血；生用善活血凉血而化瘀通经。有止血而不留瘀、活血而不动血之长，凡出血无论属血瘀夹热还是血热夹瘀者皆宜，尤以血热血瘀兼出血者用之最佳。

【功效】凉血，祛瘀，止血，通经。

【主治病证】

（1）吐血，衄血，崩漏，尿血，便血等。

（2）闭经，痛经，跌打肿痛，痹证关节痛。

【使用注意】本品苦寒降泄，故脾胃虚寒及无瘀滞者慎服。

考点10 蒲黄★★★

【性味归经】甘，平。入肝、心包经。

【性能特点】本品为化瘀止血之要药，尤善治崩漏及尿血。治出血及瘀血诸痛，无论寒热均可。

【功效】活血祛瘀，收敛止血，利尿通淋。

【主治病证】

（1）吐血，咳血，衄血，尿血，便血，崩漏，外伤出血。

（2）血瘀之心腹疼痛、痛经，产后瘀阻腹痛。

（3）血淋涩痛。

【配伍】

药物	配伍药物	主治病证
蒲黄	五灵脂	血瘀胸胁心腹诸痛及血瘀出血

【用法用量】内服：煎汤，5~10g，布包；或入丸散。

【使用注意】生蒲黄有收缩子宫的作用，故孕妇慎服。

知识拓展 三七、蒲黄和茜草的异同：

药物	相同点	不同点
三七	化瘀止血	化瘀而不伤正，出血或瘀血兼体虚有寒者用之为宜
蒲黄		利尿，尤善治尿血、血淋；炒炭则收敛止血，略兼化瘀，出血无瘀或瘀滞不明显者宜用
茜草		化瘀止血多炒炭用，瘀阻出血兼热者用之为宜；生用则凉血活血通经，瘀血夹热者宜用，又治关节痹痛

考点11 艾叶★★★

【性味归经】辛、苦，温。归肝、脾、肾经。

【性能特点】本品作用偏于中下二焦，既为治妇科崩漏与带下之要药，又为灸科温灸之主药。

【功效】温经止血，散寒止痛。

【主治病证】

（1）虚寒性崩漏下血、胎漏。

（2）经寒痛经、月经不调，带下清稀，宫冷不孕。

（3）脘腹冷痛。

（4）湿疹瘙痒（外用）。

此外，可用于温灸。

【配伍】

药物	配伍药物	主治病证
艾叶	阿胶	崩漏下血属血虚有寒之证
	香附	肝郁气滞、宫寒痛经

【用法用量】内服：煎汤，3~9g；或入丸散。

【使用注意】本品辛香温燥，故不可过量或持续服用，阴虚血热者忌服。

考点12 槐花★★

【性味归经】苦，微寒。归肝、大肠经。

【性能特点】本品善清肝与大肠之火而凉血止血、明目，为治肝热目赤头痛之良药。凡血热出血皆宜，尤宜便血与痔疮出血。

【功效】凉血止血，清肝泻火。

【主治病证】

（1）血热妄行所致的各种出血证，尤宜便血、痔疮出血。

（2）肝火上炎之头痛目赤。

【用法用量】止血宜炒炭用，泻火宜生用。

知识拓展 地榆和槐花的异同：

药物	相同点	不同点
地榆	凉血止血，治血热妄行诸出血证，尤宜大肠火盛之便血、痔血	解毒敛疮，治热毒血痢、水火烫伤等
槐花		清肝，治肝热目赤

考点 13 苎麻根 ★★

【性味归经】甘，寒。归心、肝经。

【性能特点】本品凉血止血力较强，凡血热出血皆宜。善清热安胎，胎热之胎动、胎漏用之最宜。还利尿、解毒，治湿热淋痛、热毒疮肿及蛇虫咬伤。

【功效】凉血止血，清热安胎，利尿，解毒。

【主治病证】

（1）血热所致的各种出血证。

（2）胎动不安，胎漏下血。

（3）湿热淋痛，热毒疮肿，蛇虫咬伤。

【使用注意】本品性寒，故脾胃虚寒及血分无热者不宜服用。

考点 14 棕榈炭 ★

【性能特点】本品功专收敛止血，凡出血无论寒热虚实皆宜，治出血无瘀者最佳。

【功效】收敛止血。

【主治病证】崩漏，便血，吐血，咳血，尿血。

【使用注意】本品收涩力强，故出血兼瘀者慎服。

考点 15 紫珠叶 ★

【性能特点】本品既凉血、收敛而止血，又清热解毒而疗疮。治血热出血，属肺胃蕴热者尤佳；治烧伤与疮疡，外用、内服皆善。

【功效】收敛凉血止血，散瘀解毒消肿。

【主治病证】

（1）咳血，衄血，吐血，便血，尿血，崩漏，外伤出血。

（2）烧烫伤，疮疡肿毒。

【使用注意】本品性凉，故虚寒性出血慎服。

考点 16 藕节 ★

【性味归经】甘、涩，平。归肝、肺、胃经。

【性能特点】本品既收敛止血，又略兼化瘀。止血而不留瘀，各种出血不论寒热虚实皆宜。鲜品平而偏凉，兼热者宜用；炒炭平而偏温，无论寒热皆可。

【功效】收敛止血。

【主治病证】咳血，衄血，吐血，便血，尿血，崩漏，外伤出血。

考点17 景天三七 ★

【性味归经】苦、甘，平。归肝、心经。

【性能特点】本品既化瘀止血，治各种出血及跌打瘀肿；又宁心安神，治心悸、失眠及烦躁不安；还解毒，治疮肿、蜂蝎螫伤。

【功效】化瘀止血，宁心安神，解毒。

【主治病证】

（1）各种出血证。

（2）跌打损伤。

（3）心悸、失眠，烦躁不安。

（4）疮肿，蜂蝎螫伤。

考点18 血余炭 ★

【性能特点】本品为血肉有情之品。既收敛化瘀而止血，又兼利尿，主治各种出血及血淋。

【功效】收敛化瘀止血，利尿。

【主治病证】

（1）吐血，咳血，衄血，尿血，便血，崩漏，外伤出血。

（2）小便不利，血淋。

【用法用量】内服，煎汤，5~10g；研末，每次1.5~3g。外用：适量，研末敷。

【使用注意】本品气浊，故胃弱者慎服。

考点19 鸡冠花 ★★

【性能特点】本品味涩收敛，甘凉清解，入肝经与大肠经。既收敛凉血而止血，凡出血皆宜，尤以下焦出血多用；又收涩止泻、止带，治泻痢日久、带下常用。

【功效】收敛止血，凉血，止带，止痢。

【主治病证】

（1）吐血，崩漏，便血，痔疮出血。

（2）赤白带下。

（3）久痢不止。

【使用注意】本品收涩力强，故出血兼瘀者慎服。

知识拓展 白及、紫珠叶、仙鹤草、棕榈炭和鸡冠花的异同：

药物	相同点	不同点
白及	收敛止血，治各种出血而无瘀滞者	消肿生肌，兼益肺，尤宜肺胃出血；兼治痈肿、肺痈、烫伤、手足皲裂及肛裂
紫珠叶		清热解毒，尤宜肺胃出血，兼治痈肿、烫伤
仙鹤草		截疟、止痢、解毒、杀虫、补虚，治久泻久痢、疟疾、疮肿、阴痒带下及脱力劳伤等
棕榈炭		出血无瘀无论寒热均宜，尤多用于崩漏
鸡冠花		治下焦出血多用；收涩止泻止带，治泻痢、带下常用

考点20 炮姜 ★

【性味归经】苦、辛，热。归脾、胃、肝经。

【性能特点】本品既善温经止血，为治虚寒出血之要药；又善温中止泻、止痛，为治虚寒腹痛吐泻之佳品。

【功效】温经止血，温中止痛。

【主治病证】

（1）虚寒性吐血、便血、崩漏等证。

（2）脾胃虚寒之腹痛、吐泻等。

【使用注意】本品辛热温燥，故孕妇慎服，阴虚有热之出血者忌服。

第十二章　活血祛瘀药

凡以通利血脉、促进血行、消散瘀血为主要功效的药物，称为活血祛瘀药或活血化瘀药，简称活血药。其中活血作用较强者，又称破血药。

要点	内容
性味	辛、苦
归经	心、肝经
功效	活血化瘀，调经、止痛、消癥、消肿、祛瘀生新
主治病证	血行不畅、瘀血阻滞所引起的多种疾病
使用注意	大多能耗血动血，其中部分药还有堕胎的作用，故妇女月经量多、血虚闭经无瘀及出血无瘀者忌用，孕妇慎用或禁用

考点1 川芎★★★

【性味归经】辛，温。归肝、胆、心包经。

【性能特点】本品上行头颠，下走血海，内行血气，外散风寒。活血力强，治血瘀气滞诸痛，兼寒者最宜，被前人誉为"血中之气药"。治多种头痛，故前人有"头痛不离川芎"之言。

【功效】活血行气，祛风止痛。

【主治病证】

（1）月经不调，痛经，闭经，难产，产后瘀阻腹痛。

（2）胸痹心痛，胁肋作痛，肢体麻木，跌打损伤，疮痈肿痛。

（3）头痛，风湿痹痛。

【配伍】

药物	配伍药物	主治病证
川芎	柴胡、香附	肝郁气滞之胸闷胁痛、痛经及月经不调
	菊花	风热头痛、肝阳头痛
	红花	气滞血瘀诸痛，兼寒者尤宜

【用法用量】内服：煎汤，3~9g；研末，每次1~1.5g。

【使用注意】本品辛温升散，故阴虚火旺、气虚多汗、气逆呕吐、月经过多及出血性疾病，均不宜服用。

考点2 延胡索★★★

【性味归经】辛、苦，温。归心、肝、脾经。

【性能特点】本品活血行气，止痛力强，疼痛属血瘀气滞者皆可投用，以兼寒者为佳。

【功效】活血，行气，止痛。

【主治病证】血瘀气滞之胸胁、脘腹疼痛，胸痹心痛、痛经、产后瘀阻腹痛、跌打伤痛等。

【用法用量】内服：煎汤，3~10g；研末，每次1.5~3g。醋制可增强止痛的作用。

【使用注意】本品活血行气，故孕妇慎服。

考点3 郁金★★★

【性味归经】辛、苦，寒。归心、肝、胆、肺经。

【性能特点】本品走血走气，既活血止痛，又疏肝行气解郁，还清心凉血而止血、醒神、利胆退黄，为活血行气凉血之要药。

【功效】活血止痛，行气解郁，凉血清心，利胆退黄。

【主治病证】

（1）胸腹胁肋胀痛或刺痛，月经不调，痛经，癥瘕痞块。

（2）热病神昏，癫痫发狂。

（3）血热之吐血、衄血、尿血，妇女倒经。

（4）湿热黄疸，肝胆或泌尿系结石症。

【配伍】

药物	配伍药物	主治病证
郁金	石菖蒲	痰火或湿热蒙蔽清窍之神昏、癫狂、癫痫
	白矾	痰热蒙蔽心窍之癫痫发狂及痰厥

【用法用量】内服：煎汤，3~10g；研末，2~5g。

【使用注意】丁香畏郁金，不宜与丁香、母丁香同用。

知识拓展 川芎、延胡索和郁金的异同：

药物	相同点	不同点
川芎		祛风，善治头痛
延胡索	活血、行气、止痛	止痛之良药
郁金		解郁、凉血清心、利胆退黄

考点4 莪术★★★

【性味归经】辛、苦，温。归肝、脾经。

【性能特点】本品入血走气，药力颇强，为破血破气之品。既破血行气而止痛消癥，又行气消积而除胀止痛，主治血瘀、气滞、食积之重症。

【功效】破血行气，消积止痛。

【主治病证】

（1）闭经腹痛，癥瘕积聚，胸痹心痛。

（2）积滞不化，脘腹胀痛。

【配伍】

药物	配伍药物	主治病证
莪术	三棱	血瘀、食积重症

【用法用量】内服：煎汤，3~9g；或入丸散。外用：适量，研末敷。醋制增强其止痛之功。

【使用注意】本品破血行气，故月经过多及孕妇忌服。

考点5　丹参★★★

【性味归经】苦，微寒。归心、肝经。

【性能特点】本品既活血祛瘀而通经止痛，又清心凉血而除烦、消痈，主治血瘀、血热、热扰心神诸证，兼治热毒疮痈肿痛。古云"一味丹参散，功同四物汤"，实为凉血活血、祛瘀生新之品。

【功效】活血祛瘀，通经止痛，清心除烦，凉血消痈。

【主治病证】

（1）月经不调，血滞闭经，产后瘀滞腹痛。

（2）胸痹心痛，脘腹疼痛，癥瘕积聚，肝脾肿大，热痹肿痛。

（3）热病高热烦躁，内热心烦，斑疹，心悸怔忡，失眠。

（4）疮痈肿痛。

【用法用量】内服：煎汤，10~15g；或入丸散。酒炒可增强其活血之功。

【使用注意】本品活血通经，故月经过多者及孕妇慎服。反藜芦。

考点6　虎杖★★★

【性味归经】苦，微寒。归肝、胆、肺经。

【性能特点】本品能活血祛瘀定痛、清热利湿、清解热毒、化痰止咳，兼能泻下通便。既治血瘀、湿热、热毒、肺热及肠道热结所致的多种病证，又治烫伤及毒蛇咬伤等。

【功效】利湿退黄，清热解毒，活血祛瘀，化痰止咳，泻下通便。

【主治病证】

（1）湿热黄疸，淋浊，带下。

（2）水火烫伤，疮痈肿毒，毒蛇咬伤。

（3）闭经，痛经，癥瘕，跌打损伤，风湿痹痛。

（4）肺热咳嗽。

（5）热结便秘。

（6）肝胆及泌尿系结石症。

【使用注意】本品苦寒泄降，故孕妇慎服，脾虚便溏者忌服。

知识拓展 虎杖和丹参的异同：

药物	相同点	不同点
虎杖	活血祛瘀、消肿止痛,治血热瘀滞之月经不调、跌损瘀肿、痈肿疮毒等	清热解毒、祛风利湿,治湿热黄疸、水火烫伤、毒蛇咬伤等;祛痰止咳,治肺热咳嗽;泻下通便,治热结便秘等
丹参		凉血清心除烦,治外感或内伤之血热心烦不眠;又为治胸痹心痛之良药

考点 7 益母草 ★★★

【性味归经】辛、苦,微寒。归心、肝、膀胱经。

【性能特点】本品既活血化瘀,治瘀血诸病,尤善治瘀血经产诸病,为妇科调经良药;又利尿消肿、清热解毒,治水瘀互阻之水肿及热毒瘀结之疮疹。

【功效】活血祛瘀,利尿消肿,清热解毒。

【主治病证】

(1)月经不调,痛经,闭经,产后瘀阻腹痛,跌打伤痛。

(2)小便不利,水肿。

(3)疮痈肿毒,皮肤痒疹。

【使用注意】本品活血,故孕妇慎服。

考点 8 桃仁 ★★★

【性味归经】苦、甘,平。归心、肝、肺、大肠经。

【性能特点】本品破血祛瘀而通经、生新血,为治血瘀诸证之要药;润肺降气、润燥滑肠而止咳平喘、通便,为治燥秘、肠痈、肺痈、咳喘所常用。

【功效】活血祛瘀,润肠通便,止咳平喘。

【主治病证】

(1)血滞闭经、痛经,产后腹痛,癥瘕,跌打肿痛。

(2)肺痈,肠痈。

(3)肠燥便秘。

(4)咳喘。

【用法用量】内服:煎汤,5~10g,捣碎;或入丸散。

【使用注意】本品活血力强,故孕妇忌服。

考点 9 红花 ★★★

【性味归经】辛,温。归心、肝经。

【性能特点】本品善活血祛瘀而通经消肿、止痛,药力较强,治瘀血诸证皆可选用,兼寒者最宜。

【功效】活血通经,祛瘀止痛。

【主治病证】

(1)血滞闭经、痛经,产后恶露不尽。

(2)胸痹心痛,癥瘕积聚,跌打肿痛。

（3）斑疹色暗（配清热凉血解毒药）。

【配伍】

药物	配伍药物	主治病证
红花	桃仁	瘀血证

【用法】小剂量活血通经，大剂量破血催产。

【使用注意】本品辛温行散而活血力强，故孕妇及月经过多者忌服。

知识拓展 桃仁和红花的异同：

药物	相同点	不同点
桃仁	活血化瘀	润肠通便，治肠痈、肠燥便秘；止咳平喘，治咳嗽气喘、肺痈
红花		化斑消肿，治痈肿疮毒、脱疽、斑疹色不红活

考点10 乳香★★★

【性味归经】辛、苦，温。归心、肝、脾经。

【性能特点】本品善活血，血活则痛止、筋伸、肿消、肌生，故能活血止痛、消肿生肌、伸筋。为外伤科要药，血瘀与疮肿皆宜。

【功效】活血止痛，消肿生肌。

【主治病证】

（1）痛经，闭经，产后瘀阻腹痛，胸胁脘腹刺痛，跌打伤痛。

（2）风湿痹痛、拘挛麻木。

（3）肠痈，疮疡肿痛或溃久不收口。

【使用注意】胃弱呕逆者慎服，孕妇及无血滞者不宜用；疮疡溃后勿服，脓多勿敷。

考点11 牛膝★★★

【性味归经】苦、甘、酸，平。归肝、肾经。

【性能特点】本品既逐瘀通经，治经产瘀血及痹痛拘挛；又利尿通淋，湿热下注常用；还引血引火下行，血热火逆及肝阳上亢每投。制用味多甘，平偏温，长于补虚，善补肝肾、强筋骨，为治腰膝酸软、筋骨无力之要药。此外，还引药下行，用药欲其下行者，常用本品作引经药。

【功效】活血通经，利尿通淋，引血下行，补肝肾，强筋骨。

【主治病证】

（1）月经不调，痛经，闭经，难产，产后瘀阻腹痛，癥瘕，跌打伤痛。

（2）小便不利，淋证涩痛，湿热下注之足膝肿痛。

（3）吐血，衄血，牙龈肿痛，口舌生疮。

（4）肝阳上亢之头痛眩晕。

（5）肝肾亏虚之腰膝酸痛、筋骨无力，风湿痹痛，筋脉拘挛，痿证。

【配伍】

药物	配伍药物	主治病证
牛膝	苍术、黄柏	下焦湿热之足膝肿痛、痿软无力及湿疹、湿疮

【用法用量】内服：煎汤，5~12g；或入丸散。补肝肾、强筋骨当酒制用，余皆宜生用。

【使用注意】本品善下行逐瘀，故孕妇、月经过多及梦遗滑精者慎服。

考点12 水蛭★★★

【性味归经】咸、苦，平。有小毒。归肝经。

【性能特点】本品善破血逐瘀消癥，为破血逐瘀消癥之良药，血瘀重症每用。

【功效】破血逐瘀，通经。

【主治病证】血滞闭经，癥瘕积聚，跌打损伤。

【用法用量】内服：煎汤，1~3g；或入丸散。焙干研末吞服，每次0.3~0.5g。

【使用注意】本品有小毒，破血力强，故孕妇忌服。

考点13 土鳖虫★★★

【性味归经】咸，寒。有小毒。归肝经。

【性能特点】本品善破血逐瘀而消癥，治瘀血闭经、产后瘀阻及癥瘕痞块；又续筋接骨，疗跌打损伤、筋伤骨折。

【功效】破血逐瘀，续筋接骨。

【主治病证】

（1）血瘀闭经，产后瘀阻腹痛，癥瘕痞块。

（2）跌打损伤，筋伤骨折。

【用法用量】内服：煎汤，3~10g；研末，每次1~1.5g；或入丸散。

【使用注意】本品破血力强，故孕妇忌服。

知识拓展 水蛭和土鳖虫的异同：

药物	相同点	不同点
水蛭	破血逐瘀，治癥瘕积聚、闭经等血瘀重症	治跌打损伤
土鳖虫		治肝脾肿大，兼治肌肤甲错；续筋接骨，治跌打瘀肿、筋伤骨折

考点14 穿山甲★★★

【性味归经】咸，微寒。归肝、胃经。

【性能特点】本品为妇科通经下乳之良药，外科消肿排脓之佳品。

【功效】活血消癥，通经下乳，消肿排脓。

【主治病证】

（1）瘀血闭经，癥瘕痞块，跌打肿痛。

（2）痹痛拘挛，中风瘫痪，麻木拘挛。

（3）乳汁不下。

（4）痈肿疮毒，瘰疬痰核。

【用法用量】内服：煎汤，3~10g；研末，每次1~1.5g。多用炮制品。

【使用注意】本品走窜行散，善活血消肿排脓，故痈疽已溃者及孕妇忌服。

考点15 西红花★

【性味归经】甘，寒。归心、肝经。

【性能特点】本品既活血祛瘀，治血瘀兼热最宜；又凉血解毒，治热入营血、温毒发斑常用；还解郁安神，治忧郁痞闷、惊悸发狂可投。

【功效】活血祛瘀，凉血解毒，解郁安神。

【主治病证】

（1）血滞闭经、痛经，产后瘀阻腹痛，癥瘕积聚，跌打伤痛。

（2）热入营血，温毒发斑。

（3）忧郁痞闷，惊悸发狂。

【用法用量】内服：煎汤，1~3g；或沸水泡服，或入丸散。外用：适量，研末调敷。

【使用注意】本品活血通经，故孕妇慎服。

考点16 没药★

【性味归经】辛、苦，平。归心、肝、脾经。

【性能特点】本品善活血，血活则痛止、肿消、肌生，故有止痛、消肿、生肌之功。为外伤科要药，治内外瘀滞诸痛及痈疽肿痛所常用。

【功效】活血止痛，消肿生肌。

【主治病证】

（1）痛经，闭经，胸胁脘腹刺痛，跌打伤痛。

（2）风湿痹痛、拘挛。

（3）肠痈，疮疡肿痛或溃久不收口。

【用法用量】内服：煎汤，3~5g；或入丸散，宜炒去油用。外用：适量，研末敷。

【使用注意】本品味苦活血，入煎剂常致汤液混浊，胃弱者多服易致呕吐，故用量不宜过大，胃弱呕逆者慎服，孕妇及无血滞者不宜用，疮疡溃后勿服，脓多勿敷。

知识拓展 乳香和没药的异同：

药物	相同点	不同点
乳香	活血止痛、消肿生肌	性温，长于活血伸筋
没药		性平，长于破血散瘀

考点17 姜黄★★

【性味归经】辛、苦，温。归肝、脾经。

【性能特点】本品内行血气而通经止痛，外散风寒湿而疗痹止痛，并横走肢臂。治血瘀气滞诸痛，兼寒者尤宜；治风湿肩臂痛，以寒凝阻络者最佳。

【功效】破血行气，通经止痛。

【主治病证】

（1）气滞血瘀所致的胸胁刺痛、闭经、痛经。

（2）跌打瘀痛，风湿痹痛，肩臂痛。

（3）疮肿。

【使用注意】本品破血力较强，故孕妇慎服。

知识拓展　姜黄和郁金的异同：

药物	相同点	不同点
姜黄	活血破瘀、行气止痛，治肝郁气滞、瘀血内阻之胸腹胁肋刺痛、血滞癥瘕、闭经、痛经及月经不调	通经、散风寒湿，善走肢臂，治上肢肩臂之风寒湿痹、跌打损伤之瘀血肿痛
郁金		凉血清心、解郁安神、利胆退黄，治热病神昏、痰热癫痫、血热夹瘀出血、湿热黄疸及肝脾肿大

考点18 三棱 ★

【性味归经】苦、辛，平。归肝、脾经。

【性能特点】本品善破血行气而消癥止痛，能行气消积而除胀止痛，凡血瘀、气滞、食积重症可投。

【功效】破血行气，消积止痛。

【主治病证】

（1）闭经腹痛，癥瘕积聚，胸痹心痛。

（2）积滞不化，脘腹胀痛。

【使用注意】本品破血力强，故孕妇及月经过多者忌服。

考点19 鸡血藤 ★★

【性味归经】苦、微甘，温。归肝、肾经。

【性能特点】本品既活血通络而止痛，又补血舒筋而止痛，治血瘀、血虚有寒诸证可投，血虚痹痛麻木者最宜。

【功效】活血补血，调经止痛，舒筋活络。

【主治病证】

（1）月经不调，痛经，闭经，跌打损伤。

（2）血虚萎黄。

（3）手足麻木，肢体瘫痪，风湿痹痛。

【用法用量】内服：煎汤，9~15g，大剂量可用30g；或入丸散，或浸酒服，或熬膏服。

【使用注意】本品活血通经，故孕妇及月经过多者慎服。

考点20 川牛膝 ★

【性味归经】甘、微苦，平。归肝、肾经。

【性能特点】本品既逐瘀通经、通利关节，治各科瘀血所致病证常用；又利尿通淋、引药、引血、引火下行，治湿热下注、血热上涌及肝阳上亢效良。

【功效】逐瘀通经，通利关节，利尿通淋，引血下行。

【主治病证】

（1）月经不调，痛经，闭经，产后瘀阻，关节痹痛，跌打伤痛。

（2）小便不利，淋浊涩痛。

（3）吐血，衄血，尿血，牙龈肿痛，口舌生疮。

（4）肝阳上亢，头痛眩晕。

【用法用量】内服：煎汤，5~10g；或入丸散，或浸酒。

【使用注意】本品下行逐瘀，故孕妇慎服。

知识拓展　牛膝和川牛膝的异同：

药物	相同点	不同点
牛膝	逐瘀通经、利尿通淋、引血下行	补肝肾、强筋骨
川牛膝		通利关节，无明显补益肝肾的作用

考点21 苏木★

【性味归经】甘、咸、微辛，平。归心、肝、脾经。

【性能特点】本品既活血通经，治瘀血经产诸证；又祛瘀止痛，疗胸腹刺痛与跌打伤痛。

【功效】活血祛瘀，消肿止痛。

【主治病证】

（1）血滞闭经、痛经，产后瘀阻腹痛，胸腹刺痛。

（2）跌打损伤，瘀滞肿痛。

【用法用量】内服：煎汤，3~9g；或入丸散。外用：适量，研末敷。

【使用注意】本品活血通经，故孕妇忌服。

考点22 五灵脂★★

【性味归经】苦、甘，温。入肝、脾经。

【性能特点】本品生用长于行散，善活血通脉而止痛，治瘀血诸痛。炒用行中有止，善化瘀行血而止血，治瘀阻崩漏下血。并解蛇虫毒，治蛇虫咬伤。

【功效】活血止痛，化瘀止血，解蛇虫毒。

【主治病证】

（1）血滞痛经、闭经，产后瘀阻腹痛，胸胁脘腹刺痛。

（2）瘀滞崩漏。

（3）蛇虫咬伤。

【用法用量】内服：3~10g，布包。

【使用注意】本品活血祛瘀，故孕妇慎服。人参畏五灵脂，故不宜与人参同用。

考点23 血竭★

【性味归经】甘、咸，平。归心、肝经。

【性能特点】本品既能活血散瘀而止痛，治血瘀诸证；又能化瘀收敛而止血，治外伤出血；还能生肌消肿而敛疮，治疮疡不敛。

【功效】活血定痛，化瘀止血，生肌敛疮。

【主治病证】

（1）瘀血闭经、痛经，产后瘀阻腹痛。

（2）癥瘕痞块，胸腹刺痛。

（3）跌打损伤，瘀血肿痛。

（4）外伤出血，溃疡不敛。

【用法用量】内服：研末，1~2g；或入丸散，外用：适量，研末撒或入膏药内贴敷。

【使用注意】本品活血散瘀，故孕妇及妇女月经期慎服。

考点24 刘寄奴★★

【性味归经】苦、辛，温。归心、肝、脾经。

【性能特点】本品善破血化瘀而通经止痛，瘀血有寒者宜投；入脾经，能醒脾开胃而消食化积，食积泻痢者宜用，血瘀有寒或兼食积者宜用。

【功效】破血通经，散寒止痛，消食化积。

【主治病证】

（1）闭经，产后腹痛，癥瘕。

（2）跌打损伤，创伤出血。

（3）食积腹痛，赤白痢疾。

【使用注意】本品破血通经，多服令人吐利，故孕妇及气血亏虚无瘀滞者忌服，内服不宜过量。

考点25 北刘寄奴★★

【性味归经】苦，凉。归脾、胃、肝、胆经。

【性能特点】本品既活血凉血而止血，治瘀血、出血兼热诸证，又清利湿热，治湿热黄疸、水肿、带下等证。

【功效】活血祛瘀，通经止痛，凉血止血，清热利湿。

【主治病证】

（1）跌打损伤，瘀血闭经，月经不调，产后瘀血腹痛，癥瘕积聚。

（2）外伤出血，血痢，血淋。

（3）湿热黄疸，水肿，白带过多。

【用法用量】内服：煎汤，6~9g；或入丸散。外用：适量，研末调敷。

【使用注意】本品活血通利，故孕妇及月经过多者慎服。

知识拓展 刘寄奴和北刘寄奴的异同：

药物	相同点	不同点
刘寄奴	活血通经、散瘀止痛，治妇科血瘀月经不调、外伤瘀肿等	治瘀血兼寒者；消食，治食积腹痛
北刘寄奴		治血瘀兼热者；清利湿热，治湿热黄疸、水肿等

考点26 王不留行 ★

【性味归经】苦，平。归肝、胃经。

【性能特点】本品既活血通经，治经产血瘀诸证；又下乳消肿，治乳汁不下及乳痈常用，为活血通经下乳之良药。

【功效】活血通经，下乳消肿，利尿通淋。

【主治病证】

（1）血瘀痛经、闭经，难产。

（2）乳汁不下，乳痈肿痛。

（3）淋证涩痛，小便不利。

【用法用量】内服：煎汤，5~10g；或入丸散。外用：适量，耳穴埋豆。

【使用注意】本品善活血通利，故孕妇慎服。

知识拓展 穿山甲和王不留行的异同：

药物	相同点	不同点
穿山甲	活血通经、下乳	消癥、通络，治癥瘕积聚、痹痛拘挛或强直；消肿排脓，治痈肿、瘰疬
王不留行		利尿通淋，治淋证涩痛、小便不利

考点27 月季花 ★

【性味归经】甘、微苦，温。归肝经。

【性能特点】本品既善活血疏肝、解郁调经、止痛，又消肿、解毒，治肝郁血滞有寒者常用。

【功效】活血调经，疏肝解郁。

【主治病证】

（1）月经不调，痛经，闭经。

（2）肝郁之胸胁胀痛。

【用法用量】内服：煎汤，3~6g；或入丸散。外用：适量，捣敷。

【使用注意】本品活血，多服、久服可致溏泄，故孕妇及脾胃虚弱者慎服。

知识拓展 月季花和玫瑰花的异同：

药物	相同点	不同点
月季花	活血化瘀、疏肝行气	行血力强，血瘀偏重用之更宜
玫瑰花		行气止痛力强，又能和胃

考点28 干漆 ★

【性能特点】本品既善破血祛瘀、消癥止痛，治血瘀闭经、癥瘕；又能消积杀虫，治虫积腹痛。血瘀重症，或兼食积者用之尤佳。

【功效】破血祛瘀，杀虫。

【主治病证】

（1）闭经，癥瘕积聚。

（2）虫积腹痛。

【用法用量】内服：煎汤，2~5g；入丸散，每次0.06~0.1g。

【使用注意】本品破血力强，且有毒，故孕妇及对漆过敏者禁服。畏蟹，忌同用。

考点29 自然铜 ★

【性能特点】本品既散瘀止痛，又续筋接骨，为接骨疗伤常用药。

【功效】散瘀止痛，接骨疗伤。

【主治病证】跌打损伤，骨折肿痛。

【使用注意】本品为金石之品，故不宜久服，血虚无滞者慎服。

第十三章　化痰止咳平喘药

凡以祛痰或消痰为主要功效的药物，称为化痰药；能减轻或制止咳嗽和喘息的药物，称为止咳平喘药。合之则称为化痰止咳平喘药。

要点	内容
性味	或辛或苦，或温或寒
归经	肺经
功效	宣降肺气、化痰止咳、降气平喘（主），散寒、清热、散结、润肺（兼）
主治病证	外感或内伤所致的咳嗽、气喘、痰多，或痰饮喘息，或因痰所致的瘰疬瘿瘤、阴疽流注、癫痫惊厥
使用注意	①麻疹初起兼有表证之咳嗽，不可单用止咳药，忌用温燥及具有收敛性的止咳药，以免影响麻疹透发 ②脾虚生痰者，应配健脾燥湿之品，以标本兼治

第一节　化痰药

考点1 半夏 ★★★

【性味归经】辛，温。有毒。归脾、胃、肺经。

【性能特点】本品善祛脾胃湿痰。内服能燥湿化痰、降逆止呕、消痞散结，为治湿痰、寒痰、呕吐之要药。外用能攻毒散结而消肿，治瘿瘤痰核及痈肿等。

【功效】燥湿化痰，降逆止呕，消痞散结。

【主治病证】

（1）痰多咳喘，痰饮眩悸，风痰眩晕，痰厥头痛。

（2）胃气上逆，恶心呕吐。

（3）胸脘痞闷，梅核气，瘿瘤痰核，痈疽肿毒。

【用法】法半夏长于燥湿，姜半夏长于降逆止呕；清半夏长于化痰；竹沥半夏长于清热化痰。生半夏外用。

【使用注意】本品温燥，故阴虚燥咳、出血证忌服，热痰慎服。生品毒大，一般不作内服。反乌头，不宜与附子、川乌、制川乌、草乌、制草乌同用。

考点2 天南星 ★★★

【性味归经】苦、辛，温。有毒。归肺、肝、脾经。

【性能特点】本品内服既燥湿化痰，治顽痰咳嗽；又祛风止痉，治风痰诸证及破伤风。湿痰、风痰皆宜，兼寒者尤佳。生者外用攻毒、散结、消肿而止痛，治痈疽、瘰疬。

【功效】燥湿化痰，祛风止痉，散结消肿。

【主治病证】

（1）顽痰咳嗽。

（2）风痰眩晕，中风口眼㖞斜，癫痫，破伤风。

（3）痈疽肿痛，瘰疬痰核。

【使用注意】本品温燥有毒，故阴虚燥咳忌服，孕妇慎服。生品毒大，一般不作内服。

考点3 芥子★★★

【性味归经】辛，温。归肺经。

【性能特点】本品既温肺脏、豁寒痰、利气机，又通经络、散寒结、止疼痛。善治寒痰及痰饮诸证，尤以痰在皮里膜外（深筋膜）及经络者最宜。药食兼用，调味常用。

【功效】温肺祛痰，利气散结，通络止痛。

【主治病证】

（1）寒痰咳喘，悬饮胁痛。

（2）痰阻经络之肢体关节疼痛，阴疽流注。

【使用注意】外敷能刺激皮肤，引起发疱，故皮肤过敏者慎用。

知识拓展 半夏、天南星、白附子和芥子的异同：

药物	相同点	不同点
半夏	燥湿化痰、散结	治寒痰、湿痰要药；降逆止呕、消痞散结，治呕吐、胸脘痞闷、梅核气、瘿瘤
天南星		治风痰要药；祛风止痉，治中风口眼㖞斜、破伤风
白附子		
芥子		除皮里膜外之痰要药；功能温肺祛痰、利气散结，治寒痰咳喘、悬饮胁痛

考点4 桔梗★★★

【性味归经】辛、苦，平。归肺经。

【性能特点】本品既善开宣肺气、祛痰利咽，又兼排脓，主治咳嗽痰多、咽痛音哑及肺痈吐脓。

【功效】宣肺，利咽，祛痰，排脓。

【主治病证】

（1）咳嗽痰多、咯痰不爽，咽痛音哑。

（2）肺痈胸痛、咳吐脓血、痰黄腥臭。

【配伍】

药物	配伍药物	主治病证
桔梗	甘草	咳嗽有痰，咽喉肿痛

【用法用量】内服：煎汤，3~10g；或入丸散。

【使用注意】本品升散，用量过大易致恶心，故呕吐、眩晕等气机上逆之证及阴虚久咳、咯血者忌服。

考点5 旋覆花★★★

【性味归经】苦、辛、咸，微温。归肺、脾、胃、大肠经。

【性能特点】本品既下气行水消痰，治痰涎壅肺之喘咳痰多、痰饮蓄结之胸膈痞满；又降胃气止呕哕，治噫气、呕吐。为治肺胃气逆之要药。

【功效】消痰行水，降气止呕。

【主治病证】

（1）痰涎壅肺之喘咳痰多，痰饮蓄结之胸膈痞闷。

（2）噫气，呕吐。

【配伍】

药物	配伍药物	主治病证
旋覆花	赭石	气逆呕恶、喘息

【用法用量】内服：煎汤，3~9g，布包；或入丸散。

【使用注意】本品温散，故阴虚燥咳者忌服。

考点6 瓜蒌★★★

【性味归经】甘，寒。归肺、胃、大肠经。

【性能特点】本品既清肺润燥涤痰、利气宽胸开痹，又消肿散结、滑肠通便，善治肺热痰稠咳痰不易、胸痹结胸、乳痈、肺痈、肠痈，以及热结肠燥便秘。

【功效】清肺润燥化痰，利气宽胸，消肿散结，润肠通便。

【主治病证】

（1）肺热咳嗽、痰稠不易咳出。

（2）胸痹，结胸。

（3）乳痈肿痛，肺痈，肠痈。

（4）肠燥便秘。

【用法用量】瓜蒌皮长于清肺化痰，利气宽胸；瓜蒌仁长于润肺化痰，滑肠通便；全瓜蒌兼具两者功效。

【使用注意】本品寒凉滑润，故脾虚便溏及寒痰、湿痰者忌服。反乌头，不宜与附子、川乌、制川乌、草乌、制草乌同用。

考点7 川贝母★★★

【性味归经】苦、甘，微寒。归肺、心经。

【性能特点】本品为清泄润肺之品。善清肺化痰、润肺止咳，为肺热燥咳及虚劳咳嗽之要药；能开郁散结，治痰热或火郁胸闷、疮肿瘰疬。

【功效】清热化痰，润肺止咳，散结消痈。

【主治病证】

（1）肺热咳喘，外感咳嗽。

（2）肺燥咳嗽，肺虚久咳，阴虚劳嗽。

（3）痰热或火郁胸闷，瘰疬，疮肿，乳痈，肺痈。

【使用注意】反乌头，不宜与附子、川乌、制川乌、草乌、制草乌同用。

考点8　浙贝母★★★

【性味归经】苦，寒。归肺、心经。

【性能特点】本品为清热开泄之品。功似川贝母而长于清泄热邪、开郁散结，多用于痰热、风热咳嗽及瘰疬疮肿等。

【功效】清热化痰，散结消肿。

【主治病证】

（1）肺热咳喘，风热咳嗽。

（2）瘰疬，疮肿，乳痈，肺痈。

【使用注意】本品苦寒，故风寒咳嗽或寒痰咳嗽忌服，脾胃虚寒者慎服。反乌头，不宜与附子、川乌、制川乌、草乌、制草乌同用。

知识拓展　川贝母和浙贝母的异同：

药物	相同点	不同点
川贝母	清热化痰、散结，治痰多咳嗽、瘰疬疮痈	润肺止咳，善治肺虚久咳、燥咳不已
浙贝母		清热化痰、散结力强

考点9　竹茹★★★

【性味归经】甘，微寒。归肺、胃、胆经。

【性能特点】本品既清热化痰而止咳、除烦，为治痰热咳嗽及胆火挟痰之良药；又清胃而止呕，为治胃热呕吐之要药；还清热而安胎，为治胎热胎动所常用。

【功效】清热化痰，除烦止呕，安胎。

【主治病证】

（1）肺热咳嗽、咳痰黄稠。

（2）痰火内扰之心烦失眠。

（3）胃热呕吐，妊娠恶阻。

（4）胎热胎动。

【用法用量】化痰宜生用，止呕宜姜汁制。

【使用注意】本品甘凉，故寒痰咳喘、胃寒呕吐者慎服。

考点10　竹沥★★★

【性味归经】甘，寒。归心、肺、胃经。

【性能特点】本品善清热滑痰，药力颇强。既为治痰热咳喘、痰稠胶结难出之要药，又为治痰热蒙蔽清窍之佳品。

【功效】清热滑痰。

【主治病证】

（1）肺热之痰壅咳喘。

（2）中风痰迷，惊痫癫狂。

【用法用量】内服：30~60g，冲服。

【使用注意】本品为液汁，不宜久藏。又因其性寒滑，故寒痰咳喘及便溏者慎服。

知识拓展 竹茹和竹沥的异同：

药物	相同点	不同点
竹茹	清热化痰，治痰热咳喘	除烦止呕，治痰火内扰之心烦失眠证
竹沥		清热滑痰，专治痰热咳喘以及中风痰迷

考点11 前胡★★★

【性味归经】苦、辛，微寒。归肺经。

【性能特点】本品既疏风清热、宣散肺气，又降气祛痰，善治外感风热或痰热阻肺之咳喘。

【功效】降气祛痰，宣散风热。

【主治病证】

（1）肺气不降之喘咳痰稠。

（2）风热之咳嗽痰多。

【用法用量】内服：煎汤，3~10g；或入丸散。

【使用注意】本品苦泄辛散微寒，故阴虚咳嗽、寒饮咳喘者慎服。

考点12 白附子★

【性味归经】辛，温。有毒。归肝、胃经。

【性能特点】本品既燥湿化痰、祛风止痉，治风痰诸证常用；又解毒散结，治毒蛇咬伤、瘰疬痰核可选。

【功效】燥湿化痰，祛风止痉，解毒散结。

【主治病证】

（1）中风痰壅，口眼㖞斜，破伤风，惊风癫痫，偏正头痛。

（2）毒蛇咬伤，瘰疬痰核。

【用法用量】内服：煎汤，3~6g；或入丸散。外用：适量。内服宜制用，生品毒性大，一般作外用。

【使用注意】本品温燥有毒，故孕妇慎服。

考点13 白前★★

【性味归经】苦、辛，微温。归肺经。

【性能特点】本品善降气祛痰而止咳，为肺家之要药，凡咳喘无论寒热皆可酌投，属寒者最宜。

【功效】降气祛痰止咳。

【主治病证】肺气壅实之咳喘气逆、痰多。

【用法用量】内服：煎汤，3~9g，或入丸散。

【使用注意】本品苦降辛散，故肺虚干咳者慎服。对胃黏膜具有刺激性，故患胃病或有出血倾向者忌服。

知识拓展 白前和前胡的异同：

药物	相同点	不同点
白前	降气化痰，治咳喘气急痰多	唯以咳喘痰多气急为用
前胡		宣散风热，治外感风热咳嗽

考点14 昆布 ★

【性味归经】咸，寒。归肝、胃、肾经。

【性能特点】本品善消痰软坚，治瘿瘤、瘰疬最宜；兼利水，可治脚气、水肿与小便不利。

【功效】消痰软坚，利水消肿。

【主治病证】

（1）瘰疬，瘿瘤。

（2）脚气浮肿，水肿，小便不利。

考点15 海藻 ★

【性味归经】咸，寒。归肝、胃、肾经。

【性能特点】本品善消痰软坚，为治瘰疬瘿瘤所常用；兼利水，治脚气、水肿与小便不利可投。

【功效】消痰软坚，利水消肿。

【主治病证】

（1）瘰疬，瘿瘤。

（2）脚气肿痛，水肿，小便不利。

【使用注意】反甘草。

知识拓展 海藻和昆布的异同：

药物	相同点	不同点
海藻	消痰软坚、利水消肿，治瘿瘤瘰疬、脚气浮肿、水肿	海藻力较缓
昆布		昆布力较强

考点16 天竺黄 ★★

【性味归经】甘，寒。归心、肝经。

【性能特点】本品善清热化痰、清心定惊，为治痰热惊痫与中风痰壅之要药。

【功效】清热化痰，清心定惊。

【主治病证】痰热惊痫，中风痰壅。

【用法用量】内服：煎汤，3~9g；研粉吞服，每次0.6~1g；或入丸剂。

【使用注意】本品性寒，故脾胃虚寒者慎服。

考点17 黄药子★

【性味归经】苦，寒。有小毒。归肺、肝经。

【性能特点】本品既化痰散结而消瘿，为治瘿瘤之要药；又清热毒、解蛇毒，治疮痈、咽痛、毒蛇咬伤；还清血热而止血，治血热出血。

【功效】化痰软坚散结，清热解毒，凉血止血。

【主治病证】

（1）瘿瘤。

（2）疮痈肿毒，咽喉肿痛，毒蛇咬伤。

（3）血热之吐血、衄血、咯血。

【使用注意】本品对肝脏具有一定损害性，故肝病患者忌服，长期用药者应定期检查肝功能。

考点18 瓦楞子★★

【性味归经】咸，平。归肺、胃、肝经。

【性能特点】本品生用功偏消痰化瘀、软坚散结，善治顽痰久咳、瘿瘤瘰疬、癥瘕痞块；煅用制酸而止痛，为胃痛泛酸所常用。

【功效】消痰化瘀，软坚散结，制酸止痛。

【主治病证】

（1）顽痰久咳，瘰疬，瘿瘤。

（2）癥瘕痞块。

（3）胃痛泛酸。

【用法用量】内服：煎汤，9~15g，打碎先下；研末，1~3g。消痰化瘀、软坚散结宜生用，制酸止痛宜煅用。

考点19 海蛤壳★★

【性味归经】苦、咸，寒。归肺、胃经。

【性能特点】本品生用既清肺热、去稠痰，又清痰火、消痰结，善治肺热或痰火郁结之喘嗽；煅用制酸止痛，善治胃痛泛酸。还利水消肿，治水肿、小便不利。

【功效】清热化痰，软坚散结，利尿消肿，制酸止痛。

【主治病证】

（1）肺热、痰火咳喘。

（2）瘿瘤，瘰疬，痰核。

（3）水肿、小便不利。

（4）胃痛泛酸。

【用法用量】内服：煎汤，9~15g，打碎先下，蛤粉宜布包；入丸散，1~3g。化痰、软坚、利尿宜生用，制酸止痛宜煅用。

【使用注意】本品性寒，故肺虚有寒、中阳虚弱者慎服。

考点20 海浮石★

【性味归经】咸，寒。归肺经。

【性能特点】本品善清肺化痰，为治痰热咳喘之要药；能软坚散结，为治瘰疬结核所常用；兼通淋，可治淋证涩痛。

【功效】清热化痰，软坚散结，通淋。

【主治病证】

（1）肺热咳喘。

（2）瘰疬结核。

（3）淋证。

【使用注意】本品甘寒，故虚寒咳嗽及脾胃虚寒者慎服。

知识拓展　瓦楞子、海蛤壳和海浮石的异同：

药物	相同点	不同点
瓦楞子		治癥瘕痞块；煅用制酸，为胃痛泛酸所常用
海蛤壳	清热化痰，治痰热咳喘；软坚散结，治瘰瘤、痰核	利尿消肿、制酸止痛，治浮肿、小便不利及胃痛泛酸
海浮石		通淋，治淋证涩痛

考点21 礞石★★

【性味归经】甘、咸，平。归肺、心、肝经。

【性能特点】本品善下气坠痰，为治顽痰咳喘之佳品。平肝镇惊，为治痰积惊痫之良药。

【功效】消痰下气，平肝镇惊。

【主治病证】

（1）顽痰、老痰胶结之气逆咳喘。

（2）惊风抽搐，癫痫发狂。

【用法用量】内服：煎汤，10~15g，打碎布包，先下；入丸散，1.5~3g。

【使用注意】本品质重而善沉坠，故孕妇忌服。

第二节　止咳平喘药

考点1 苦杏仁★★★

【性味归经】苦，微温。有小毒。归肺、大肠经。

【性能特点】本品上能降肺气以止咳喘，下能润肠燥以通大便，并兼宣肺之功，善治多种咳喘与肠燥便秘。

【功效】降气止咳平喘，润肠通便。

【主治病证】

（1）咳嗽气喘。

（2）肠燥便秘。

【配伍】

药物	配伍药物	主治病证
苦杏仁	紫苏	凉燥袭肺，肺失宣降之恶寒头痛、咳嗽痰稀

【用法用量】内服：煎汤，5~10g，打碎；或入丸散。

【使用注意】本品有小毒，故用量不宜过大，婴儿慎服。

考点2 百部★★

【性味归经】甘、苦，平。归肺经。

【性能特点】本品善润肺止咳，为治新久咳嗽之要药，最宜痨嗽及百日咳。善杀虫灭虱，为治头虱、体虱、蛲虫病之佳品。

【功效】润肺止咳，杀虫灭虱。

【主治病证】

（1）新久咳嗽，百日咳，肺痨咳嗽。

（2）蛲虫病，头虱，体虱。

【用法用量】内服：煎汤，5~9g；或入丸散。外用：适量，煎汤熏洗，或研末撒。久咳虚喘宜蜜炙用，杀虫灭虱宜生用。

【使用注意】本品易伤胃滑肠，故脾虚食少便溏者慎服。

考点3 紫苏子★★★

【性味归经】辛，温。归肺、大肠经。

【性能特点】本品能降气消痰、止咳平喘，润肠燥、通燥便，善治痰壅咳喘与肠燥便秘。

【功效】降气化痰，止咳平喘，润肠通便。

【主治病证】

（1）痰壅咳喘气逆。

（2）肠燥便秘。

【用法用量】内服：煎汤，5~10g，打碎；或入丸散。

【使用注意】本品耗气滑肠，故气虚久咳、阴虚喘逆及脾虚便溏者忌服。

知识拓展 苦杏仁和紫苏子的异同：

药物	相同点	不同点
苦杏仁	止咳平喘、润肠通便，治咳喘气逆、肠燥便秘	宣肺，为治咳喘之要药
紫苏子		降气化痰，既治咳喘痰壅气逆，又治上盛下虚之痰喘

考点4 桑白皮★★★

【性味归经】甘，寒。归肺经。

【性能特点】本品既泻肺中之热邪，又行肺中之痰水。善泻肺平喘，治肺热咳喘痰多；能利水消肿，治浮肿尿少及小便不利。

【功效】泻肺平喘，利水消肿。

【主治病证】

（1）肺热之咳喘痰多。

（2）浮肿尿少，小便不利。

【用法用量】泻肺平喘宜蜜炙用，利水消肿宜生用。

【使用注意】本品性寒，故寒痰咳喘者忌服。

考点5 葶苈子★★★

【性味归经】苦、辛，大寒。归肺、膀胱经。

【性能特点】本品能泄肺气之壅闭而通调水道、消除痰饮，有泻肺平喘、利水消肿之功，善治痰壅肺实咳喘及浮肿尿少等。

【功效】泻肺平喘，利水消肿。

【主治病证】

（1）痰壅肺实之咳喘。

（2）浮肿尿少，小便不利。

【使用注意】本品泻肺力强，故肺虚喘促、脾虚肿满者忌服。

知识拓展 桑白皮和葶苈子的异同：

药物	相同点	不同点
桑白皮	泻肺平喘、利水消肿，治咳嗽喘满、浮肿尿少、小便不利	善清肺中痰热而降气平喘，治肺热咳喘
葶苈子		泻肺中水饮而平喘，又善泻肺气之壅塞、通调水道而利尿消肿，治咳逆痰多、喘息不得平卧

考点6 紫菀★★★

【性味归经】辛、苦，温。归肺经。

【性能特点】本品善润肺下气、化痰止咳，凡咳嗽无论外感、内伤皆可选用。

【功效】润肺下气，化痰止咳。

【主治病证】

（1）外感咳嗽、咳痰不爽。

（2）肺虚久咳，痰中带血。

【用法用量】外感暴咳宜生用，肺虚久咳宜蜜炙用。

【使用注意】本品辛散苦降温润，故温燥咳嗽或实热痰嗽不宜单用。

考点7 款冬花★★★

【性味归经】辛、微苦，温。归肺经。

【性能特点】本品善润肺下气、化痰止咳，凡咳嗽无论外感、内伤皆可酌投，寒嗽最宜。

【功效】润肺下气，止咳化痰。

【主治病证】多种咳嗽。

【使用注意】本品辛温，易耗气助热，故咳血或肺痈咳吐脓血者慎服。

知识拓展 紫菀和款冬花的异同：

药物	相同点	不同点
紫菀	润肺下气、化痰止咳，治咳嗽痰多气逆	化痰力强
款冬花		下气力强

考点8 枇杷叶★★★

【性味归经】苦，微寒。归肺、胃经。

【性能特点】本品既清肺胃之热，又降肺胃之气，治肺热咳喘、胃热呕哕皆宜。

【功效】清肺止咳，降逆止呕。

【主治病证】

（1）肺热之咳喘痰稠。

（2）胃热之烦渴、呕哕。

【用法用量】止咳宜蜜炙用，止呕宜生用。

【使用注意】本品微寒，故寒嗽及胃寒呕吐者慎服。

考点9 马兜铃★

【性味归经】苦、微辛，寒。归肺、大肠经。

【性能特点】本品清肺化痰而止咳平喘，治肺热咳喘；清肠泄热，治痔疮肿痛。

【功效】清肺化痰，止咳平喘，清肠疗痔。

【主治病证】

（1）肺热咳嗽。

（2）肺虚有热之咳喘或痰中带血。

（3）痔疮肿痛、出血。

【使用注意】本品含马兜铃酸，可损害肾脏，故不宜大量或长期服用，儿童及老年人慎用，孕妇、婴幼儿及肾功能不全者禁用。

考点10 白果★

【性味归经】甘、苦、涩，平。有毒。归肺、肾经。

【性能特点】本品既敛肺化痰而平喘，又收涩除湿而止带缩尿，善治咳喘痰嗽、白浊带下、尿频遗尿。

【功效】敛肺平喘，止带缩尿。

【主治病证】

（1）咳喘气逆痰多。

（2）白浊，带下，尿频、遗尿。

【配伍】

药物	配伍药物	主治病证
白果	麻黄	咳喘

【用法用量】内服：煎汤，5~10g，打碎；或入丸散。生用毒性大，炒用毒性减弱。

【使用注意】本品敛涩有毒，故不可过量服用，咳痰不利者慎服。不宜直接生食。

考点11 胖大海★

【性味归经】甘，寒。归肺、大肠经。

【性能特点】本品上入肺经而能清宣肺气，治肺失清肃之咳嗽、声哑；下入大肠经而能清热通便，治燥热便秘。然因力缓，故多用于轻症。

【功效】清宣肺气，清肠通便。

【主治病证】

（1）肺热声哑，痰热咳嗽。

（2）燥热便秘，肠热便血。

【用法用量】内服：煎汤，2~3枚，或沸水泡。

【使用注意】本品性寒滑肠，故脾虚便溏者忌服。

考点12 洋金花★

【性味归经】辛，温。有毒。归肺、肝经。

【性能特点】本品既平喘止咳，治咳喘无痰、喘息难平，内服、燃吸皆宜；又麻醉镇痛，治痛证，内服、外用皆可；兼止痉，治小儿慢惊。

【功效】平喘止咳，解痉，定痛。

【主治病证】

（1）咳嗽哮喘。

（2）小儿慢惊。

（3）脘腹冷痛，风湿痹痛。

（4）外科麻醉。

【用法用量】内服：入丸散，0.3~0.6g。

【使用注意】本品有剧毒，应严格控制用量，痰热咳痰不利者不宜。因含有东莨菪碱、莨菪碱及阿托品等，故孕妇、青光眼、高血压及心动过速者忌服。

第十四章　安神药

凡以安定神志为主要功效的药物，称为安神药。

要点	内容	
分类	**重镇安神药**	**养心安神药**
性味	寒凉，多数为矿石介类药	寒温不一
归经	心、肝经	
功效	镇心安神定惊	养心安神
主治病证	心火炽盛、痰火内扰所致的惊悸失眠、惊痫癫狂	心肝血虚、心脾两虚等所致的虚烦不眠、心悸怔忡、健忘多梦
使用注意	①矿石类安神药易伤脾胃，不宜久服，或配伍健脾养胃药同用 ②用治失眠，应于临睡前服药	

第一节　重镇安神药

考点1 朱砂 ★★★

【性味归经】甘，寒。有毒。归心经。

【性能特点】本品甘寒清解，质重镇怯，有毒而力强，专入心经。善重镇安神，为治心火亢盛诸证之要药，无论虚实皆宜；能清热解毒，为治热毒疮肿、咽痛、口疮所常用。

【功效】镇心安神，清热解毒。

【主治病证】

（1）心火亢盛之心神不安、胸中烦热、惊悸不眠，癫狂，癫痫。

（2）疮疡，咽痛，口疮。

【用法用量】内服：研末冲，或入丸散，0.1~0.5g；不入煎剂。

【使用注意】本品有毒，故内服不宜过量使用或久服，以免汞中毒；孕妇及肝肾功能不正常者慎服。火煅能析出水银而有大毒，故忌火煅。

考点2 磁石 ★★★

【性味归经】咸，寒。归肝、心、肾经。

【性能特点】本品善镇惊安神、平肝潜阳，治心悸失眠、阳亢眩晕。益肾而聪耳明目、纳气平喘，治肾虚耳鸣、耳聋、目昏、喘促。

【功效】镇惊安神，平肝潜阳，聪耳明目，纳气平喘。

【主治病证】

（1）心神不宁，心悸失眠，惊风癫痫。

（2）肝阳上亢，头晕目眩。

（3）耳鸣，耳聋，目昏。

（4）肾虚喘促。

【配伍】

药物	配伍药物	主治病证
磁石	朱砂	烦躁不安、心悸失眠

【用法用量】内服：煎汤，9~30g，打碎先下；入丸散，每次1~3g。潜阳安神宜生用，聪耳明目、纳气定喘宜醋淬后用。

【使用注意】本品为矿石类药物，服后不易消化，故脾胃虚弱者慎服。

知识拓展　朱砂和磁石的异同：

药物	相同点	不同点
朱砂	镇心安神，治心悸失眠、惊风癫狂	长于清心重镇安神，尤善治心火亢盛之神志不安
磁石		长于平肝重镇安神，以阴虚阳亢之神志不安为宜

考点3　龙骨★★★

【性味归经】甘、涩，微寒。归心、肝经。

【性能特点】本品生用微寒质重镇潜，长于镇惊安神、平肝潜阳，治心神不安、肝阳上亢常用。煅后平而涩敛，内服收敛固脱，治滑脱之证每投；外用收湿敛疮，治湿疹、湿疮可选。

【功效】镇惊安神，平肝潜阳，收敛固涩，收湿敛疮。

【主治病证】

（1）心神不安，心悸失眠，惊痫，癫狂。

（2）肝阳上亢之烦躁易怒、头晕目眩。

（3）自汗，盗汗，遗精，带下，崩漏。

（4）湿疮湿疹，疮疡溃后不敛。

【用法用量】内服：煎汤，15~30g，打碎先下。镇惊安神、平肝潜阳宜生用，收敛固涩、收湿敛疮宜煅用。

【使用注意】本品性涩，故湿热积滞者忌服。

考点4　琥珀★

【性能特点】本品善安神定惊、活血散瘀，既治惊悸失眠、惊风癫痫，又疗血滞闭经、癥瘕积聚；入膀胱经，能利尿通淋，治小便不利、癃闭诸证。

【功效】安神定惊，活血散瘀，利尿通淋。

【主治病证】

（1）惊悸失眠，惊风癫痫。

（2）血滞闭经，癥瘕。

（3）小便不利，癃闭。

【用法用量】内服：研末冲，或入丸散，1.5~3g，不入煎剂。

【使用注意】本品渗利、行血，故阴虚内热及无瘀滞者慎服。

知识拓展 龙骨和琥珀的异同：

药物	相同点	不同点
龙骨	镇惊，治惊悸、癫痫、失眠等	生用平肝潜阳，治肝阳眩晕；煅用性涩收敛，能收湿敛疮，治滑脱、湿疮诸证
琥珀		活血散瘀，治血滞闭经、癥瘕；利尿通淋，治癃闭、小便不利

考点5 珍珠★

【性能特点】本品既镇心而安神定惊，治惊悸、失眠、癫痫及惊风；又清肝而明目除翳，治目赤翳障；还解毒敛疮、润肤祛斑，治喉痹口疮、溃疡不敛、皮肤色斑。

【功效】安神定惊，明目除翳，解毒敛疮，润肤祛斑。

【主治病证】

（1）心悸，失眠，癫痫，惊风。

（2）目赤肿痛，翳障胬肉。

（3）喉痹，口疮，溃疡不敛。

（4）皮肤色斑。

【用法用量】内服：研末冲，或入丸散，0.1~0.3g。

【使用注意】本品重坠，孕妇慎服。

第二节 养心安神药

考点1 酸枣仁★★★

【性味归经】甘、酸，平。归心、肝、胆经。

【性能特点】本品善养心、补肝、益胆而安神，为治阴血亏虚之心神不安、失眠多梦、惊悸怔忡之要药；兼能敛汗，治体虚多汗可选。

【功效】养心安神，敛汗。

【主治病证】

（1）阴血亏虚之心神不安、失眠多梦、惊悸怔忡。

（2）自汗，盗汗。

【用法用量】内服：煎汤，9~15g；研末，每次1~1.5g；或入丸散。

【使用注意】本品味酸性敛，故内有实邪郁火者慎服。

考点2 远志★★★

【性味归经】辛、苦，温。归心、肾、肺经。

【性能特点】本品既助心阳、益心气，使肾气上交于心而安神益智；又祛痰而开窍，善治心神不安或痰阻心窍诸证；还祛痰止咳、消散痈肿，治痰多咳嗽及疮痈肿痛。

【功效】安神益智，祛痰开窍，消散痈肿。

【主治病证】

（1）心神不安，惊悸，失眠，健忘。

（2）痰阻心窍之癫痫发狂、神志恍惚。

（3）咳嗽痰多。

（4）痈疽肿痛，乳痈肿痛。

【用法用量】内服：煎汤，3~9g；或入丸散。外用：适量，研末调敷。

【使用注意】本品对胃有刺激性，故消化道溃疡病及胃炎患者慎服。

考点3　合欢皮★★★

【性味归经】甘，平。归心、肝经。

【性能特点】本品甘和缓，苦能泄，性平和，入心、肝经。既善解肝郁而安神定志，治忧郁、失眠常用；又能活血散瘀、消散痈肿，治跌打骨折、疮痈、肺痈。

【功效】解郁安神，活血消肿。

【主治病证】

（1）忿怒忧郁，烦躁不眠。

（2）跌打骨折，疮痈，肺痈。

【用法用量】内服：煎汤，9~15g；或入丸散。

考点4　柏子仁★

【性味归经】甘，平。归心、肾、大肠经。

【性能特点】本品能补阴血而养心安神，善治阴血亏虚之虚烦不眠；润肠燥而通便，治阴血亏虚之肠燥便秘。此外，还能补阴血而止汗，治阴虚盗汗。

【功效】养心安神，润肠通便，止汗。

【主治病证】

（1）虚烦不眠，心悸怔忡。

（2）肠燥便秘，阴虚盗汗。

【用法用量】内服：煎汤，3~10g；或入丸散。

【使用注意】本品质润滑肠，故大便溏薄者慎服。

知识拓展　酸枣仁和柏子仁的异同：

药物	相同点	不同点
酸枣仁	养心安神，治虚烦不眠、惊悸多梦	敛汗，既治自汗，又治盗汗
柏子仁		唯治盗汗；润肠通便，治肠燥便秘

考点5　夜交藤★

【性味归经】甘，平。归心、肝经。

【性能特点】本品既养心血而安神，治血虚心烦、失眠多梦；又祛风邪而通经络，治血虚身痛肢麻、风湿痹痛。

【功效】养心安神，祛风通络。

【主治病证】

（1）虚烦失眠多梦。

（2）血虚身痛肢麻，风湿痹痛。

【用法用量】内服：煎汤，9~15g；或入丸散。

知识拓展　合欢皮和夜交藤的异同：

药物	相同点	不同点
合欢皮	善安神，治心神不安、心悸、失眠多梦	解郁安神，善治情志所伤的虚烦不安
夜交藤		养心安神，善治血虚失眠

第十五章　平肝息风药

凡以平抑肝阳、息风止痉为主要功效的药物，称为平肝息风药。

要点	内容	
分类	平抑肝阳药	息风止痉药
性味	寒凉，多数为矿石介类药	寒温不一
归经	肝经	
功效	平肝潜阳（主），镇惊安神（兼）	息风止痉（主），化痰解毒、通络止痛（兼）
主治病证	肝阳上亢之头晕目眩	肝风内动、癫痫抽搐及破伤风
使用注意	①药性寒凉之品，脾虚慢惊者忌用 ②药性温燥之品，阴虚血亏者慎用	

第一节　平抑肝阳药

考点1 石决明★★★

【性味归经】咸，寒。归肝经。

【性能特点】本品专入肝经，略兼益阴，善平肝潜阳、清肝明目，为治肝阳上亢及肝热目疾之要药。

【功效】平肝潜阳，清肝明目。

【主治病证】

（1）肝阳上亢之头晕目眩。

（2）肝火目赤翳障，肝虚目昏。

【用法用量】平肝清肝宜生用，点眼应煅后水飞用。

【使用注意】本品咸寒易伤脾胃，故脾胃虚寒、食少便溏者慎服。

知识拓展 石决明和决明子的异同：

药物	相同点	不同点
石决明	清肝明目，治肝热目赤	平肝潜阳，为治肝阳眩晕之要药
决明子		润肠通便，治热结肠燥便秘

考点2 牡蛎★★★

【性味归经】咸，微寒。归肝、肾经。

【性能特点】本品生用善平肝潜阳、镇惊安神、软坚散结，并兼益阴，善治阴虚阳亢之眩晕、阴虚动风，以及心悸失眠，瘰疬痰核诸证。煅用性涩收敛，善收敛固涩、制酸止痛，治滑脱诸证，胃痛泛酸。

【功效】平肝潜阳，镇惊安神，软坚散结，收敛固涩，制酸止痛。

【主治病证】

（1）阴虚阳亢之头晕目眩，阴虚动风。

（2）烦躁不安，心悸失眠。

（3）瘰疬痰核，癥瘕积聚。

（4）自汗，盗汗，遗精，带下，崩漏。

（5）胃痛泛酸。

【用法用量】内服：煎汤，15~30g，打碎先下；或入丸散。平肝潜阳、软坚散结宜生用；收敛固涩、制酸止痛宜煅用。

【使用注意】本品煅后收敛，故有湿热实邪者忌服。

知识拓展 龙骨和牡蛎的异同：

药物	相同点	不同点
龙骨	生用善镇惊安神、平肝潜阳，治心悸失眠、肝阳眩晕；煅用能收敛固涩，治滑脱诸证	长于安神、固涩，善收湿敛疮而治湿疮
牡蛎		长于潜阳育阴，善治肝阳眩晕、阴虚风动；又能软坚散结，治瘰疬痰核，癥瘕积聚；煅后制酸止痛，治胃痛泛酸

考点3 赭石★★★

【性味归经】苦，寒。归肝、肺、胃、心经。

【性能特点】本品善镇潜平肝，治肝阳上亢；善降肺胃之逆，治呕呃喘息；善凉血止血，治血热气逆之吐衄。

【功效】平肝潜阳，重镇降逆，凉血止血。

【主治病证】

（1）肝阳上亢之头晕目眩。

（2）嗳气，呃逆，呕吐，喘息。

（3）血热气逆之吐血、衄血、崩漏。

【用法用量】内服：煎汤，9~30g，打碎先下；或入丸散。平肝、降逆宜生用，止血宜煅用。

【使用注意】本品苦寒重坠，故寒证及孕妇慎服。又含微量砷，故不宜长期服。

考点4 蒺藜★★★

【性味归经】苦、辛，平。有小毒。归肝经。

【性能特点】本品专入肝经。既善平抑肝阳、疏泄肝郁，治阳亢眩晕、肝郁胁痛；又善祛风明目、散风止痒，治风热目赤、风疹瘙痒。

【功效】平肝，疏肝，祛风明目，散风止痒。

【主治病证】

（1）肝阳上亢之头晕目眩。

（2）肝气郁结之胸胁不舒、乳闭不通。

（3）风热之目赤翳障。

（4）风疹瘙痒。

【用法用量】内服：煎汤，6~10g；或入丸散。

考点5　珍珠母★

【性味归经】咸，寒。归肝、心经。

【性能特点】本品生用善镇潜肝阳、清肝明目、安神定惊，略兼益阴，治阳亢头痛眩晕、肝火目赤肿痛、惊悸失眠；煅用能收湿敛疮，治湿疮、湿疹。

【功效】平肝潜阳，清肝明目，安神定惊，收湿敛疮。

【主治病证】

（1）肝阳上亢之头晕目眩，惊悸失眠。

（2）肝热目赤，肝虚目昏。

（3）湿疹，湿疮。

【用法用量】内服：煎汤，15~30g，打碎先下；或入丸散。外用：适量，研末掺，或调敷。平肝潜阳、清肝明目、安神定惊宜生用，收湿敛疮宜煅用。

【知识拓展】珍珠和珍珠母的异同：

药物	相同点	不同点
珍珠	清肝明目，治肝热目赤、翳障等证	镇心安神，治心悸失眠、惊风癫痫；外用收敛生肌，治疮疡不敛
珍珠母		平肝潜阳，治肝阳眩晕；外用收湿敛疮，治湿疹、湿疮

考点6　罗布麻叶★

【性味归经】甘、苦，凉。归肝、肾经。

【性能特点】本品既平肝清热，治肝阳上亢；又降压利水，治水肿及高血压病属肝阳上亢者。

【功效】平肝清热，降血压，利水。

【主治病证】

（1）肝阳上亢之头晕目眩。

（2）高血压病属肝阳上亢者。

（3）水肿，小便不利。

【用法用量】内服：6~12g。

第二节　息风止痉药

考点1　羚羊角★★★

【性味归经】咸，寒。归肝、心经。

【性能特点】本品既平肝息风、清肝明目，治肝阳、肝风及肝火诸证；又凉血解毒，治温热病之壮热神昏、谵语狂躁或抽搐，温毒发斑，疮痈肿毒等。

【功效】平肝息风，清肝明目，凉血解毒。

【主治病证】

（1）肝热急惊，癫痫抽搐。

（2）肝阳上亢之头晕目眩。

（3）肝火炽盛之目赤头痛。

（4）温热病之壮热神昏、谵语狂躁或抽搐，温毒发斑，疮痈肿毒。

【配伍】

药物	配伍药物	主治病证
羚羊角	钩藤	肝热动风或肝阳上亢

【用法用量】内服：煎汤，1~3g，宜另煎2小时以上，与煎好的药液合兑；磨汁或锉末，每次0.3~0.6g；也可入丸散。

【使用注意】本品性寒，脾虚慢惊者忌服，脾胃虚寒者慎服。

考点2 钩藤★★★

【性味归经】甘，凉。归肝、心包经。

【性能特点】本品善平肝阳、息肝风、清肝热，兼散肝经之热。主治阳亢头晕目眩、肝热头痛头胀及惊痫抽搐。

【功效】息风止痉，清热平肝。

【主治病证】

（1）肝风内动，惊痫抽搐。

（2）肝经有热之头胀、头痛。

（3）肝阳上亢之头晕目眩。

【用法用量】内服：煎汤，3~12g，后下；或入丸散。

考点3 天麻★★★

【性味归经】甘，平。归肝经。

【性能特点】本品善息风止痉、平抑肝阳，治肝阳、肝风诸证，无论寒热虚实皆宜。能祛风通络，治痹痛肢麻与手足不遂。

【功效】息风止痉，平抑肝阳，祛风通络。

【主治病证】

（1）肝阳上亢之头痛眩晕。

（2）虚风内动，急惊风、慢惊风，癫痫抽搐，破伤风。

（3）风湿痹痛，肢体麻木，手足不遂。

【配伍】

药物	配伍药物	主治病证
天麻	钩藤	治肝阳亢或肝风动之证

【用法用量】内服：煎汤，3~10g；研末，每次1~1.5g；也可入丸散。

知识拓展　天麻和钩藤的异同：

药物	相同点	不同点
天麻	息风止痉、平抑肝阳，治肝风内动之惊痫抽搐、肝阳上亢之眩晕	凡肝风、肝阳诸证，无论寒热虚实皆宜，为治眩晕之要药；又能祛风通络止痛，治风湿痹痛及肢体麻木
钩藤		清肝，以肝热动风、肝火头痛用之为宜

考点4　全蝎 ★★★

【性味归经】辛，平。有毒。归肝经。

【性能特点】本品既善息风止痉，治惊痫抽搐、破伤风及中风面瘫或半身不遂；又善攻毒散结，治疮毒瘰疬；还善通络止痛，治头痛及风湿顽痹。

【功效】息风止痉，攻毒散结，通络止痛。

【主治病证】

（1）急惊风、慢惊风，癫痫抽搐，破伤风。

（2）中风面瘫，半身不遂。

（3）疮疡肿毒，瘰疬痰核。

（4）偏正头痛，风湿顽痹。

【配伍】

药物	配伍药物	主治病证
全蝎	蜈蚣	肝风抽搐、中风瘫痪、偏正头痛、风湿顽痹

【用法用量】内服：煎汤，3~6g；研末，每次0.6~1g；也可入丸散。

【使用注意】本品有毒，辛散走窜，故用量不宜过大，孕妇禁用，血虚生风者慎服。

考点5　蜈蚣 ★★★

【性味归经】辛，温。有毒。归肝经。

【性能特点】本品辛散温而有毒，虫类搜剔走窜，专入肝经。功同全蝎而药力更胜，并常与全蝎相须为用，以增药力。

【功效】息风止痉，攻毒散结，通络止痛。

【主治病证】

（1）急惊风、慢惊风，癫痫抽搐，破伤风。

（2）中风面瘫，半身不遂。

（3）疮疡肿毒，瘰疬痰核。

（4）偏正头痛，风湿顽痹。

【用法用量】内服：煎汤，3~5g；研末，每次0.6~1g；也可入丸散。

【使用注意】本品有毒，辛温走窜，故内服用量不宜过大，孕妇禁用，血虚生风者慎服。

知识拓展　全蝎和蜈蚣的异同：

药物	相同点	不同点
蜈蚣	息风止痉、解毒散结、通络止痛	性温，毒大而力强
全蝎		性平，毒性及药力均稍缓

考点6 地龙 ★★★

【性味归经】咸，寒。归肝、肺、膀胱经。

【性能特点】本品咸寒清泄，走窜通利。入肝经，能清热息风而止痉；入肺经，能清肺泄热而平喘；入膀胱经，能利尿通闭；走经络，能通络治痹。

【功效】清热息风，平喘，通络，利尿。

【主治病证】

（1）高热神昏狂躁，急惊风，癫痫抽搐。

（2）肺热喘哮。

（3）痹痛肢麻，半身不遂。

（4）小便不利，尿闭不通。

【用法用量】内服：煎汤，干品5~10g，鲜品9~20g；研末，每次1~2g。

【使用注意】本品性寒，故脾胃虚寒或内无实热者慎服。

考点7 僵蚕 ★

【性味归经】咸、辛，平。归肝、肺经。

【性能特点】本品既善息风化痰止痉，治肝风或痰热之惊痫抽搐；又能祛风而止痛、止痒，治风热或肝热之头痛目赤、咽痛及风疹瘙痒；还能化痰散结消肿，治疗瘰痰核、疔腮。

【功效】息风止痉，祛风止痛，化痰散结。

【主治病证】

（1）急惊风、慢惊风，癫痫，中风面瘫。

（2）风热或肝热之头痛目赤，咽喉肿痛。

（3）风疹瘙痒。

（4）瘰疬痰核，疔腮。

【用法用量】内服：煎汤，5~9g；研末，每次1~1.5g。散风热宜生用，余皆炒用。

知识拓展 地龙和僵蚕的异同：

药物	相同点	不同点
地龙	息风止痉，治惊痫抽搐	清热通络、平喘、利尿，治热痹、痰热咳喘、小便不利及尿闭不通
僵蚕		化痰、祛风止痛、止痒、散结消肿

第十六章　开窍药

凡具辛香走窜之性，以开窍醒神为主要功效的药物，称为开窍药。

要点	内容
性味	辛香行散
归经	心经
功效	通闭开窍、苏醒神志
主治病证	热陷心包或痰浊阻蔽所致的神昏谵语，以及惊痫、中风等病出现的突然昏厥之证
使用注意	①只适用于神昏闭证，一般不用于神昏脱证 ②多为救急、治标之品，只宜暂用，不宜久服，以免耗泄元气 ③大多辛香，易于挥发，故内服多入丸散，仅个别能入煎剂

考点1 麝香★★★

【性味归经】辛，温。归心、脾经。

【性能特点】本品既为开窍醒神之良药，治闭证神昏无论寒热皆宜；又为活血通经、止痛之佳品，治瘀血诸证无论新久皆可。

【功效】开窍醒神，活血通经，消肿止痛。

【主治病证】

（1）热病神昏，中风痰厥，气郁暴厥，中恶神昏。

（2）闭经，癥瘕，难产死胎。

（3）胸痹心痛，心腹暴痛，痹痛麻木，跌打损伤。

（4）疮肿，瘰疬，咽喉肿痛。

【用法用量】内服：入丸散，0.03~0.1g，不入煎剂。外用：适量，调敷或敷贴。

【使用注意】本品走窜力强，妇女月经期及孕妇忌用。

考点2 冰片★★★

【性味归经】辛、苦，微寒。归心、脾、肺经。

【性能特点】本品与麝香同功，为凉开之品。内服开窍醒神，为治神昏窍闭之要药；外用清热止痛、消肿生肌，为治热毒肿痛之良药。

【功效】开窍醒神，清热止痛。

【主治病证】

（1）热病神昏，中风痰厥，中恶神昏，胸痹心痛。

（2）疮疡肿毒，咽喉肿痛，口舌生疮，目赤肿痛，耳道流脓。

【用法用量】内服：入丸散，0.15~0.3g，不入煎剂。外用：适量，研末干掺或调敷。

【使用注意】本品辛香走窜，故孕妇禁用。

【知识拓展】 麝香和冰片的异同：

药物	相同点	不同点
麝香	开窍醒神，治闭证神昏，消肿止痛	活血通经
冰片		清热解毒

考点3 石菖蒲 ★★★

【性味归经】 辛、苦，温。归心、胃经。

【性能特点】 本品既善化痰湿、开窍闭，治痰湿蒙闭心窍诸证；又能宁心神、和胃气，治心气亏虚之心悸失眠、健忘恍惚，以及湿浊中阻与噤口痢等证。

【功效】 开窍宁神，化湿和胃。

【主治病证】

（1）痰湿蒙蔽心窍之神昏，癫痫，耳聋，耳鸣。

（2）心气不足之心悸失眠、健忘恍惚。

（3）湿浊中阻之脘腹痞胀，噤口痢。

【用法用量】 内服：煎汤，3~10g，鲜品加倍；或入丸散。

【使用注意】 辛温香散，易伤阴耗气，故阴亏血虚及精滑多汗者慎服。

考点4 苏合香 ★

【性能特点】 本品芳香辛散，温通开郁，入心、脾经。既善辟秽开窍，治寒闭神昏；又能温散止痛，治胸痹腹痛。

【功效】 开窍辟秽，止痛。

【主治病证】

（1）寒闭神昏。

（2）胸痹心痛，胸闷腹痛。

【用法用量】 内服：入丸散，0.3~1g，不入煎剂。

【使用注意】 辛香温燥，故阴虚火旺者慎服。

考点5 安息香 ★

【性能特点】 本品既通闭开窍、辟秽醒神，治闭证神昏，无论寒热皆宜；又行气活血而祛瘀止痛，治气滞血瘀之心腹诸痛，兼寒、兼热皆可。

【功效】 开窍辟秽，行气活血，止痛。

【主治病证】

（1）闭证神昏。

（2）心腹疼痛。

（3）产后血晕，痹痛日久。

【用法用量】 内服：入丸散，0.6~1.5g，不入煎剂。

【使用注意】本品辛香苦燥，故阴虚火旺者慎服。

知识拓展　苏合香和安息香的异同：

药物	相同点	不同点
苏合香	辟秽开窍，治闭证神昏	寒闭神昏；温散止痛，治胸痹心痛、胸闷腹痛
安息香		闭证神昏无论寒热皆宜；行气活血，治气滞血瘀之心腹诸痛

第十七章　补虚药

凡能补充人体物质亏损、增强人体功能活动，以提高抗病能力、消除虚弱证候为主要功效的药物，称为补虚药，习称补益药或补养药。

要点	内容			
分类	补气药	补阳药	补血药	补阴药
性味	甘温		甘温或甘寒不一	
适应证	气虚证	阳虚证	血虚证	阴虚证
主治病证	①脾气虚之食少便溏、神疲乏力、脱肛 ②肺气虚之少言懒语、久咳虚喘、易出虚汗	①肾阳不足之畏寒肢冷、阳痿遗精、宫冷不孕、夜尿频多 ②脾肾阳虚之泄泻 ③肺肾两虚之喘嗽	心血虚或肝血不足所致的面色萎黄、唇甲苍白、头晕眼花、心慌心悸，以及妇女月经不调	①肺阴虚之干咳少痰、咽干喉燥 ②胃阴虚之口干舌燥、胃中嘈杂、大便秘结、舌红少苔 ③心阴虚之心烦不眠 ④肝肾阴虚之腰膝酸痛、遗精滑精、手足心热、潮热盗汗、眼目干涩
使用注意	①凡身体健康而无虚证者，不宜应用 ②邪实而正气不虚者，不宜乱用补虚药，以防"闭门留寇" ③补气药多甘壅滞气，湿盛中满者忌用 ④补阳药温燥而能伤阴助火，阴虚火旺者不宜应用 ⑤补血与补阴药，大多药性滋腻，易伤脾胃，湿阻中焦及脾虚便溏者慎用			

第一节　补气药

考点1 人参★★★

【性味归经】甘、微苦，微温。归脾、肺经。

【性能特点】本品为补气强身之要药。既善大补元气，治气虚欲脱；又善补脾肺之气，治脾肺气虚诸证；还能补气而生津、安神、益智，治津伤口渴、消渴、心神不安、惊悸健忘等。

【功效】大补元气，补脾益肺，生津止渴，安神益智。

【主治病证】

（1）气虚欲脱证。

（2）脾气虚弱之食欲不振、呕吐泄泻。

（3）肺气虚弱之气短喘促、脉虚自汗。

（4）热病津伤之口渴，消渴证。

（5）心神不安，失眠多梦，惊悸健忘。

【配伍】

药物	配伍药物	主治病证
人参	附子	亡阳气脱
	蛤蚧	肺肾两虚，动辄气喘
	麦冬、五味子	气阴两虚之口渴、多汗，消渴
	鹿茸	肾阳亏虚、精血不足
	核桃仁	肺肾两虚之喘咳

【用法用量】内服：大补元气可用15~30g。野生人参功效最佳，多用于挽救虚脱；生晒人参性较平和，适用于气阴不足者；红参药性偏温，多用于气阳两虚者。

【使用注意】为保证人参的补气药效，服用人参时不宜饮茶水和吃白萝卜。因属补虚之品，邪实而正不虚者忌服。反藜芦，畏五灵脂，恶莱菔子、皂荚，均忌同用。

考点2　党参★★★

【性味归经】甘，平。归脾、肺经。

【性能特点】本品多用于脾肺气虚之轻症。兼生津、养血，可治津亏、血虚等证。

【功效】补中益气，生津养血。

【主治病证】

（1）脾气亏虚之食欲不振、呕吐泄泻。

（2）肺气亏虚之气短喘促、脉虚自汗。

（3）气津两伤之气短口渴。

（4）血虚萎黄，头晕心慌。

【用法用量】内服：煎汤，9~30g；或入丸散。

【使用注意】本品虽性平，但甘补，故实热证不宜服用。

考点3　西洋参★★★

【性味归经】苦、微甘，凉。归心、肺、肾经。

【性能特点】本品既善补气养阴，又善清热生津，主治气阴两虚或阴虚津伤诸证，兼热者尤宜。

【功效】补气养阴，清热生津。

【主治病证】

（1）阴虚热盛之咳嗽痰血。

（2）热病气阴两伤之烦倦。

（3）津液不足之口干舌燥，内热消渴。

【用法用量】内服：煎汤，3~6g，另煎，与煎好的药液合兑；或入丸散。

【使用注意】本品性寒，能伤阳助湿，故阳虚内寒及寒湿者慎服。

【知识拓展】人参、党参和西洋参的异同：

药物	相同点	不同点
人参	补气生津，治气津两伤之烦倦口渴	善大补元气，为治气虚欲脱第一要药；又善安神增智，治心神不安之心悸、失眠、健忘
党参		善补中气、益肺气；又兼养血，治血虚萎黄
西洋参		善清热养阴，气阴两虚兼热者用之为宜；又善养肺阴、清肺热，治阴虚热盛的喘咳痰血

考点 4 黄芪 ★★★

【性味归经】甘，微温。归脾、肺经。

【性能特点】本品既善补中气、升举清阳，又善补肺气、益卫固表，治脾肺气虚、中气下陷、气不摄血、自汗盗汗等，还能托疮毒、利水消肿，治气血不足之疮痈不溃或久溃不敛，以及气虚水肿、小便不利。此外，通过补气又能生血、摄血、生津、行滞，治血虚萎黄、气不摄血之崩漏便血、气津两伤之消渴、气虚血滞之痹痛麻木和半身不遂等。

【功效】补气升阳，益卫固表，托毒生肌，利水消肿。

【主治病证】

（1）脾胃气虚，脾肺气虚，中气下陷，气不摄血，气虚发热。

（2）自汗，盗汗。

（3）气血不足所致疮痈不溃或溃久不敛。

（4）气虚水肿、小便不利。

（5）气血双亏，血虚萎黄，血痹肢麻，半身不遂，消渴。

【配伍】

药物	配伍药物	主治病证
黄芪	柴胡、升麻	中气下陷诸证

【用法用量】内服：煎汤，6~30g；或入丸散。补气升阳宜蜜炙用，其他宜生用。

【使用注意】本品甘微温，升补止汗，易于助火敛邪，故表实邪盛、气滞湿阻、食积内停、阴虚阳亢、疮痈毒盛者，均不宜服用。

考点 5 白术 ★★★

【性味归经】甘、苦，温。归脾、胃经。

【性能特点】本品善补气健脾、燥湿利水、止汗、安胎，治脾胃气虚、脾虚水肿、痰饮、表虚自汗及胎动不安。生用、炒用性能小有差别，炒后补脾力强，生用祛湿力强。

【功效】补气健脾，燥湿利水，止汗，安胎。

【主治病证】

（1）脾胃气虚之食少便溏、倦怠乏力。

（2）脾虚水肿，痰饮。

（3）表虚自汗。

（4）脾虚气弱之胎动不安。

【用法用量】内服：煎汤，6~12g；或入丸散。补气健脾宜炒用，健脾止泻宜炒焦用，燥湿利水宜生用。

【使用注意】本品苦燥伤阴，故津亏燥渴、阴虚内热者不宜服。

知识拓展 ①黄芪和白术的异同：

药物	相同点	不同点
黄芪	补气利尿、固表止汗，治脾虚气弱，水湿内停之水肿、小便不利，以及气虚自汗	善升阳，治中气下陷之脏器脱垂及气虚发热；善托毒生肌，治气血亏虚之疮疡久溃不敛或脓成日久不溃
白术		善燥湿，治脾虚兼湿滞之证；健脾安胎，治脾虚胎动不安

②白术和苍术的异同：

药物	相同点	不同点
白术	燥湿健脾，治脾虚湿停之泄泻或便溏、带下	补气、止汗、安胎、利水
苍术		祛风湿、发表

考点6 山药★★★

【性味归经】甘，平。归脾、肺、肾经。

【性能特点】本品既平补气阴，为治气虚或气阴两虚之佳品；又滋阴益气而生津，为治肾阴虚及消渴所常用；还固精止带，为治肾虚不固之要药。

【功效】益气养阴，补脾肺肾，固精止带。

【主治病证】

（1）脾虚气弱之食少便溏或泄泻。

（2）肺虚或肺肾两虚之喘咳。

（3）肾阴虚证，消渴证。

（4）肾虚之遗精、尿频、带下。

【用法用量】内服：煎汤，9~30g。

【使用注意】本品养阴收敛助湿，故湿盛中满者不宜服用。

考点7 刺五加★★★

【性味归经】甘、辛、微苦，温。归脾、肾、心经。

【性能特点】本品入脾经，善补气健脾，治脾虚乏力、气虚浮肿；入肾经，善益肾强腰，治肾虚腰膝酸软，小儿行迟；入心经，善养心安神，治心悸失眠；走脉络，善活血通络，治胸痹心痛，痹痛，跌打伤痛。

【功效】补气健脾，益肾强腰，养心安神，活血通络。

【主治病证】

（1）脾虚乏力，食欲不振，气虚浮肿。

（2）肾虚腰膝酸软，小儿行迟。

（3）心悸气短，失眠多梦，健忘。

（4）胸痹心痛，痹痛日久，跌打肿痛。

【用法用量】内服：煎汤，9~20g；或浸酒，或入丸散。

【使用注意】本品甘苦辛温，能伤阴助火，故阴虚火旺者慎服。

考点8 甘草★★★

【性味归经】甘，平。归脾、胃、肺、心经。

【性能特点】本品既益气补中，又缓急止痛、缓和药性，还祛痰止咳、解毒。蜜炙补气缓急力强；生用能泻火解毒。

【功效】益气补中，祛痰止咳，解毒，缓急止痛，缓和药性。

【主治病证】

（1）心气虚之心动悸、脉结代。

（2）脾虚乏力、食少便溏。

（3）咳嗽气喘。

（4）疮痈肿毒，食物或药物中毒。

（5）脘腹或四肢挛急疼痛。

（6）调和诸药。

【配伍】

药物	配伍药物	主治病证
甘草	白芍	脘腹或四肢拘急疼痛

【用法用量】内服：煎汤，2~10g；或入丸散。泻火解毒宜生用，补气缓急宜炙用。

【使用注意】本品味甘，易助湿壅气，故湿盛中满者不宜服用。反大戟、甘遂、芫花、海藻，均忌同用。大剂量服用甘草，易引起浮肿，故不宜大量久服。

考点9 太子参★

【性味归经】甘、微苦，平。归脾、肺经。

【性能特点】本品功似人参，而药力甚弱。能补气生津，多用于气津两伤之轻症，或兼热者更宜。

【功效】补气生津。

【主治病证】

（1）脾虚食少倦怠，气津两伤口渴。

（2）肺虚咳嗽。

（3）心悸，失眠，多汗。

【用法用量】内服：煎汤，9~30g；或入丸散。

考点10 白扁豆★

【性味归经】甘，微温。归脾、胃经。

【性能特点】本品既能健脾化湿，治脾虚夹湿证；又能化湿和中而消暑，治暑湿吐泻；

还能解酒毒，治食物中毒等。

【功效】健脾化湿，消暑解毒。

【主治病证】

（1）脾虚夹湿之食少便溏或泄泻，妇女带下。

（2）暑湿吐泻。

（3）食物中毒。

【用法用量】内服：煎汤，9~15g；或入丸散。健脾化湿宜炒用，消暑解毒宜生用。

考点11 大枣★★

【性味归经】甘，温。归脾、胃经。

【性能特点】本品既补中益气，又养血安神，为气血双补之品，善治脾虚和血虚诸证。

【功效】补中益气，养血安神，缓和药性。

【主治病证】

（1）脾虚乏力、食少便溏。

（2）血虚萎黄，血虚脏躁。

（3）缓和峻烈药的药性。

【使用注意】本品甘温，易助湿生热，令人中满，故湿盛中满、食积、虫积、龋齿作痛及痰热咳嗽者忌服。

知识拓展 甘草和大枣的异同：

药物	相同点	不同点
甘草	补中益气、缓和药性，治脾胃虚弱、倦怠乏力，或调和诸药	善补心气、缓急止痛，能祛痰止咳、解毒
大枣		善养血安神，治血虚萎黄及脏躁证

考点12 红景天★

【性能特点】本品益气、平喘、活血通脉，善治气虚体倦、久咳虚喘，以及气虚血瘀、血脉不畅所致诸证，兼热者尤宜。

【功效】益气，平喘，活血通脉。

【主治病证】

（1）气虚体倦。

（2）久咳虚喘。

（3）气虚血瘀之胸痹心痛、中风偏瘫。

【用法用量】内服：煎汤，3~6g；或入丸散。

考点13 绞股蓝★

【性能特点】本品能健脾益气、祛痰止咳、清热解毒，治气虚兼热、痰热咳喘、热毒疮痈、癌肿。

【功效】健脾益气，祛痰止咳，清热解毒。

【主治病证】

（1）气虚乏力，气津两虚。

（2）痰热咳喘，燥痰劳嗽。

（3）热毒疮痈，癌肿。

【使用注意】少数患者服药后有恶心、呕吐、腹胀、腹泻或便秘、头晕等不良反应，应加以注意。

知识拓展 红景天和绞股蓝的异同：

药物	相同点	不同点
红景天	益气，治气虚，兼热者尤宜	平喘、活血通脉，治久咳虚喘，以及气虚血瘀、血脉不畅所致诸证
绞股蓝		健脾、祛痰止咳、清热解毒，治痰热咳喘、热毒疮痈、癌肿等

考点14 蜂蜜 ★★

【性味归经】甘，平。归脾、肺、大肠经。

【性能特点】本品既补中缓急，治脾胃虚弱、脘腹疼痛；又润肺止咳，治肺虚咳嗽、燥咳；还润肠、解乌头类药毒，治肠燥便秘、乌头类药中毒；外治疮疡不敛、水火烫伤。

【功效】补中缓急，润肺止咳，滑肠通便，解毒。

【主治病证】

（1）脾胃虚弱之食少倦怠、脘腹疼痛。

（2）燥咳少痰，肺虚久咳。

（3）肠燥便秘。

（4）乌头类药中毒。

（5）疮疡不敛，水火烫伤。（外用）

【用法用量】内服：15~30g。冲服；或入丸剂、膏剂。外用：适量，局部外涂。内服宜用熟蜜，外涂宜用新鲜生蜜。

【使用注意】本品甘润滑腻，易助湿滞气，令人中满，故湿盛中满、痰多咳嗽及大便稀溏者忌服。

考点15 饴糖 ★★

【性能特点】本品善补脾益气、缓急止痛，治脾虚乏力、虚寒腹痛；能润肺燥、止咳嗽，治肺虚咳嗽。

【功效】补脾益气，缓急止痛，润肺止咳。

【主治病证】

（1）劳倦伤脾，气短乏力。

（2）虚寒腹痛。

（3）肺虚咳嗽，干咳无痰。

【用法用量】内服：入汤剂，30~60g，分次烊化冲服；或入丸散。

【使用注意】本品甘温，易助热生湿，故湿阻中满、湿热内蕴及痰湿甚者忌服。

知识拓展 蜂蜜和饴糖的异同：

药物	相同点	不同点
蜂蜜	补中益气、润肺止咳、缓急止痛，均治脾胃虚弱证、肺虚燥咳，以及脘腹疼痛	润燥滑肠，治肠燥便秘
饴糖		补虚温中、缓急止痛，尤善治虚寒腹痛

第二节 补阳药

考点1 鹿茸 ★★★

【性味归经】甘、咸，温。归肝、肾经。

【性能特点】本品为血肉有情之品。既峻补元阳、大补精血，为治肾阳不足、精血亏虚证之首选；又强筋健骨、调理冲任，治冲任虚寒之崩漏带下；还能通过温补而托疮毒，治阴疽内陷。

【功效】壮肾阳，益精血，强筋骨，调冲任，托疮毒。

【主治病证】

（1）肾阳不足之阳痿滑精，宫冷不孕。

（2）精血虚亏之筋骨无力、神疲羸瘦、眩晕耳鸣，小儿骨软行迟、囟门不合。

（3）妇女冲任虚寒、带脉不固之崩漏、带下过多。

（4）阴疽内陷，疮疡久溃不敛。

【用法用量】内服：研末冲服，1~2g，或入丸散。

【使用注意】本品温热峻烈，故阴虚阳亢、实热、痰火内盛、血热出血及外感热病者忌服。宜从小剂量开始，逐渐加量，以免伤阴动血。

考点2 肉苁蓉 ★★★

【性味归经】甘、咸，温。归肾、大肠经。

【性能特点】本品入肾经，能补肾阳、益精血；入大肠经，能润肠燥、缓通便。

【功效】补肾阳，益精血，润肠通便。

【主治病证】

（1）肾虚之阳痿、不孕。

（2）精血亏虚之腰膝痿弱、筋骨无力。

（3）肠燥便秘。

【使用注意】本品助阳滑肠，故阴虚火旺、大便溏薄或实热便秘者忌服。

知识拓展 肉苁蓉和锁阳的异同：

药物	相同点	不同点
肉苁蓉	补肾助阳、润肠通便，治肾虚阳痿、不孕、腰膝痿软、肠燥便秘	润肠通便力强
锁阳		润肠通便力弱

考点 3 淫羊藿 ★★★

【性味归经】辛、甘，温。归肝、肾经。

【性能特点】本品既补肾阳而强筋骨，又祛风湿而蠲痹痛，为肾虚阳痿、风寒湿痹之常用。其功力较强而灵验，故又名仙灵脾。

【功效】补肾阳，强筋骨，祛风湿。

【主治病证】

（1）肾虚之阳痿、不孕、尿频、筋骨痿软。

（2）风寒湿痹或肢体麻木。

【用法用量】内服：煎汤，6~10g；或入丸散。

【使用注意】本品辛甘温燥，伤阴助火，故阴虚火旺及湿热痹痛者忌服。

考点 4 巴戟天 ★★★

【性味归经】甘、辛，微温。归肝、肾经。

【性能特点】本品既善补肾阳、益精血，又祛风湿、强筋骨，为治肾阳虚衰或兼风湿之要药。

【功效】补肾阳，强筋骨，祛风湿。

【主治病证】

（1）肾虚之阳痿、不孕、尿频。

（2）肾虚兼风湿之腰膝疼痛或软弱无力。

【用法用量】内服：煎汤，3~10g；或入丸散。

【使用注意】本品辛甘微温助火，故阴虚火旺或有湿热者忌服。

知识拓展 淫羊藿和巴戟天的异同：

药物	相同点	不同点
淫羊藿	补肾阳、强筋骨、祛风湿，治肾虚阳痿、宫冷不孕、遗尿尿频，以及风湿痹痛兼阳虚者	药力较强
巴戟天		药力较缓

考点 5 杜仲 ★★★

【性味归经】甘，温。归肝、肾经。

【性能特点】本品善温补肝肾而强筋健骨、安胎，兼降血压。既为治肾虚腰膝酸痛或筋骨无力之要药，又为治肝肾亏虚胎漏或胎动之佳品。

【功效】补肝肾，强筋骨，安胎。

【主治病证】

（1）肝肾不足之腰膝酸痛、筋骨无力。

（2）肝肾亏虚之胎动不安、胎漏下血。

（3）高血压属肝肾亏虚者。

【用法用量】内服：煎汤，6~10g；或入丸散。炒用疗效较生用为佳。

【使用注意】本品性温，故阴虚火旺者慎服。

考点 6 续断 ★★★

【性味归经】苦、甘、辛，微温。归肝、肾经。

【性能特点】本品既补肝肾，又行血脉，还续筋骨，为内科补肝肾、妇科止崩漏、伤科疗折伤之要药。

【功效】补肝肾，行血脉，续筋骨。

【主治病证】

（1）肝肾不足之腰痛脚弱、遗精。

（2）肝肾亏虚之崩漏经多，胎漏下血，胎动欲坠。

（3）跌仆损伤，金疮，痈疽肿痛。

【用法用量】内服：煎汤，9~15g；或入丸散。外用：适量，研末敷。补肝肾宜盐水炒，行血脉、续筋骨宜酒炒。

【使用注意】本品苦燥微温，故风湿热痹者忌服。

知识拓展 杜仲和续断的异同：

药物	相同点	不同点
杜仲	补肝肾、强筋骨，治肝肾亏虚之腰膝酸痛、筋骨软弱	治肝肾不足之腰痛、足膝无力之要药；降血压，治高血压属肾虚或肝阳上亢者
续断	又善补肝肾安胎，治肝肾虚亏之胎动不安	行血脉、续筋骨，为治伤科跌打损伤、骨折所常用，并能调冲任、止血，治崩漏

考点 7 补骨脂 ★★★

【性味归经】辛、苦，温。归肾、脾经。

【性能特点】本品既补肾壮阳、固精缩尿、纳气平喘，治肾虚阳痿、遗精滑精、肾虚气喘；又温脾止泻，为脾肾阳虚泄泻之要药。有名"破故纸"者，乃其正名之谐音。

【功效】补肾壮阳，固精缩尿，温脾止泻，纳气平喘。

【主治病证】

（1）肾阳不足之阳痿、腰膝冷痛。

（2）肾虚不固之滑精、遗尿、尿频。

（3）脾肾阳虚之泄泻。

（4）肾虚作喘。

此外，还可外治白癜风。

【用法用量】内服：煎汤，6~10g；或入丸散。外用：适量，可制成20%~30%酊剂涂患处。

【使用注意】本品温燥，易伤阴助火，故阴虚内热及大便秘结者忌服。

考点 8 益智仁 ★★★

【性味归经】辛，温。归脾、肾经。

【性能特点】本品辛温香燥，温补固涩，入脾、肾经。既暖肾固精缩尿，治肾虚遗精滑泄；又温脾止泻、开胃摄唾，治脾寒泄泻腹痛或多涎唾。

【功效】暖肾固精缩尿，温脾止泻摄唾。

【主治病证】

（1）肾气虚寒之遗精滑精、遗尿、夜尿频多。

（2）脾寒泄泻，腹中冷痛，脾虚口多涎唾。

【用法用量】内服：煎汤，3~10g；或入丸散。

【使用注意】本品温燥而易伤阴，故阴虚火旺及有湿热者忌服。

【知识拓展】补骨脂和益智仁的异同：

药物	相同点	不同点
补骨脂	补肾助阳、固精缩尿、温脾止泻	纳气平喘，治肾虚作喘
益智仁		开胃摄唾，治口多涎唾

考点9 蛤蚧 ★★★

【性味归经】咸，平。归肺、肾经。

【性能特点】本品咸平补虚偏温，药力平和，入肺、肾经。既补肺益肾，治肺虚咳嗽与肾虚作喘；又补肾阳、益精血，治肾阳不足及精血亏虚。

【功效】补肺气，定喘嗽，助肾阳，益精血。

【主治病证】

（1）肺虚咳嗽，肾虚喘促。

（2）肾虚阳痿，精血亏虚。

【用法用量】内服：煎汤，3~6g；研末，每次1~2g；浸酒，每次1~2对。

【使用注意】本品滋补助阳，故风寒、实热及痰湿喘咳者忌服。

考点10 菟丝子 ★★★

【性味归经】辛、甘，平。归肾、肝、脾经。

【性能特点】本品入肾经，善补阳益阴、固精缩尿，治肾虚阳痿、遗精尿频、带下等；入肝、脾经，善养肝明目、补脾止泻，治目暗不明、脾虚泄泻。此外，通过补益肝肾还能安固胎元，通过调补阴阳还能生津止渴，治肾虚胎动不安、消渴。

【功效】补阳益阴，固精缩尿，明目止泻，安胎，生津。

【主治病证】

（1）肾虚之腰膝酸痛、阳痿、滑精、尿频、白带过多。

（2）肝肾不足之目暗不明。

（3）脾虚便溏或泄泻。

（4）肾虚之胎漏、胎动不安。

（5）阴阳两虚之消渴。

【用法用量】内服：煎汤，6~12g；或入丸散。

【使用注意】本品虽曰平补阴阳，但仍偏补阳，且带涩性，故阴虚火旺而见大便燥结、小便短赤者忌服。

考点11 锁阳★

【性味归经】甘，温。归肝、肾、大肠经。

【性能特点】本品功似肉苁蓉，亦善补肾阳、益精血、润肠燥，既治肾虚阳痿、精血亏虚，又疗肠燥便秘。

【功效】补肾阳，益精血，润肠通便。

【主治病证】

（1）肾虚之阳痿、不孕。

（2）精血亏虚之腰膝痿弱、筋骨无力。

（3）肠燥便秘。

【用法用量】内服：煎汤，5~10g；或入丸散。

【使用注意】本品甘温助火滑肠，故阴虚火旺、实热便秘及肠滑泄泻者忌服。

考点12 骨碎补★

【性味归经】甘、苦，温。归肝、肾经。

【性能特点】本品既补肾，治肾虚诸证；又活血续伤，治跌打伤痛等。

【功效】补肾，活血，止痛，续伤。

【主治病证】

（1）肾虚之腰痛、脚弱、耳鸣、耳聋、牙痛、久泻。

（2）跌仆闪挫，筋伤骨折。

【用法用量】内服：煎汤，3~9g；或入丸散。外用：适量，研末敷或浸酒外涂。

【使用注意】本品苦温燥散助火，故阴虚内热及无瘀血者忌服。

考点13 冬虫夏草★★

【性味归经】甘，平。归肾、肺经。

【性能特点】本品既补肾助阳、益精起痿，又补益肺阴、止血化痰，为治肺肾亏虚之要药。

【功效】益肾补肺，止血化痰。

【主治病证】

（1）肾虚之阳痿、腰膝酸痛。

（2）肺肾两虚之久咳虚喘，肺阴不足之劳嗽痰血。

【用法用量】内服：煎汤，3~9g，或与鸡、鸭、猪肉等炖服；或入丸散。

【使用注意】本品甘平补虚，故表邪未尽者慎服。

考点14 核桃仁★★

【性味归经】甘，温。归肾、肺、大肠经。

【性能特点】本品入肾、肺经，善补肾益精而强健腰膝，能补肺肾而定喘嗽；入大肠经，能润肠燥而通大便。

【功效】补肾，温肺，润肠。

【主治病证】

（1）肾虚之腰痛脚弱，阳痿遗精。

（2）肺肾两虚之咳喘。

（3）肠燥便秘。

【用法用量】内服：煎汤，6~9g；或入丸散。定喘止咳宜连皮用，润肠通便宜去皮用。

【使用注意】本品性温滑润，故阴虚火旺、痰热咳喘及大便稀溏者慎服。

知识拓展 蛤蚧、冬虫夏草和核桃仁的异同：

药物	相同点	不同点
蛤蚧	补肺益肾、定喘止咳，治肺肾两虚之虚	善治肺肾两虚之久咳虚喘
冬虫夏草	喘劳嗽、久咳不止及肾阳虚衰之阳痿遗	适宜于劳嗽痰中带血，并为病后体虚调理之佳品
核桃仁	精、腰酸脚软	善治虚寒咳喘；又兼润肠，治津枯肠燥便秘

考点15 紫河车★★

【性味归经】甘、咸，温。归肺、肝、肾经。

【性能特点】本品为平补气血精阳之品。既温肾助阳、补肺益气，又补精养血、气血同调，善治肺肾亏虚、精血不足、气血两亏等证。

【功效】温肾补精，养血益气。

【主治病证】

（1）肾虚精亏之不孕、阳痿、遗精、腰酸。

（2）气血两亏之面色萎黄、消瘦乏力、产后少乳。

（3）肺肾两虚之气喘咳嗽。

（4）癫痫久发，气血亏虚。

【用法用量】内服：研末，2~3g；或装入胶囊；或入丸散。如用鲜品，每次半个至一个，水煮食。

【使用注意】本品温热，故阴虚火旺者不宜单独应用。

考点16 沙苑子★★

【性味归经】甘，温。归肝、肾经。

【性能特点】本品功似菟丝子而固涩力较强。入肾经，善补肾固精而止遗；入肝经，善养肝血而明目。

【功效】补肾固精，养肝明目。

【主治病证】

（1）肾虚腰痛，阳痿遗精，遗尿尿频，白带过多。

（2）肝肾亏虚之目暗不明、头昏眼花。

【用法用量】内服：煎汤，9~15g；或入丸散。

【使用注意】本品温补固涩，故阴虚火旺及小便不利者忌服。

知识拓展 菟丝子和沙苑子的异同：

药物	相同点	不同点
菟丝子	补肾助阳、固精缩尿、养肝明目	善补脾止泻，治脾虚泄泻
沙苑子		固涩力较强

考点17 仙茅 ★

【性味归经】辛，热。有毒。归肾、肝、脾经。

【性能特点】本品善温肾壮阳，治肾虚阳痿、精冷；能强筋健骨、祛寒除湿，疗寒湿久痹、阳虚冷泻。

【功效】补肾壮阳，强筋健骨，祛寒除湿。

【主治病证】

（1）肾虚之阳痿精冷。

（2）肾虚之筋骨冷痛，寒湿久痹。

（3）阳虚冷泻。

【用法用量】内服：煎汤，3~10g；或入丸散。

【使用注意】本品辛热燥散，易伤阴助火，故阴虚火旺者忌服。

知识拓展 相似药物的功效比较：

药物	相同点	不同点
鹿茸		调冲任，托疮毒
仙茅		
仙灵脾		祛风湿
巴戟天	补肾助阳	
肉苁蓉		润肠通便
锁阳		
杜仲		安胎
续断		

考点18 狗脊 ★

【性味归经】苦、甘，温。归肝、肾经。

【性能特点】本品既补肝肾、强腰膝，又祛风、散寒、除湿，善治肾虚或风寒湿所致的腰脊强痛、难以俯仰。此外，取其温补固摄之功，还治肾虚下元不固诸证。

【功效】补肝肾，强腰膝，祛风湿。

【主治病证】

（1）肾虚之腰痛脊强，足膝痿软。

（2）小便不禁，白带过多。

（3）风湿痹痛。

【用法用量】内服：煎汤，6~12g；或入丸散。

【使用注意】本品温补固摄，故肾虚有热、小便不利或短涩黄少、口苦舌干者忌服。

考点 19　海马★

【性味归经】甘、咸，温。归肾、肝经。

【性能特点】本品入肾经，能补肾助阳，治肾阳亏虚诸证；入肝经，能活血止痛、消肿散结，治癥瘕积聚、跌打损伤及痈肿疔疮。

【功效】补肾助阳，活血散结，消肿止痛。

【主治病证】

（1）肾阳虚亏之阳痿精少，尿频遗尿。

（2）癥瘕积聚，跌打损伤。

（3）痈肿疔疮。（外用）

【用法用量】内服：煎汤，3~9g；研末，每次1~1.5g。外用：适量，研末敷。

【使用注意】本品甘咸温补行散，故孕妇及阴虚阳亢者忌服。

知识拓展 狗脊和杜仲的异同：

药物	相同点	不同点
狗脊	补肝肾、强筋骨，治肝肾不足之腰膝酸软	善强腰脊而治腰痛脊强，祛风湿而治风湿痹痛
杜仲		补肝肾而治腰痛，安胎而治胎动不安

第三节　补血药

考点 1　当归★★★

【性味归经】甘、辛，温。归肝、心、脾经。

【性能特点】本品善补血活血、调经止痛、润肠通便，并能散寒，凡血虚、血瘀有寒之证均宜，兼肠燥便秘者尤佳，既为妇科调经之要药，又为内科补血之佳品，还为外科、伤科消肿疗伤所常用。

【功效】补血活血，调经止痛，润肠通便。

【主治病证】

（1）血虚萎黄、眩晕心悸。

（2）月经不调，闭经，痛经。

（3）虚寒腹痛，瘀血作痛，跌打损伤，痹痛麻木。

（4）痈疽疮疡。

（5）血虚肠燥便秘。

【配伍】

药物	配伍药物	主治病证
当归	黄芪	血虚或气血双亏

【用法用量】当归身补血，当归尾破血，全当归和血。一般宜生用，活血通经宜酒炒。

考点2 熟地黄 ★★★

【性味归经】甘，微温。归肝、肾经。

【性能特点】本品善养血滋阴、补精益髓，为治血虚精亏或阴液不足之要药。唯能腻膈碍胃，脾胃不健者服之宜慎。

【功效】补血滋阴，补精益髓。

【主治病证】

（1）血虚之萎黄、眩晕、心悸、月经不调、崩漏。

（2）肾阴不足之潮热、盗汗、遗精，消渴。

（3）精血亏虚之腰酸脚软、头晕眼花、耳聋耳鸣、须发早白。

【使用注意】本品质黏滋腻，易碍消化，故脾胃气滞、痰湿内阻之脘腹胀满、食少便溏者忌服。

知识拓展 当归和熟地黄的异同：

药物	相同点	不同点
当归	善补血，治血虚面色萎黄、头晕眼花、心悸失眠	活血调经，润肠通便
熟地黄		滋阴补精益髓

考点3 何首乌 ★★★

【性味归经】苦、甘、涩，微温。归肝、肾经。

【性能特点】本品制用善补肝肾、益精血、乌须发，为滋补良药，善治精血不足证。生用善行泄而补虚力弱，能解毒、截疟、润肠燥，治疮肿瘰疬、体虚久疟、肠燥便秘。

【功效】补益精血，解毒，截疟，润肠通便。

【主治病证】

（1）精血不足之头晕眼花、须发早白、腰酸脚软、遗精、崩漏、带下。

（2）疮肿，瘰疬。

（3）体虚久疟。

（4）肠燥便秘。

【用法用量】内服：煎汤，制何首乌6~12g，生何首乌3~6g；或入丸散。补益精血宜制用，解毒、截疟、润肠通便宜生用。

【使用注意】本品生用能滑肠，故脾虚便溏者慎服。

考点4 白芍 ★★★

【性味归经】酸、甘、苦，微寒。归肝、脾经。

【性能特点】本品既养血调经、柔肝止痛，又敛阴止汗、平抑肝阳，略兼清热，主治阴血亏虚、肝脾不和、肝阳上亢诸证，兼治体虚多汗等证。

【功效】养血调经，敛阴止汗，柔肝止痛，平抑肝阳。

【主治病证】

（1）血虚萎黄，月经不调，痛经，崩漏。

（2）阴虚盗汗，表虚自汗。

（3）肝脾不和之胸胁脘腹疼痛，或四肢拘急作痛。

（4）肝阳上亢之头痛眩晕。

【用法用量】内服：煎汤，5~15g；或入丸散。养血调经多炒用，平肝敛阴多生用。

【使用注意】反藜芦。

知识拓展 当归和白芍的异同：

药物	相同点	不同点
当归	补血调经，治血虚证及月经不调	活血止痛，治血虚夹瘀或血瘀作痛诸证；并能润肠通便，治肠燥便秘
白芍		酸收敛阴、柔肝止痛、平抑肝阳，治阴虚盗汗、表虚自汗、脘腹或四肢挛急疼痛及肝阳上亢之眩晕等证

考点5 阿胶 ★★★

【性味归经】甘，平。归肺、肝、肾经。

【性能特点】本品质黏滋润，甘补性平，入肺、肝、肾经，为血肉有情之品。既善补血止血，又善滋阴润燥，为治血虚、阴虚诸证之要药。

【功效】补血止血，滋阴润燥。

【主治病证】

（1）血虚眩晕、心悸。

（2）吐血，衄血，便血，崩漏，妊娠胎漏。

（3）阴虚燥咳或虚劳喘咳。

（4）阴虚心烦、失眠。

【用法用量】内服：3~9g，用开水或黄酒化开；入汤剂应烊化后再与煎好的药液合兑；或入丸散。止血宜蒲黄炒，润肺宜蛤粉炒。

【使用注意】本品滋腻黏滞，故脾胃不健、纳食不佳、消化不良及大便溏泄者忌服。

知识拓展 何首乌和阿胶的异同：

药物	相同点	不同点
何首乌	补血，治血虚诸证	善治血虚精亏诸证；解毒、截疟、润肠通便
阿胶		善治出血兼血虚；滋阴润肺

考点6 龙眼肉 ★

【性味归经】甘，温。归心、脾经。

【性能特点】本品甘温润补，性不滋腻，入心、脾经。能补心脾、益气血、安心神，为治心脾两虚或气血不足之良药。

【功效】补心脾，益气血，安心神。

【主治病证】

（1）心脾两虚之心悸怔忡、失眠健忘。

（2）气血不足证。

【用法用量】内服：煎汤，干品9~15g，鲜品酌加；或入丸散。

【使用注意】本品虽甘温无毒，但易助热生火，故内有实火、痰热、湿热者忌服。

知识拓展 龙眼肉和熟地黄的异同：

药物	相同点	不同点
龙眼肉	补血，治血虚证	善补心脾、益气血，又治心脾两虚之惊悸失眠及气血双亏之证
熟地黄		善补血滋阴，又治阴虚潮热盗汗、遗精、消渴

第四节 补阴药

考点1 南沙参 ★★★

【性味归经】甘、微苦，微寒。归肺、胃经。

【性能特点】本品主清肺养阴、益胃生津，兼益气、祛痰，善治肺胃阴虚有热诸证，兼气虚或夹痰者尤宜。

【功效】清肺养阴，祛痰，益气。

【主治病证】

（1）肺热燥咳有痰，阴虚劳嗽咯血。

（2）气阴两伤之舌干口渴。

【使用注意】本品甘寒，故虚寒证忌服。反藜芦。

考点2 北沙参 ★★★

【性味归经】甘，微寒。归肺、胃经。

【性能特点】本品善养阴清肺、益胃生津，治肺胃阴虚有热诸证。

【功效】养阴清肺，益胃生津。

【主治病证】

（1）肺热燥咳，阴虚劳嗽咯血。

（2）阴伤津亏之舌干口渴。

【使用注意】本品甘寒，故虚寒证忌服。

知识拓展 南沙参和北沙参的异同：

药物	相同点	不同点
南沙参	养阴清肺、益胃生津，治肺热燥咳、阴虚劳嗽，以及阴虚津伤之口干舌燥等	益气祛痰，善治肺热燥咳或阴虚劳嗽有痰，以及阴伤兼气虚之口干舌燥等证
北沙参		长于滋阴，善治燥咳或阴虚劳嗽无痰及阴伤重症者

考点3 麦冬★★★

【性味归经】甘、微苦，微寒。归肺、心、胃经。

【性能特点】本品既养阴生津而润肺益胃，又清养心神而除烦安神，还滋润肠燥而通便，治肺胃阴虚、心烦失眠、肠燥便秘。

【功效】润肺养阴，益胃生津，清心除烦，润肠通便。

【主治病证】

（1）肺热燥咳痰黏，阴虚劳嗽咯血。

（2）津伤口渴，内热消渴。

（3）心阴虚、心火旺之心烦失眠。

（4）肠燥便秘。

【使用注意】本品微寒滋润，故风寒或痰饮咳嗽、脾虚便溏者忌服。

考点4 石斛★★★

【性味归经】甘，微寒。归胃、肾经。

【性能特点】本品入胃经，能养胃阴、生津液，治津伤或胃阴不足之口渴；入肾经，能滋肾阴、清虚热，治阴虚之虚热不退。此外，通过滋阴清热，还能明目、强腰。

【功效】养胃生津，滋阴除热，明目，强腰。

【主治病证】

（1）热病伤津或胃阴不足之舌干口燥，内热消渴。

（2）阴虚之虚热不退。

（3）肾虚之视物不清、腰膝软弱。

【使用注意】本品甘补敛邪，故温热病不宜早用；又能助湿，故湿温尚未化燥者忌服。

考点5 黄精★★★

【性味归经】甘，平。归脾、肺、肾经。

【性能特点】本品入脾、肺、肾经，为平补气阴之品。既滋阴润肺，又补肾益精，还补脾益气，为滋补之良药，善治肺肾两虚、气阴两虚诸证。

【功效】滋阴润肺，补脾益气。

【主治病证】

（1）肺虚燥咳，劳嗽久咳。

（2）肾虚精亏之腰膝酸软、须发早白、头晕乏力。

（3）气虚倦怠乏力，阴虚口干便燥。

（4）气阴两虚，内热消渴。

【用法用量】内服：煎汤，9~15g；或入丸散。

【使用注意】本品易助湿邪，故脾虚有湿、咳嗽痰多及中寒便溏者忌服。

考点6 枸杞子★★★

【性味归经】甘，平。归肝、肾、肺经。

【性能特点】本品质润甘补，平而偏温，归肝、肾、肺经。善滋补肝肾而明目，治肝肾阴虚、视力减退；能滋润肺阴而止咳，治阴虚咳嗽。

【功效】滋补肝肾，明目，润肺。

【主治病证】

（1）肝肾阴虚之头晕目眩、视力减退、腰膝酸软、遗精。

（2）消渴。

（3）阴虚咳嗽。

【用法用量】内服：煎汤，6~12g；或入丸散。

【使用注意】本品滋阴润燥，故大便溏薄者慎服。

考点7　女贞子★★★

【性味归经】甘、苦，凉。归肝、肾经。

【性能特点】本品甘补凉清，苦泄不腻，入肝、肾经，为凉补之品。善滋补肝肾之阴，并以此而清虚热、明目。

【功效】滋肾补肝，清虚热，明目乌发。

【主治病证】

（1）肝肾阴虚之头晕目眩、腰膝酸软、须发早白。

（2）阴虚发热。

（3）肝肾虚亏之目暗不明、视力减退。

【配伍】

药物	配伍药物	主治病证
女贞子	墨旱莲	肝肾阴虚证

【使用注意】本品虽补而不腻，但性凉，故脾胃虚寒泄泻及肾阳虚者忌服。

知识拓展　枸杞子和女贞子的异同：

药物	相同点	不同点
枸杞子	善补肝肾、明目，治肝肾亏虚之头晕目眩、须发早白、腰膝酸软、目暗不明	润肺，治虚劳咳嗽
女贞子		清退虚热，治阴虚发热

考点8　龟甲★★★

【性味归经】甘、咸，寒。归肝、肾、心经。

【性能特点】本品既滋肾阴、清虚热，又补肝肾、潜肝阳，善治阴虚阳亢、虚风内动、阴虚发热诸证，还益肾健骨、养血补心、凉血止血，治肾虚腰膝痿弱、筋骨不健，以及心悸失眠、血热崩漏等。

【功效】滋阴潜阳，益肾健骨，养血补心，凉血止血。

【主治病证】

（1）阴虚阳亢之头晕目眩，热病伤阴之虚风内动。

（2）阴虚发热。

（3）肾虚之腰膝痿弱、筋骨不健、小儿囟门不合。

（4）心血不足之心悸、失眠、健忘。

（5）血热之崩漏、月经过多。

【使用注意】本品甘寒，故脾胃虚寒者忌服。又据古籍记载，能软坚祛瘀治难产，故孕妇慎服。

考点9 鳖甲★★★

【性味归经】咸，寒。归肝、肾经。

【性能特点】本品味咸软坚，质重镇潜，寒可清泄，入肝、肾经。既滋肾阴、退热除蒸，又镇潜肝阳、软坚散结，善治阴虚阳亢、虚风内动、阴虚发热、久疟疟母及癥瘕等。

【功效】滋阴潜阳，退热除蒸，软坚散结。

【主治病证】

（1）阴虚阳亢之头晕目眩，热病伤阴之虚风内动。

（2）阴虚发热。

（3）久疟疟母，癥瘕。

【用法用量】内服：煎汤，9~30g，打碎先下；或入丸散。滋阴潜阳宜生用，软坚散结宜醋炙用。

【使用注意】本品性寒质重，故脾胃虚寒之食少便溏者及孕妇慎服。

知识拓展 龟甲和鳖甲的异同：

药物	相同点	不同点
龟甲	善滋阴潜阳、清虚热，治阴虚阳亢、虚风内动及阴虚内热等证	益肾健骨、养血补心、止血
鳖甲		清虚热，善治热病伤阴、夜热早凉

考点10 天冬★★

【性味归经】甘、苦，寒。归肺、肾经。

【性能特点】本品甘润补，苦泄降，寒能清，入肺、肾经，为清滋滑润之品。既润肺止咳、清肺降火，又滋肾养阴、生津止渴，还清润肠燥而通便，善治阴虚火旺诸证。

【功效】滋阴降火，清肺润燥，润肠通便。

【主治病证】

（1）肺热燥咳，顿咳痰黏，劳嗽咯血。

（2）骨蒸潮热，津伤口渴，阴虚消渴。

（3）肠燥便秘。

【使用注意】本品大寒滋润，故脾胃虚寒、食少便溏者慎服。

知识拓展 麦冬和天冬的异同：

药物	相同点	不同点
麦冬	养阴清肺、润肠通便，治阴虚燥咳、劳嗽咯血，以及津枯肠燥便秘	善益胃生津、清心而除烦安神，治胃阴虚之口渴、心阴虚或心火旺之心烦不眠
天冬		善滋阴降火，治顿咳痰黏、肾阴亏虚之骨蒸潮热、阴虚消渴

考点11 玉竹★★

【性味归经】甘，平。归肺、胃经。

【性能特点】本品柔润甘补，平而少偏。入肺经，能滋肺阴而润肺止咳；入胃经，能养胃阴而生津止渴。古名"葳蕤"，不滋腻敛邪，与解表药同用，可收滋阴解表之功。

【功效】滋阴润肺，生津养胃。

【主治病证】

（1）肺燥咳嗽，阴虚劳嗽，阴虚外感。

（2）胃阴耗伤之舌干口燥，消渴。

【使用注意】本品柔润多液，故脾虚有痰湿者忌服。

知识拓展 石斛和玉竹的异同：

药物	相同点	不同点
石斛	益胃生津，治胃阴虚之口干舌燥	善滋肾阴而退虚热、明目，治阴虚发热、肾虚目暗
玉竹		善滋阴润肺，治阴虚燥咳

考点12 百合★

【性味归经】甘，微寒。归肺、心经。

【性能特点】本品入肺经，能养阴清肺、润肺止咳，治虚咳劳嗽、阴虚燥咳；入心经，能清心除烦、安神定志，治虚烦惊悸、失眠多梦及精神恍惚。

【功效】养阴润肺，清心安神。

【主治病证】

（1）肺虚久咳，阴虚燥咳，劳嗽咯血。

（2）虚烦惊悸，失眠多梦，精神恍惚。

【使用注意】本品寒润，故风寒咳嗽或中寒便溏者忌服。

考点13 墨旱莲★★

【性味归经】甘、酸，寒。归肝、肾经。

【性能特点】本品入肝、肾经，能滋补肝肾之阴，治肝肾阴虚证。入血分，能清热凉血止血，治阴虚血热之诸出血证。

【功效】滋阴益肾，凉血止血。

【主治病证】

（1）肝肾阴虚之头晕目眩、须发早白。

（2）阴虚血热之吐血、衄血、尿血、便血、崩漏。

【使用注意】本品性寒，故虚寒腹泻者忌服。

考点14 桑椹 ★

【性味归经】甘，寒。归心、肝、肾经。

【性能特点】本品善滋补阴血，治阴血亏虚诸症；能养阴兼清热而生津，治津伤口渴与消渴；且润肠通便，治肠燥便秘。

【功效】滋阴补血，生津，润肠。

【主治病证】

（1）阴虚血亏之眩晕、目暗、耳鸣、失眠、须发早白。

（2）津伤口渴，消渴。

（3）肠燥便秘。

【使用注意】性寒润滑，故脾胃虚寒溏泄者忌服。

知识拓展 桑椹和墨旱莲的异同：

药物	相同点	不同点
桑椹	滋阴益肾，治肝肾亏虚之头晕目眩、须发早白	长于补阴生津而治津伤口渴；并能养血、润肠，治血虚失眠、肠燥便秘
墨旱莲		清热、凉血止血，又治阴虚或血热之出血证

考点15 哈蟆油 ★

【性味归经】甘、咸，平。归肺、肾经。

【性能特点】本品善补肾益精扶虚，治病后体弱；能养阴润肺，治劳嗽咳血。

【功效】补肾益精，养阴润肺。

【主治病证】

（1）病后体弱，神疲乏力，盗汗。

（2）劳嗽咳血。

【用法用量】内服：5~15g，炖服；或作丸剂。

【使用注意】本品甘咸滋腻，故外有表邪、内有痰湿者慎服。

考点16 楮实子 ★

【性味归经】甘，寒。归肝、肾经。

【性能特点】本品善滋阴益肾、清肝明目，治肝肾不足之腰酸、虚热，以及肝热目生翳障；能利尿，治水肿胀满。

【功效】滋阴益肾，清肝明目，利尿。

【主治病证】

（1）肝肾不足，腰膝酸软，虚劳骨蒸。

（2）头晕目昏，目生翳膜。

（3）水肿胀满。

【用法用量】内服：煎汤，6~12g；或入丸散。

【使用注意】本品甘寒滋腻，故脾胃虚寒、大便溏泄者慎服。

第十八章　收涩药

凡以收敛固涩为主要功效的药物，称为收涩药。亦称收敛药或固涩药。

要点	内容
性味	酸涩
归经	肺、大肠、脾、肾经
功效	固表止汗、敛肺止咳、涩肠止泻、固精缩尿止带、收敛止血等
主治病证	久病体虚、正气不固所致的自汗、盗汗、久泻、久痢、遗精、滑精、遗尿、尿频、久咳、虚喘，以及崩带不止等滑脱不禁之证
使用注意	本类药涩而敛邪，凡表邪未解、湿热所致的泻痢、血热出血，以及郁热未清者不宜应用，以免"闭门留寇"。

考点1 五味子★★★

【性味归经】酸，温。归肺、肾、心经。

【性能特点】本品上能敛肺止咳平喘，下能滋肾涩精止泻，内能生津宁心安神，外能固表收敛止汗。药力较强，为补虚强壮收涩之要药。

【功效】收敛固涩，益气生津，滋肾宁心。

【主治病证】

（1）肺虚久咳或肺肾不足之咳喘。

（2）津伤口渴，消渴。

（3）表虚自汗，阴虚盗汗。

（4）肾虚之遗精、滑精。

（5）脾肾两虚之五更泄泻。

（6）虚烦心悸，失眠多梦。

【使用注意】本品酸温涩敛，故表邪未解、内有实热、咳嗽初起及麻疹初发慎服。

知识拓展 五味子，顾名思义，兼顾酸、苦、甘、辛、咸五味，其考点在其功效和主治，根据五味的功效和归经理解和记忆：酸——收敛固涩，甘——益气生津，咸——滋肾，辛、苦——宁心。

考点2 乌梅★★★

【性味归经】酸，平。归肝、脾、肺、大肠经。

【性能特点】本品上敛肺气以止咳，下涩大肠以止泻，并能收敛以止血。且因酸味独重，还善安蛔、生津。

【功效】敛肺，涩肠，生津，安蛔，止血。

【主治病证】

（1）肺虚久咳。

（2）久泻久痢。

（3）虚热消渴。

（4）蛔厥腹痛。

（5）崩漏，便血。

【用法】止泻止血宜炒炭，生津安蛔当生用。

【使用注意】本品酸涩收敛，故表邪未解及实热积滞者慎服。

知识拓展 ①乌梅的考点在其功效和主治，安蛔，善治蛔厥腹痛。

②五味子和乌梅的异同：

药物	相同点	不同点
五味子	敛肺、涩肠、生津，治肺虚久咳、久泻久痢以及津伤口渴	益气、滋肾、涩精，治肺肾两虚之咳喘及正虚滑脱诸证；还善宁心而安神，治阴血虚亏之心悸失眠等
乌梅		生津止渴，且能安蛔，为治虚热消渴、蛔厥腹痛之要药；炒炭又善止血，治妇女崩漏下血等

考点 3 椿皮 ★★★

【性能特点】本品为燥泄与涩敛兼能之品。善清热燥湿、涩肠而止泻、止带，能凉血收敛而止血，并兼杀虫。

【功效】清热燥湿，涩肠，止血，止带，杀虫。

【主治病证】

（1）久泻久痢，湿热泻痢，便血。

（2）崩漏，赤白带下。

（3）蛔虫病。

（4）疮癣作痒。

【使用注意】本品味苦性寒，故脾胃虚寒者慎服。

知识拓展 椿皮的考点在其功效和主治，功效燥湿，善治湿热泻痢；功效涩敛，善治久泻、崩漏、带下等。

考点 4 赤石脂 ★★★

【性能特点】本品功专收敛，最善固涩下焦滑脱。内服能涩肠止泻、止血、止带，治泻痢、便血、崩漏、带下；外用能收湿敛疮、生肌，治湿疮流水、溃疡不敛、外伤出血。

【功效】涩肠止泻，止血，止带；外用收湿敛疮生肌。

【主治病证】

（1）泻痢不止，便血脱肛。

（2）崩漏，赤白带下。

（3）湿疮流水，溃疡不敛，外伤出血。

【使用注意】《别录》有治"难产胞衣不出"的记载，故孕妇慎服。

知识拓展 ①赤石脂的考点在其功效和主治，内服善治下焦滑脱，止泻、止血、止带；外用敛疮生肌，治疗溃疡和外伤出血。

②椿皮和赤石脂的异同：

药物	相同点	不同点
椿皮	涩肠止泻、止血、治久泻久痢、崩漏下血	止带、杀虫，治滑脱不固兼热象者尤宜，并治湿热泻痢、血热崩漏便血、赤白带下、蛔虫病及疮癣等
赤石脂		治滑脱不固兼寒者；外用能收湿敛疮，治湿疮流水、溃疡不敛及外伤出血等

考点5 莲子肉★★★

【性味归经】甘、涩，平。归脾、肾、心经。

【性能特点】本品补虚与固涩兼具，为药食两用之品。既善补心脾肾之虚，又能涩肠、固精、止带及安神，善治心、脾、肾诸虚证，以及滑脱证。

【功效】补脾止泻，益肾固精，止带，养心安神。

【主治病证】

（1）脾虚久泻、食欲不振。

（2）肾虚遗精、滑精，脾肾两虚之带下。

（3）心肾不交之虚烦、惊悸失眠。

【使用注意】本品甘涩，故大便秘结者慎服。

知识拓展 莲子肉的考点在其功效和主治，既补虚又固涩，善治脾虚泄泻，肾虚遗精、带下。可养心安神，治疗虚烦失眠。可记忆"莲子养心"

考点6 山茱萸★★★

【性味归经】酸、甘，微温。归肝、肾经。

【性能特点】本品既温补肝肾，又收敛固涩，为温补固涩之品。

【功效】补益肝肾，收敛固脱。

【主治病证】

（1）肝肾亏虚之头晕目眩、腰膝酸软、阳痿。

（2）肾虚之遗精、滑精，小便不禁，虚汗不止。

（3）妇女崩漏及月经过多。

【使用注意】本品温补固涩，故命门火炽、素有湿热及小便不利者慎服。

知识拓展 山茱萸的考点在其功效和主治，既温补肝肾，又固涩收敛。

考点7 桑螵蛸★★★

【性味归经】甘、咸，平。归肝、肾经。

【性能特点】本品善补肾助阳、固涩下焦，为治肾阳亏虚、精滑不固之要药。

【功效】固精缩尿，补肾助阳。

【主治病证】

（1）肾阳亏虚之遗精、滑精，遗尿、尿频，小便白浊，带下。

（2）阳痿不育。

【使用注意】本品助阳固涩，故阴虚火旺之遗精及湿热尿频者忌服。

考点8 海螵蛸★★★

【性能特点】本品功长收涩，尤善止血止带，治崩漏带下效佳，堪称妇科之良药。内服又善制酸止痛，外用又能收湿敛疮。

【功效】收敛止血，固精止带，制酸止痛，收湿敛疮。

【主治病证】

（1）崩漏下血，肺胃出血，创伤出血。

（2）肾虚遗精，赤白带下。

（3）胃痛吞酸。

（4）湿疮湿疹，溃疡不敛。

【使用注意】本品能伤阴助热，故阴虚多热者忌服，大便秘结者慎服。

知识拓展 桑螵蛸和海螵蛸的异同：

药物	相同点	不同点
桑螵蛸	固精止带，治肾虚遗精、滑精、带下	补肾助阳，治肾虚阳痿；还能缩尿，治遗尿、尿频
海螵蛸		收敛止血、制酸止痛，治崩漏下血、肺胃出血、创伤出血及胃痛吐酸；外用还能收湿敛疮，治湿疮、湿疹及溃疡多脓

考点9 诃子★★★

【性味归经】酸、涩、苦，平。归肺、大肠经。

【性能特点】本品生用、煨用性能有别。煨用善涩肠下气而消胀止泻，久泻久痢有寒兼腹胀者宜用。生用善敛肺下气降火而止咳逆、利咽、开音，咳逆兼咽痛喑哑者宜用。

【功效】涩肠，敛肺，下气，利咽。

【主治病证】

（1）久泻，久痢，便血脱肛。

（2）肺虚久咳，咽痛，失音。

【用法用量】内服：煎汤，3~10g。敛肺清火开音宜生用，涩肠止泻宜煨用。

【使用注意】本品收涩，故外有表邪、内有湿热积滞者忌服。

知识拓展 诃子的考点在其功效和主治，下气、利咽，善治咽痛，失音。可以记忆为"非常（肺肠）下咽"

考点10 肉豆蔻★★

【性能特点】本品既善温中涩肠，治阳虚久泻；又能温中行气，治虚寒气滞。

【功效】涩肠止泻，温中行气。

【主治病证】

（1）久泻不止。

（2）虚寒气滞之脘腹胀痛、食少呕吐。

【配伍】

药物	配伍药物	主治病证
肉豆蔻	补骨脂	脾肾两虚泄泻

【使用注意】本品温中固涩，故湿热泻痢者忌服。

知识拓展 肉豆蔻、白豆蔻和草豆蔻的异同：

药物	相同点	不同点
肉豆蔻	温中行气，治脾胃寒湿气滞之脘腹胀痛、食少呕吐或泄泻等	涩肠止泻，治虚寒久泻不止
白豆蔻		化湿止呕，治胃寒呕吐
草豆蔻		燥湿止呕，治胃寒呕吐

考点11 芡实★

【功效】补脾祛湿，益肾固精。

【主治病证】

（1）脾虚久泻不止。

（2）肾虚遗精，小便不禁，白带过多。

【配伍】

药物	配伍药物	主治病证
芡实	金樱子	肾虚遗精、带下

【用法用量】内服：煎汤，9~15g；或入丸散。

考点12 覆盆子★

【性能特点】本品既收敛固涩，又滋养肝肾，且略兼助阳，为涩敛兼补阴阳之品。善治滑脱诸证、肾虚阳痿及肝肾不足之目暗不明。

【功效】益肾，固精，缩尿，养肝，明目。

【主治病证】

（1）肾虚不固之遗精滑精、遗尿尿频。

（2）肾虚阳痿。

（3）肝肾不足之目暗不明。

【使用注意】本品性温固涩，故肾虚有火之小便短涩者忌服。

知识拓展 覆盆子的考点在其功效和主治，既涩敛又补阴阳，善治肝肾不足之目暗不明。

考点13 浮小麦★★

【性味归经】甘，凉。归心经。

【性能特点】本品善益气除热而止汗，既治阳虚自汗、阴虚盗汗，又疗骨蒸劳热，尤为汗出不止多用。

【功效】益气，除热止汗。

【主治病证】

（1）气虚自汗，阴虚盗汗。

（2）骨蒸劳热。

【用法用量】内服：煎汤，15~30g；或入丸散。

考点14 金樱子★

【性味归经】酸、涩，平。归肾、膀胱、大肠经。

【性能特点】本品酸涩收敛，平而少偏，功专固涩下焦，善治下焦滑脱不禁诸证。

【功效】固精缩尿，涩肠止泻，固崩止带。

【主治病证】

（1）遗精滑精，尿频遗尿。

（2）久泻久痢。

（3）崩漏带下。

【用法用量】内服：煎汤，6~12g；或入丸散。

【使用注意】本品功专收敛，凡有实火、实邪者忌服。

知识拓展 金樱子、覆盆子和桑螵蛸的异同：

药物	相同点	不同点
金樱子		涩肠止泻，治久泻久痢
覆盆子	固精缩尿，治遗精滑精、尿频遗尿	补肝肾明目，治肝肾不足之目暗不明
桑螵蛸		补肾助阳，治肾虚阳痿

考点15 五倍子★

【性能特点】本品善敛肺、涩肠、敛汗、固精、止血、敛疮，兼降火，适用于多种滑脱之证，兼热者尤宜。

【功效】敛肺降火，涩肠固精，敛汗止血，收湿敛疮。

【主治病证】

（1）肺虚久咳。

（2）久泻久痢，遗精滑精。

（3）自汗盗汗，崩漏，便血痔血，外伤出血。

（4）疮肿，湿疮。

【用法用量】内服：3~6g。

【使用注意】本品酸涩收敛，故外感咳嗽、湿热泻痢者忌服。

知识拓展 五味子和五倍子的异同：

药物	相同点	不同点
五味子	敛肺涩肠、涩精敛汗，治久咳虚喘、久泻久痢、遗精滑精、虚汗不止	善治正虚滑脱诸证，并治津伤口渴、消渴等；又善宁心安神，治阴血亏虚之心悸失眠
五倍子		久咳或滑脱不禁兼热者宜之；又能止血，治崩漏下血、痔血、便血、外伤出血

考点16 麻黄根 ★

【性味归经】甘、涩，平。归肺经。

【性能特点】本品唯入肺经，功专收敛止汗，治自汗、盗汗。

【功效】收敛止汗。

【主治病证】自汗，盗汗。

【用法用量】内服：煎汤，3~9g；或入丸散。外用：适量，研末撒扑。

【使用注意】本品功专收敛，故表邪未尽者忌服。

考点17 糯稻根 ★

【性能特点】本品善止汗退热，兼益胃生津。既治自汗、盗汗，又治虚热不退、骨蒸潮热。

【功效】止汗退热，益胃生津。

【主治病证】

（1）自汗、盗汗。

（2）虚热不退，骨蒸潮热。

【用法用量】内服：煎汤，15~30g。

【知识拓展】浮小麦、麻黄根和糯稻根的异同：

药物	相同点	不同点
浮小麦	善止虚汗，治气虚自汗、阴虚盗汗	益气除热而止汗，能益气退虚热而治骨蒸劳热
麻黄根		功专走表而收敛止汗，内服或研末外扑皆可
糯稻根		止汗退热，兼益胃生津，既治自汗盗汗，又治虚热不退、骨蒸潮热

考点18 罂粟壳 ★★

【性味归经】酸、涩，平。有毒。归肺、大肠、肾经。

【性能特点】本品善敛肺而止咳，能涩肠而止泻，且止痛力强，为治痛证之要药。

【功效】敛肺，涩肠，止痛。

【主治病证】

（1）肺虚久咳。

（2）久泻久痢。

（3）心腹筋骨诸痛。

【用法用量】内服：煎汤，3~6g。止咳宜蜜炙用，止泻、止痛宜醋炒用。

【使用注意】本品酸涩收敛，故咳嗽与泻痢初起者忌服。有毒并易成瘾，不宜大量或久服。孕妇及儿童禁用。运动员慎服。

知识拓展　罂粟壳的考点在其功效和主治，止痛力强，善治心腹筋骨诸痛。可记忆为"非常（肺肠）痛"。

考点19 石榴皮 ★

【性能特点】本品酸涩收敛，温有小毒，药力较强，入胃经与大肠经。善涩肠止泻，治久泻久痢；能杀虫，治虫积腹痛。

【功效】涩肠止泻，止血，杀虫。

【主治病证】

（1）久泻久痢。

（2）便血，崩漏。

（3）虫积腹痛。

【用法用量】内服：煎汤，3~9g；或入丸散。外用：适量，煎水熏洗，或研末敷。

【使用注意】本品收涩，所含石榴皮碱有毒，故用量不宜过大，泻痢初起者忌服。

知识拓展　赤石脂和石榴皮的异同：

药物	相同点	不同点
赤石脂	涩肠止泻，治久泻久痢	长于固下焦滑脱，又善止血，治虚寒下痢脓血及崩漏；外用能收湿生肌敛疮，治疮疡久不收口
石榴皮		长于收敛止泻，能杀虫，治虫积腹痛

第十九章　涌吐药

凡以促使呕吐为主要功效的药物，称为涌吐药。

要点	内容
性味	味苦性寒
功效	涌吐毒物、宿食及痰涎
主治病证	①误食毒物，停留胃中，未被吸收 ②宿食停滞不化，尚未入肠，脘部胀痛 ③痰涎壅盛，阻碍呼吸，以及癫痫发狂等
使用注意	①老人、妇女胎前产后、体质虚弱者均当忌用 ②严格用法用量，一般宜从小量渐增，防其中毒或涌吐太过 ③服药后宜多饮开水以助药力，或利用他物探喉助吐 ④中病即止，不可连服、久服 ⑤吐后不宜马上进食，待胃气恢复后，再进流质或易消化的食物，以养胃气

考点1 常山★★★

【性能特点】本品升散涌泄峻猛。既涌吐痰饮，为治胸中痰饮所常用；又攻毒行痰而截疟，为治疟疾寒热之要药。

【功效】涌吐痰饮，截疟。

【主治病证】

（1）胸中痰饮。

（2）疟疾。

【用法】涌吐宜生用，截疟宜酒炒用。

考点2 瓜蒂★

【性能特点】本品内服可涌吐热痰宿食，外用吹鼻能引去湿热。

【功效】内服涌吐热痰、宿食；外用研末吹鼻，引去湿热。

【主治病证】

（1）热痰，宿食。

（2）湿热黄疸，湿家头痛。

【用法用量】内服：煎汤，2~5g；入丸散，0.3~1g。服后含咽砂糖能增药力。外用：少量，研末吹鼻，待鼻中流出黄水即停药。

【使用注意】若呕吐不止，用麝香0.01~0.015g，开水冲服可解。

考点3 藜芦★★

【性能特点】本品既涌吐风痰，善治风痰所致的癫痫、中风、喉痹；又杀虫疗癣，外用治疥癣秃疮。

【功效】涌吐风痰，杀虫疗癣。

【主治病证】

（1）中风，癫痫，喉痹。

（2）疥癣秃疮。

【用法用量】内服：0.3~0.9g。

【使用注意】本品不宜与细辛、赤芍、白芍、人参、丹参、玄参、沙参、苦参同用。

知识拓展 常山、瓜蒂和藜芦的异同：

药物	相同点	不同点
常山		涌吐痰饮，截疟
瓜蒂	有毒而善涌吐	涌吐痰热、宿食，引去湿热而退黄
藜芦		涌吐风痰，杀虫疗癣

第二十章 杀虫燥湿止痒药

凡以攻毒杀虫、燥湿止痒为主要功效的药物，称为杀虫燥湿止痒药。

要点	内容
性味	寒温不一，大多有毒
功效	攻毒杀虫、燥湿止痒（主）；截疟、壮阳（兼）
主治病证	疥癣、湿疹、痈肿疮毒、麻风、梅毒及毒蛇咬伤（主）；疟疾、肾阳虚弱（兼）
使用注意	①毒性剧烈者，外用时尤当慎重，不宜在头面及五官使用，以防吸收中毒 ②严格遵守炮制方法、控制剂量、注意使用方法与宜忌，以避免因局部过强刺激而引起严重反应 ③可内服的有毒之品，更应严格遵守炮制、控制剂量、注意使用方法与宜忌，并宜制成丸剂，以缓解其毒性 ④避免持续服用，以防蓄积中毒

考点1 雄黄 ★★★

【性味归经】辛、苦，温。有毒。归心、肝、大肠、胃、肺经。

【性能特点】本品多作外用，少作内服，能解毒杀虫、燥湿祛痰、截疟定惊，既治疮肿、疥癣、蛇伤及虫积，又治哮喘、疟疾及惊痫。

【功效】解毒，杀虫，燥湿祛痰，截疟定惊。

【主治病证】

（1）痈疽疔疮，疥癣，虫蛇咬伤。

（2）虫积腹痛。

（3）哮喘，疟疾，惊痫。

【配伍】

药物	配伍药物	主治病证
雄黄	白矾	解毒收湿止痒，可治湿疹、疥癣瘙痒

【用法用量】外用：适量。内服：入丸散，0.05~0.1g。

【使用注意】孕妇禁用。

知识拓展 雄黄来源于硫化物类矿物雄黄族雄黄，主含二硫化二砷。外用杀虫燥湿止痒，内服祛痰、截疟。可记忆"雄疟"。

考点2 硫黄 ★★★

【性味归经】酸，温。有毒。归肾、脾、大肠经。

【性能特点】本品外用善杀虫止痒，治疥癣湿疹瘙痒；内服能壮阳通便，治肾阳不足诸证。

【功效】外用解毒杀虫止痒，内服补火助阳通便。

【主治病证】

（1）疥癣，湿疹，秃疮，阴疽恶疮。

（2）肾阳不足之阳痿、小便频数，肾虚喘促。

（3）虚冷便秘。

【配伍】

药物	配伍药物	主治病证
硫黄	大黄	外用清热杀虫、燥湿止痒，治酒皶鼻、粉刺

【用法用量】内服：炮制后入丸散，1.5~3g。外用：适量，涂搽，或烧烟熏。

【使用注意】孕妇慎用。阴虚火旺者忌服。不宜与芒硝、玄明粉同用。

知识拓展 ①硫黄来源于自然元素类矿物硫族自然硫，采挖后，加热溶化，除去杂质；或用含硫矿物经加工制得。外用杀虫燥湿止痒，内服补火助阳通便，可治疗肾虚喘促、虚冷便秘。可记忆"硫便"。

②硫黄和雄黄的异同：

药物	相同点	不同点
雄黄	解毒杀虫，治疥癣、疮疽	燥湿祛痰、截疟定惊，治哮喘、疟疾、惊痫
硫黄		治疥癣瘙痒之要药，补火助阳通便，治肾虚之阳痿、尿频、喘促及虚冷便秘

考点 3 轻粉 ★★★

【性能特点】本品外用善攻毒杀虫敛疮，治疥癣梅毒、疮疡溃烂；内服能祛痰消积、逐水通便，治痰涎积滞、水肿鼓胀。

【功效】外用杀虫、攻毒、敛疮；内服祛痰消积，逐水通便。

【主治病证】

（1）疥癣，梅毒，疮疡溃烂。

（2）痰涎积滞，水肿鼓胀兼二便不利。

【用法用量】外用：适量。内服：入丸剂或装胶囊，每次0.1~0.2g，每日1~2次。

【使用注意】本品有毒，外用不可大面积或长久涂敷；内服不可过量或久服，孕妇及肝肾功能不全者忌服；服后要及时漱口，以免口腔糜烂。

知识拓展 轻粉来源于水银、白矾、食盐等经升华法制成的氯化亚汞。考点在其功效，逐水通便，善治水肿鼓胀兼二便不利。

考点 4 白矾 ★★★

【性能特点】本品外用解毒杀虫、燥湿止痒，内服止血止泻、清热消痰。此外，还能祛湿热而退黄疸。

【功效】外用解毒杀虫，燥湿止痒；内服止血止泻，清热消痰。

【主治病证】

（1）疮疡，疥癣，湿疹瘙痒，阴痒带下。

（2）吐衄下血，泻痢不止。

（3）风痰痫病，痰热癫狂。

（4）湿热黄疸。

【用法用量】内服：入丸散，0.6~1.5g。外用：适量，研末敷，或化水洗患处。

【使用注意】本品酸寒收敛性强，故体虚胃弱及无湿热痰火者忌服。

知识拓展 ①白矾来源于硫酸盐类矿石明矾石的加工提炼品，主含含水硫酸铝钾。考点在其功效，内服止血止泻，清热消痰，善治下血、癫狂。

②轻粉和白矾的异同：

药物	相同点	不同点
轻粉	解毒杀虫，治疮疡	治梅毒湿疮与疮疡溃烂；祛痰消积、逐水通便，治痰涎积滞，水肿鼓胀兼二便不利
白矾		善治湿疹瘙痒；止血止泻、清热消痰，治吐衄下血、泻痢不止及风痰痫病、痰热癫狂及湿热黄疸

考点5 蛇床子★

【性味归经】辛、苦，温。有小毒。归肾经。

【性能特点】本品既善燥湿祛风、杀虫止痒，治阴部湿痒、湿疹、湿疮、疥癣、寒湿带下及湿痹腰痛；又能温肾壮阳，治肾虚阳痿、宫冷不孕。

【功效】燥湿祛风，杀虫止痒，温肾壮阳。

【主治病证】

（1）阴部湿痒，湿疹，湿疮，疥癣。

（2）寒湿带下，湿痹腰痛。

（3）肾虚阳痿，宫冷不孕。

【使用注意】本品性温，故阴虚火旺及下焦湿热者忌服。

知识拓展 蛇床子的考点在其功效，温肾壮阳，善治肾阳虚之阳痿、不孕等。

考点6 露蜂房★

【性能特点】本品善攻毒杀虫，治疮痈、瘰疬、顽癣常用；能祛风止痛，治牙痛、风湿痹痛可投。

【功效】攻毒杀虫，祛风止痛。

【主治病证】

（1）疮疡肿毒，乳痈，瘰疬。

（2）顽癣，鹅掌风。

（3）牙痛，风湿痹痛。

【使用注意】本品有毒而无补虚之功，故气血虚弱者忌服。

知识拓展 露蜂房的考点在其功效，祛风止痛，善治牙痛，风湿痹痛。

考点 7　铅丹 ★

【性能特点】本品质重镇坠，有毒力强，外用善拔毒收湿而止痒、生肌敛疮。内服虽能坠痰镇惊、攻毒截疟，但因毒大，现较少用。

【功效】外用拔毒止痒，敛疮生肌；内服坠痰镇惊，攻毒截疟。

【主治病证】

（1）疮疡溃烂，黄水湿疮。

（2）惊痫癫狂。

（3）疟疾。

【用法用量】外用：适量，研末撒敷或调敷。内服：入丸散，每次0.3~0.6g。

【使用注意】孕妇忌服。

知识拓展 铅丹来源于纯铅加工制成的四氧化三铅，考点在其功效，坠痰镇惊，善治惊痫癫狂。

考点 8　土荆皮 ★

【性能特点】本品专供外用，善杀虫止痒，为治癣痒之要药。

【功效】杀虫，疗癣，止痒。

【主治病证】体癣，手足癣，头癣。

【用法用量】外用适量，醋或酒浸涂擦，或研末涂擦患处。

【使用注意】本品有毒，一般不作内服。

知识拓展 土荆皮的考点在其主治，善治癣痒与疥疮。

第二十一章　拔毒消肿敛疮药

凡以拔毒化腐、消肿敛疮为主要功效的药物，称为拔毒消肿敛疮药。

要点	内容
性味	寒温不一，大多有毒
功效	拔毒化腐、消肿敛疮（主），止痛、开窍、破血（兼）
主治病证	痈疽疮疖肿痛或脓成不溃、腐肉不尽或久溃不敛（主）；各种疼痛、痧胀吐泻昏厥、闭经、癥瘕、痹痛拘挛（兼）
使用注意	①毒性剧烈者，外用时尤当慎重，不宜在头面及五官使用，以防吸收中毒 ②严格遵守炮制方法、控制剂量、注意使用方法与宜忌，以避免因局部过强刺激而引起严重反应 ③可内服的有毒之品，更应严格遵守炮制、控制剂量、注意使用方法与宜忌，并宜制成丸剂，以缓解其毒性 ④避免持续服用，以防蓄积中毒。

考点1　斑蝥 ★★★

【性能特点】本品外用攻毒发疱蚀疮，治痈疽、顽癣、瘰疬；内服除攻毒外，又破血逐瘀、散结消癥，可治闭经、癥瘕。

【功效】攻毒蚀疮，破血逐瘀，散结消癥。

【主治病证】

（1）痈疽不溃，恶疮死肌，顽癣，瘰疬。

（2）血瘀闭经，癥瘕。

【用法用量】外用：适量。内服：炮制后入丸散，0.03~0.06g。

【使用注意】本品外涂皮肤，即能发赤起疱，对皮肤有较强的刺激性，故只宜小面积暂用。又有大毒，内服宜慎，孕妇禁用，体弱者忌服。

知识拓展　斑蝥是芫青科昆虫南方大斑蝥或黄黑小斑蝥干燥体，属于动物药，大毒，外用攻毒、内服破血，可记忆"外攻内破"。

考点2　蟾酥 ★★★

【性味归经】辛，温。有毒。归心经。

【性能特点】本品专入心经。外用解毒消肿、止痛；内服除止痛外，又辟秽开窍而醒神。

【功效】解毒消肿，止痛，开窍醒神。

【主治病证】

（1）痈疽疔疮，咽喉肿痛，龋齿作痛。

（2）痧胀腹痛吐泻、甚则昏厥。

【用法用量】外用：适量，研末调敷或入膏药。内服：入丸散，0.015~0.03g。

【使用注意】孕妇慎用。

知识拓展 蟾酥是中华大蟾蜍或黑眶蟾蜍的干燥分泌物，属于动物药，外用解毒消肿止痛，善治咽喉肿痛（六神丸中含蟾酥），内服开窍醒神，善治痧胀昏厥，可记忆"外消内开"。

考点3 马钱子★★★

【性能特点】本品善散结消肿、通络止痛，治痈肿、跌打、顽痹、拘挛，外用、内服均可。

【功效】散结消肿，通络止痛。

【主治病证】

（1）痈疽肿痛，跌打伤痛。

（2）风湿痹痛，拘挛麻木。

【用法用量】内服：炮制后入丸散，0.3~0.6g。外用：适量，研末调敷。

【使用注意】本品有毒，服用过量可致肢体颤动、惊厥、呼吸困难，甚则昏迷，有毒成分还能经皮肤吸收，故内服应严格炮制，不能生用及多服、久服，外用不宜大面积或长期涂敷。孕妇禁用，运动员慎用。

知识拓展 ①马钱子有大毒，消肿力强，善治跌打伤痛（跌打丸中含蟾酥），通络止痛，善治风湿痹痛。可记忆"马络"。

②蟾酥和马钱子的异同：

药物	相同点	不同点
蟾酥	消肿止痛，治疮痈肿痛	解毒、止痛，治咽喉肿痛、龋齿疼痛；开窍，治夏月痧胀吐泻，甚则昏厥
马钱子		通络散结、止痛，治跌打肿痛及风湿痹痛

考点4 升药★★

【性能特点】本品善拔毒去腐，为治疮疡溃烂、腐肉不去之要药。

【功效】拔毒去腐。

【主治病证】

（1）痈疽溃后，脓出不畅。

（2）痈疽溃烂，腐肉不去，新肉难生。

【用法用量】外用：适量，研末干掺。多与煅石膏研末同用，不用纯品。

知识拓展 升药由水银、火硝、明矾各等分混合升华而成，主含氧化汞。有大毒，为治疮疡溃烂、腐肉不去之要药。

考点5 炉甘石★★

【性能特点】本品极少内服，多供外用。能明目退翳，为眼科之要药；善生肌敛疮、收湿止痒，为外科治疗疮疹湿痒所常用。

【功效】明目去翳，收湿生肌。

【主治病证】

（1）目赤翳障，烂弦风眼。

（2）疮疡溃烂不敛，湿疹湿疮。

【用法用量】外用：适量，研末撒或调敷，水飞点眼。

知识拓展 ①炉甘石来源于碳酸盐类矿物方解石族菱锌矿石，主含碳酸锌。考点在其功效，可明目退翳，为眼科要药。

②炉甘石和儿茶的异同：

药物	相同点	不同点
炉甘石	收湿生肌、敛疮，治湿疮、湿疹、疮疡不敛	明目退翳
儿茶		止血、活血止痛、清肺化痰

考点6　儿茶★★★

【性能特点】本品既能收湿敛疮、生肌止血，治湿疮、湿疹、疮疡不敛；又能活血止痛、清肺化痰，治跌仆损伤、肺热咳嗽。

【功效】收湿敛疮，生肌止血，活血止痛，清肺化痰。

【主治病证】

（1）湿疮，湿疹，疮疡不敛。

（2）吐血，衄血，外伤出血。

（3）跌仆伤痛。

（4）肺热咳嗽。

【用法用量】内服：煎汤，1~3g，布包；或入丸散。外用：适量，研末撒或调敷。

知识拓展 儿茶的考点在其功效，可止血，善治内外伤出血；又清肺化痰，善治肺热咳嗽。可记忆"血肺"。

考点7　砒石★

【性能特点】本品外用治疮疡腐肉不脱及疥癣瘰疬；内服治寒痰喘哮及疟疾。

【功效】外用蚀疮去腐；内服劫痰平喘，截疟。

【主治病证】

（1）疮疡腐肉不脱，疥癣，瘰疬，牙疳。

（2）寒痰哮喘。

（3）疟疾。

【用法用量】外用：适量，入膏药。内服：入丸散，每次0.002~0.004g。

【使用注意】本品有大毒，故外用不宜过量或长时间大面积涂敷，疮疡腐肉已净者忌用，头面及疮疡见血者忌用。内服不能浸酒，不可超量或持续使用。孕妇忌用。

知识拓展 ①砒石是天然含砷矿物砷华等矿石的加工品，主含三氧化二砷，外用治疮疡腐肉不脱，内服治寒痰喘哮及疟疾。可记忆"劫石"或"截石"。

②升药和砒石的异同：

药物	相同点	不同点
升药	去腐，治疮疡溃烂	治疮疡溃后、脓出不畅或腐肉不去、新肉难生，为外科拔毒化腐排脓之要药
砒石		劫痰平喘、截疟，治寒哮痰多及疟疾

③斑蝥和砒石的异同：

药物	相同点	不同点
斑蝥	攻毒蚀疮，治疮疡肿毒、瘰疬及顽癣	治血瘀闭经、癥瘕
砒石		治疮疡腐肉不去、疥癣、瘰疬、寒哮痰多及疟疾

考点8 硼砂 ★

【性能特点】本品外用清热解毒、消肿防腐，治喉肿、口疮、目疾；内服清肺热、化稠痰，治肺热痰黄、咳吐不利。

【功效】外用清热解毒，内服清肺化痰。

【主治病证】

（1）咽喉肿痛，口舌生疮，目赤翳障。

（2）肺热痰咳。

【用法用量】外用：适量，研极细末，干撒或调涂。内服：入丸散，每次1~3g。

【使用注意】本品多作外用，内服宜慎。

知识拓展 硼砂来源于天然硼砂矿石的精制结晶体，主含四硼酸钠，考点在其功效，外用清热解毒，善治咽喉肿痛等；内用清肺化痰，善治肺热咳嗽。可记忆"砂痰"。

考点9 大蒜 ★★★

【性能特点】本品能解毒、消肿、杀虫。可预防流感，温暖脾胃，增进食欲。

【功效】解毒，消肿，杀虫，止痢。

【主治病证】

（1）疮痈，疥癣。

（2）肺痨，顿咳。

（3）痢疾，泄泻。

（4）钩虫病，蛲虫病。

此外，还可用于食鱼蟹中毒、防治流感等。

【用法用量】内服：生食，煮食，煎汤，9~15g。外用：适量，捣烂外敷，或切片擦、隔蒜灸。

【使用注意】本品外敷能引赤发疱，故不可久敷。

知识拓展 大蒜的考点在其功效，本药药食一体，外用内服，可解毒消肿，治疗疥癣，又可杀虫，治疗寄生虫病。平时服用，可预防流感。可记忆"大止虫"。

考点10 猫爪草★

【性能特点】本品善化痰散结、解毒消肿，治瘰疬痰核、疔疮肿毒、蛇虫咬伤，内外并用，奏效更捷。

【功效】化痰散结，解毒消肿。

【主治病证】

（1）瘰疬结核。

（2）疔疮肿毒，蛇虫咬伤。

【用法用量】内服：煎汤，15~30g；或入丸散。外用：适量，研末调敷。

知识拓展 猫爪草的考点在其功效，可解毒消肿，善治疔疮肿毒。

考点11 毛茛★

【性能特点】本品外治多种痛症，以及疮痈、疟疾、癣癞等。

【功效】发泡止痛，攻毒杀虫。

【主治病证】

（1）风湿痹痛，外伤疼痛，头痛，胃脘痛。

（2）痈肿疮毒，瘰疬。

（3）疟疾，喘咳。

（4）癣癞。

【用法用量】外用：适量，鲜品捣敷，煎水洗，或晒干研末调敷。

【使用注意】本品有毒，一般只作外用。

知识拓展 ①毛茛的考点在其功效，可发泡止痛，治疗各种疼痛。

②猫爪草和毛茛的异同：

药物	相同点	不同点
猫爪草	解毒，治疮肿	化痰散结，治瘰疬结核未溃
毛茛		只作外用，能截疟、止痛、定喘，治疟疾、疼痛诸证，以及喘咳

第二部分

常用中成药

第二十二章　内科常用中成药

第一节　解表剂

凡以疏散表邪，治疗表邪所致的各种表证为主要作用的中药制剂，称为解表剂。

本类中成药主要具有疏散表邪之功，兼有清热、祛风胜湿、止咳平喘、解暑等作用，适用于外感六淫等引发的病证。

分类	功能	主治	症状
辛温解表剂	发汗解表、祛风散寒	外感风寒所致的感冒	恶寒发热、鼻塞、流清涕、头项强痛、肢体疼痛，舌淡苔白、脉浮等
辛凉解表剂	疏风解表、清热解毒	外感风热或温病初起	发热、头痛、微恶风寒、有汗或汗出不畅、口渴咽干、咳嗽，舌边尖红苔薄黄、脉浮数等
解表胜湿剂	祛风解表、散寒除湿	外感风寒挟湿所致的感冒	恶寒、发热、头痛、头重、肢体酸痛，或伴见胸脘满闷，舌淡苔白或腻、脉浮等
祛暑解表剂	解表、化湿、和中	外感风寒、内伤湿滞或夏伤暑湿所致的感冒	发热、头痛昏重、胸膈痞闷、脘腹胀痛、呕吐泄泻，舌淡苔腻、脉濡等
扶正解表剂	益气解表	体虚感冒	恶寒发热、头痛、鼻塞、咳嗽、倦怠无力、气短懒言、舌淡苔白、脉弱等

本类中成药大多辛香发散，有伤阳耗气伤津之弊，故体虚多汗及热病后期津液亏耗者慎用；对久患疮痈、淋病及大失血者，也应慎用。

一、辛温解表剂

考点1 桂枝合剂 ★★★

【药物组成】桂枝、白芍、生姜、大枣、甘草。

【功能】解肌发表，调和营卫。

【主治】感冒风寒表虚证，症见头痛发热、汗出恶风、鼻塞干呕。

【方义简释】方中桂枝善散风寒、助阳而解肌发表，为君药。白芍益阴血、敛固外泄之营阴。与桂枝同用，散收并举，调和营卫，为臣药。生姜发表散寒，温胃止呕；大枣既补中益气，又养血益营。二药相合，既助桂芍解肌发表、调和营卫，又温胃止呕，为佐药。甘草既益气和中，合桂枝以解肌，合芍药以益营；又调和诸药，为佐使药。

【用法用量】口服。

【注意事项】表实无汗或温病内热口渴者慎用。服药期间，忌食生冷、油腻之物。服药后多饮热开水或热粥，覆被保暖，取微汗为度。

知识拓展 ①桂枝合剂出自《伤寒论》（桂枝、芍药、甘草、大枣、生姜），方歌"太阳中风桂枝汤，芍药甘草枣生姜，解肌发表调营卫，啜粥温服汗易酿"。

②桂枝合剂的考点在于调和营卫，主治营卫失调，症见汗出恶风，属表虚证。所以表虚证、营卫失调、汗出可作为本中成药的关键点。

考点2 表实感冒颗粒 ★★

【功能】发汗解表，祛风散寒。

【主治】感冒风寒表实证，症见恶寒重发热轻、无汗、头项强痛、鼻流清涕、咳嗽、痰白稀。

【方义简释】麻黄、桂枝发汗解表、祛风散寒，为君药。紫苏叶、防风、白芷既增君药的发汗解表、祛风散寒之功，又能通窍止痛，为臣药。葛根、生姜、陈皮、桔梗、炒苦杏仁既助君臣药发表散寒，又宣降肺气而止咳，还解肌而治头痛项强，为佐药。甘草益肺止咳，调和诸药，为使药。

【用法用量】口服。

【注意事项】风热感冒及寒郁化热明显者忌用。服药期间，忌食辛辣、油腻。可食用热粥，以助汗出。因含麻黄，故高血压、心脏病患者慎服。

知识拓展 ①表实感冒颗粒的考点在于其主治。本方麻、桂配伍，发汗解表、祛风散寒，主治风寒感冒表实证，症见恶寒、无汗、咳嗽。

②桂枝合剂和表实感冒颗粒的比较：

中成药	配伍特点	功能	主治
桂枝合剂	桂芍合用	解肌发表、调和营卫	外感风寒，发热有汗而恶风之表虚证
表实感冒颗粒	麻桂并用	发汗解表、祛风散寒	外感风寒，恶寒重发热轻、无汗之表实证

考点3 感冒清热颗粒（口服液、胶囊）★★★

【功能】疏风散寒，解表清热。

【主治】风寒感冒，头痛发热，恶寒身痛，鼻流清涕，咳嗽咽干。

【方义简释】方中荆芥穗、防风相合，疏风散寒力强，为君药。紫苏叶、白芷、薄荷、柴胡、葛根，既助君药发散风寒，又解肌清热，为臣药。芦根、苦地丁、桔梗、苦杏仁既助君臣药疏散表邪，又清宣肺气而止咳，还生津散结而润利咽喉，为佐药。全方配伍，善治外感风寒、兼火热内郁所致的风寒感冒，症见头痛发热、恶寒身痛、鼻流清涕、咳嗽咽干等。

【用法用量】口服。

【注意事项】服药期间，忌食辛辣、生冷、油腻食物。不宜在服药期间同时服用滋补性中药。糖尿病患者及有高血压、心脏病、肝病、肾病等慢性病严重者应在医师指导下服用。儿童、孕妇、哺乳期妇女、年老体弱者应在医师指导下服用。发热体温超过38.5℃的患者，应去医院就诊。对本品过敏者禁用，过敏体质者慎用。儿童必须在成人监护下使用。

知识拓展 感冒清热颗粒的考点在于其功能和主治，中成药名字"清热"，并非主治风热感冒，具有迷惑性，其主治外感风寒，功能是疏风散寒、解表清热，一寒一热，散寒是散表寒，清热是清里热，善治外感风寒、兼火热内郁所致的风寒感冒。

考点4 正柴胡饮颗粒★

【功能】发散风寒，解热止痛。

【主治】外感风寒所致的感冒，症见发热恶寒、无汗、头痛、鼻塞、喷嚏、咽痒咳嗽、四肢酸痛；流感初起、轻度上呼吸道感染见上述证候者。

【方义简释】方中柴胡解表退热，为君药。防风、生姜既发散风寒而助君药解除表邪，又温肺止咳、胜湿止痛，为臣药。赤芍、陈皮助君臣药解热止痛、化痰止咳，为佐药。甘草既益肺止咳，又调和诸药，为使药。

【用法用量】口服。

【注意事项】风热感冒慎用。服药期间，忌食辛辣、油腻食物。

知识拓展 正柴胡饮颗粒的考点在于其功能和主治。正柴胡饮发散风寒、解热止痛，主治风寒感冒，症见风寒的各种表现，尤其合并四肢酸痛，这也符合流感初期，止痛是本中成药的关键点。

二、辛凉解表剂

考点5 银翘解毒丸（颗粒、胶囊、软胶囊、片）★★★

【药物组成】金银花、连翘、薄荷、荆芥、淡豆豉、牛蒡子（炒）、桔梗、淡竹叶、甘草。

【功能】疏风解表，清热解毒。

【主治】风热感冒，症见发热、头痛、咳嗽、口干、咽喉疼痛。

【方义简释】方中金银花、连翘相须同用，切中温热病邪易蕴结成毒及多夹秽浊之病机，为君药。薄荷、炒牛蒡子、荆芥、淡豆豉既助君药疏风解表、清热解毒，又宣肺止咳、消肿利咽，为臣药。淡竹叶、桔梗、甘草既增君臣药的清热解毒利咽之效，又能宣肺祛痰止咳，还能调和诸药，为佐使药。

【用法用量】口服。丸剂用芦根汤或温开水送服。

【注意事项】孕妇及风寒感冒者慎用。

知识拓展 ①银翘解毒丸出自《温病条辨》中的银翘散（连翘、银花、桔梗、薄荷、竹叶、生甘草、芥穗、淡豆豉、牛蒡子），方歌"银翘散主上焦疴，竹叶荆蒡豉薄荷，甘桔芦根凉解法，清疏风热煮无过"。

②银翘解毒丸的考点在于其功能和主治。本方解表力大，且能清热解毒，适用于风热感冒，热重寒轻，咳嗽、咽痛者，功能可记忆为"表热"。

考点6 桑菊感冒片（颗粒、丸、合剂）★★★

【药物组成】桑叶、菊花、薄荷素油、苦杏仁、桔梗、连翘、芦根、甘草。

【功能】疏风清热，宣肺止咳。

【主治】风热感冒初起，头痛，咳嗽，口干，咽痛。

【方义简释】方中桑叶、菊花疏散风热、清热解毒、润肺止咳，为君药。薄荷素油疏风、散热、止痛；桔梗宣肺祛痰、止咳利咽；苦杏仁降气止咳平喘，兼解肌表之邪。三药相合，疏散与宣降并施，既助君药疏散上焦风热，又复肺之宣降功能而止咳，为臣药。连翘、芦根既助君臣药清透上焦热邪，又防热伤津液，还能导热邪从小便出，为佐药。甘草、桔梗宣肺祛痰、清利咽喉，又调和诸药，为使药。

【用法用量】口服。

【注意事项】风寒外感者慎用。服药期间，忌食辛辣、油腻食物。

知识拓展 ①桑菊感冒片出自《温病条辨》中的桑菊饮（桑叶、菊花、杏仁、薄荷、桔梗、连翘、芦根、生甘草），方歌"桑菊饮中桔杏翘，芦根甘草薄荷饶；清疏肺卫轻宣剂，风温咳嗽服之消"。

②桑菊感冒片的考点在于其功能和主治。本方解表力小，重在轻清疏肺、宣肺止咳，适用于风热感冒初起，头痛，咳嗽，口干，咽痛者，功能可记忆为"风咳"。

③银翘解毒丸和桑菊感冒片的比较：

中成药	功能	主治
银翘解毒丸	疏风解表，清热解毒	风热感冒
桑菊感冒片	疏风清热，宣肺止咳	风热感冒初起

考点7 双黄连合剂（口服液、颗粒、胶囊、片）★

【药物组成】金银花、黄芩、连翘。

【功能】疏风解表，清热解毒。

【主治】外感风热所致的感冒，症见发热、咳嗽、咽痛。

【方义简释】方中金银花疏散风热、清热解毒，为君药。黄芩、连翘助君药清热解毒、疏散风热，又散结消肿，为臣药。

【用法用量】口服。

【注意事项】风寒感冒禁用。对本品及所含成分过敏者禁用。过敏体质者慎用。服药期间，忌服滋补性中药，饮食宜清淡，忌食辛辣食物。

知识拓展 双黄连合剂的功能、主治等同于银翘解毒丸，其考点是功能和主治。

考点8 羚羊感冒胶囊（片）★★★

【功能】清热解表。

【主治】流行性感冒，症见发热恶风、头痛头晕、咳嗽、胸闷、咽喉肿痛。

【方义简释】方中羚羊角、金银花、连翘既清热解毒，又疏散风热、凉血息风，为君药。牛蒡子、荆芥、淡豆豉助君药透表散热，为臣药。桔梗、淡竹叶、薄荷素油助君臣药清热透表，为佐药。甘草既益肺止咳，又调和诸药，为使药。

【用法用量】口服。

【注意事项】风寒外感者慎用。服药期间，忌食辛辣、油腻食物。

考点9 连花清瘟胶囊（颗粒）★★★

【功能】清瘟解毒，宣肺泄热。

【主治】流行性感冒属热毒袭肺证，症见发热、恶寒、肌肉酸痛、鼻塞流涕、咳嗽、头痛、咽干咽痛、舌偏红、苔黄或黄腻。

【方义简释】方中连翘、金银花清热解毒、疏散风热，为君药。炙麻黄、石膏、炒苦杏仁既助君药清泄肺火，又能宣肺平喘，为臣药。板蓝根、绵马贯众、鱼腥草、薄荷脑、广藿香、大黄、红景天既助君臣药清肺解毒、宣肺泄热，又化湿浊而理气和中，还活血通脉而消肿痛，为佐药。甘草既清热解毒，又调和诸药，为使药。

【用法用量】口服。

【注意事项】风寒感冒者慎服。服药期间，忌食辛辣、油腻食物。

知识拓展 ①羚羊感冒胶囊和连花清瘟胶囊均主治流行性感冒，流感的特点具有很强的传染性，其考点是功能和主治。羚羊感冒胶囊清热解表，主治流行性感冒属风热证。连花清瘟胶囊清瘟解毒、宣肺泄热，主治流行性感冒属热毒袭肺证。可理解为"一轻一重"，症状的关键词很重要。

②羚羊感冒胶囊和连花清瘟胶囊的比较：

中成药	功能	主治
羚羊感冒胶囊	清热解表	流行性感冒风热证
连花清瘟胶囊	清瘟解毒，宣肺泄热	流行性感冒属热毒袭肺证

三、解表胜湿剂

考点10 九味羌活丸（颗粒、口服液）★★★

【药物组成】羌活、防风、苍术、细辛、川芎、白芷、黄芩、甘草、地黄。

【功能】疏风解表，散寒除湿。

【主治】外感风寒夹湿所致的感冒，症见恶寒、发热、无汗、头重而痛、肢体酸痛。

【方义简释】方中羌活善除在表之风寒湿邪而解表通痹止痛，为君药。防风、苍术既助君药散风寒湿、解表，又通痹止痛，为臣药。细辛、川芎、白芷、黄芩、地黄既助君臣药散风寒湿而通痹止痛，又清热生津而除口苦、口渴，并防辛温苦燥伤津，共为佐药。甘草甘和缓，平偏凉，善调和诸药，为使药。

全方配伍，辛温燥散，兼清热邪，主疏风解表、散寒除湿，兼清里热，善治外感风寒夹湿所致的感冒，症见恶寒、发热、无汗、头重而痛、肢体酸痛；或原患风湿痹痛又感风寒，并兼里热者。

【用法用量】口服。

【注意事项】风热感冒或湿热证慎用。服药期间，忌食辛辣、生冷、油腻食物。

考点11 荆防颗粒（合剂）★★★

【药物组成】荆芥、防风、羌活、独活、川芎、柴胡、前胡、桔梗、茯苓、枳壳、甘草。

【功能】解表散寒，祛风胜湿。

【主治】外感风寒挟湿所致的感冒，症见头身疼痛、恶寒无汗、鼻塞流涕、咳嗽。

【方义简释】方中荆芥善散风解表，防风善祛风胜湿、发表止痛，治外感风寒或兼湿邪功著，为君药。羌活、独活、川芎助君药散风寒、祛风湿、止痹痛，为臣药。柴胡、前胡、桔梗、茯苓、枳壳助君臣药解表散寒、祛风胜湿、止痛，为佐药。甘草调和诸药，为使药。

【用法用量】口服。

【注意事项】风热感冒或湿热证慎用。服药期间，忌食辛辣、生冷、油腻食物。

知识拓展 ①九味羌活丸出自《此事难知》中的九味羌活汤（羌活、防风、细辛、苍术、白芷、川芎、黄芩、生地、甘草），方歌"九味羌活用防风，细辛苍芷与川芎，黄芩生地同甘草，分经论治宜变通"。荆防颗粒出自《摄生众妙方》中的荆防败毒散（羌活、柴胡、前胡、独活、枳壳、茯苓、荆芥、防风、桔梗、川芎、甘草），方歌"荆防败毒草苓芎，羌独柴前枳桔同；生姜薄荷煎汤服，祛寒除湿功效宏"。

②九味羌活丸和荆防颗粒的考点在功能和主治。两方均主治外感风寒夹湿所致的感冒，根据主治可推导其功能"祛风寒湿"。九味羌活丸和荆防颗粒的比较：

中成药	功能	主治
九味羌活丸	疏风解表，散寒除湿	外感风寒夹湿所致的感冒
荆防颗粒	解表散寒，祛风胜湿	

考点12 午时茶颗粒 ★

【功能】祛风解表，化湿和中。

【主治】外感风寒，内伤食积证，症见恶寒发热、头痛身楚、胸脘满闷、恶心呕吐、腹痛腹泻。

【用法用量】口服。

【注意事项】孕妇及风热感冒者慎用。服药期间，忌烟酒及辛辣、生冷、油腻食物。

知识拓展 午时茶颗粒的考点在其功能和主治。午时茶颗粒祛风解表、化湿和中，主治外感风寒、内伤食积证。"中"指中焦脾胃，与饮食相关。

四、祛暑解表剂

考点13 藿香正气水（滴丸、口服液、软胶囊）★ ★ ★

【药物组成】广藿香油、苍术、陈皮、厚朴（姜制）、紫苏叶油、白芷、茯苓、大腹皮、生半夏、甘草浸膏。藿香正气水为酊剂又含乙醇。

【功能】解表化湿，理气和中。

【主治】外感风寒，内伤湿滞或夏伤暑湿所致的感冒，症见头痛昏重、胸膈痞闷、脘腹胀痛、呕吐泄泻；胃肠型感冒见上述证候者。

【方义简释】方中广藿香油解表化湿、理气和中，为君药。苍术、姜厚朴、生半夏、陈皮、茯苓、大腹皮助君药内化湿浊而止吐泻，为臣药。紫苏叶油、白芷助君臣药外散风寒而解表、内除湿理气而和中，为佐药。甘草浸膏和中，调和诸药；藿香正气水含乙醇，能散寒通脉、行药势，为使药。

【用法用量】口服。

【注意事项】孕妇及风热感冒者慎用。服药期间，饮食宜清淡，忌服滋补性中药。服藿香正气水后不得驾驶机、车、船，从事高空作业、机械作业及操作精密仪器。对藿香正气水及乙醇过敏者禁用，过敏体质者慎用。

知识拓展 ①藿香正气水出自《太平惠民和剂局方》中的藿香正气散（大腹皮、白芷、紫苏、茯苓、半夏、白术、陈皮、厚朴，姜汁，桔梗，藿香、甘草），方歌"藿香正气大腹苏，甘桔陈苓术朴俱，夏曲白芷加姜枣，感伤岚瘴并能驱"。

②藿香正气水的考点在其功能和主治。藿香正气水的化湿功能与藿香的功能一致，主治外感风寒，内伤湿滞或夏伤暑湿所致的感冒；藿香化湿、解暑，善治夏伤暑湿，又可发表，善治外感风寒兼湿。

考点14 保济丸（口服液）★

【功能】解表，祛湿，和中。

【主治】暑湿感冒，症见发热头痛、腹痛腹泻、恶心呕吐、肠胃不适；亦可用于晕车晕船。

【用法用量】口服。

【注意事项】外感燥热者不宜服用。服药期间，忌食辛辣、油腻食物。

知识拓展 ①保济丸的考点在其主治。保济丸既治暑湿感冒，又可用于晕车晕船，可记忆"暑湿车船保济丸"。

②藿香正气水和保济丸的比较：

中成药	功能	主治
藿香正气水	解表化湿，理气和中	外感风寒，内伤湿滞或夏伤暑湿所致的感冒；胃肠型感冒
保济丸	解表，祛湿，和中	暑湿感冒；晕车晕船

五、扶正解表剂

考点15 参苏丸（胶囊）★★

【药物组成】紫苏叶、葛根、前胡、半夏（制）、桔梗、陈皮、枳壳（炒）、党参、茯苓、木香、甘草、生姜（在制法项）、大枣（在制法项）。

【功能】益气解表，疏风散寒，祛痰止咳。

【主治】身体虚弱，感受风寒所致的感冒，症见恶寒发热、头痛鼻塞、咳嗽痰多、胸闷呕逆、乏力气短。

【方义简释】方中紫苏叶、党参既益气解表，又疏风散寒、止咳，为君药。葛根、制半夏、前胡、桔梗助君药疏风解表、祛痰止咳，为臣药。木香、炒枳壳、陈皮、茯苓化痰与理气兼顾，既寓"治痰先治气"之意，又使升降复常，有助于表邪之宣散、肺气之开合；生姜、大枣既助君臣药益气解表、散寒，又温胃止呕，为佐药。甘草补气安中，调和诸药，为使药。

【用法用量】口服。

【注意事项】风热感冒及孕妇慎用。服药期间忌烟酒及辛辣、生冷、油腻食物。

知识拓展 ①参苏丸出自《太平惠民和剂局方》中的参苏饮（人参、紫苏叶、干葛、半夏、前胡、茯苓、枳壳、桔梗、木香、陈皮、甘草），方歌"参苏饮内葛前半，陈苓本香甘草参，桔梗枳壳升降调，风寒痰饮咳嗽痊"。

②参苏丸的考点在其功能和主治。参苏丸的益气解表功能与党参、紫苏的功能一致，党参益气、紫苏解表，主治气虚外感。

第二节 祛暑剂

凡以祛除暑邪，治疗暑邪所致的暑病为主要作用的中药制剂，称为祛暑剂。

本类中成药主要具有祛除暑邪之功，兼有化湿、利湿等作用，适用于暑湿、暑温等引发的病证。

分类	功能	主治	症状
祛暑除湿剂	清暑、利湿	暑邪挟湿所致的暑湿	身热肢酸、口渴、胸闷腹胀、咽痛、尿赤或身目发黄，舌淡苔黄腻或厚腻、脉濡数或脉滑数等
祛暑辟秽剂	清暑、辟瘟解毒	暑热秽浊之邪	脘腹胀痛、胸闷、恶心、呕吐，或暴泻，甚则神昏督闷，舌红苔黄腻、脉濡数或滑数等
祛暑和中剂	清暑、化湿和中	内伤湿滞，复感外寒所致的感冒	腹泻、腹痛、胸闷、恶心呕吐、不思饮食、恶寒发热，头痛，舌淡苔腻、脉濡数
清暑益气剂	清暑、益气、生津	感受暑湿，暑热伤气所致的中暑发热，气津两伤	头晕、身热、微恶风、汗出不畅、头昏重胀痛、四肢倦怠、自汗、心烦、咽干、口渴、口中黏腻、胸闷、小便短赤，舌苔薄白微黄、脉虚数

本类中成药大多辛香温燥，易伤阴津，故阴虚血燥者慎用。而祛暑辟秽剂辛香走窜，含有毒药物，故孕妇忌用，不宜过量、久用。

一、祛暑除湿剂

考点1 六一散★★★

【药物组成】滑石粉、甘草。

【功能】清暑利湿。

【主治】感受暑湿所致的发热、身倦、口渴、泄泻、小便黄少；外用治痱子。

【方义简释】方中滑石粉既可清解暑热，以治暑热烦渴；又可通利水道，使三焦湿热从小便而泄，以疗暑湿所致的小便不利及泄泻，为君药。甘草既清热和中，又伍滑石成甘寒生津之用，使小便利而津液不伤，还可防滑石之寒滑重坠以伐胃，为臣药。

【用法用量】调服或包煎服。

【注意事项】孕妇及小便清长者慎用。服药期间忌食辛辣食物。

知识拓展 六一散出自《黄帝素问宣明论方》中的六一散。方中滑石：甘草=6:1，故名六一散。其考点在功能和主治。六一散清暑利湿，主治暑湿证，药少力轻，为治疗暑湿之常用基础成药。外用可治疗痱子，因痱子也是湿热之邪所致。

考点2 甘露消毒丸★★

【功能】芳香化湿，清热解毒。

【主治】暑湿蕴结，身热肢酸、胸闷腹胀、尿赤黄疸。

【用法用量】口服。

【注意事项】孕妇禁用。寒湿内阻者慎用。服药期间，忌食辛辣、生冷、油腻食物。

知识拓展 甘露消毒丸出自《医效秘传》中的甘露消毒丹（滑石、绵茵陈、淡黄芩、百官蒲、木通、川贝母、射干、连翘、白蔻、藿香）。其考点在功能和主治。甘露消毒丸芳香化湿、清热解毒，主治暑湿蕴结、身热肢酸、胸闷腹胀、尿赤黄疸，可理解为"湿热毒"。

二、祛暑辟秽剂

考点3 紫金锭（散）★★

【功能】辟瘟解毒，消肿止痛。

【主治】中暑，脘腹胀痛，恶心呕吐，痢疾泄泻，小儿痰厥；外治疔疮疖肿，疟腮，丹毒，喉风。

【方义简释】方中人工麝香善开窍醒神、活血止痛，为君药。山慈菇、雄黄既助君药散结消肿，又解毒，为臣药。红大戟、千金子霜、五倍子、朱砂既助君臣药活血消癥散结，又解毒通便敛疮，为佐药。

【用法用量】锭剂、散剂：口服。外用，醋调敷患处。

【注意事项】因其含雄黄、朱砂等峻烈有毒之品，故不宜过量使用、久用，孕妇忌用，气血虚弱及肝肾功能不全者慎用。

知识拓展 紫金锭的考点在功能和主治。紫金锭辟瘟、消肿，主治中暑，外治各种肿病。

三、祛暑和中剂

考点4 六合定中丸★★

【功能】祛暑除湿，和中消食。

【主治】夏伤暑湿，宿食停滞，寒热头痛，胸闷恶心，吐泻腹痛。

【方义简释】方中广藿香、香薷善解暑化湿、和中止呕，为君药。陈皮、姜厚朴、炒枳壳、木香、檀香既助君药化湿和中，又行气止痛，为臣药。炒山楂、炒六神曲、炒麦芽、炒稻芽、茯苓、木瓜、炒白扁豆、紫苏叶、桔梗既化湿解暑和中，又消食理气止痛，以助君臣药之力，为佐药。甘草既益气健脾，又调和药性，为使药。

【用法用量】口服。

【注意事项】湿热泄泻、实热积滞胃痛者慎用。服药期间，饮食宜清淡，忌食辛辣油腻食物。肠炎脱水严重者应配合适当补液。

知识拓展 六合定中丸出自《济急丹方》中的六合定中丸（藿香、苏叶、香薷、檀香、陈皮、川朴、枳壳、茯苓、扁豆、木瓜、神曲、麦芽、谷芽、山楂、朱砂、甘草）。其考点在功能和主治。六合定中丸祛暑除湿、和中消食，主治暑湿兼食积。

考点5 十滴水（软胶囊）★

【功能】健胃，祛暑。

【主治】中暑，症见头晕、恶心、腹痛、胃肠不适。

【方义简释】方中樟脑善开窍辟秽、温散止痛，《本草纲目》谓其"治邪气霍乱、心腹痛"，为君药。干姜善温中散寒，《名医别录》谓其"治寒冷腹痛，中恶、霍乱、胀满"；桉油疏风透邪、清热解暑。二药相合，寒热并用，既助君药温散止痛，又能清解祛暑，为臣药。小茴香、肉桂、辣椒、大黄既能温散止痛、消食健胃，又能引实热火毒从大便而出，为佐药。

【用法用量】口服。

【注意事项】孕妇忌服。驾驶员及高空作业者慎用十滴水。服药期间，忌食辛辣、油腻食物。

知识拓展 十滴水的考点在功能和主治。十滴水健胃、祛暑，主治中暑，症见胃肠不适。健胃和胃肠不适相对应。

四、清暑益气剂

考点6 清暑益气丸★★

【功能】祛暑利湿，补气生津。

【主治】中暑受热，气津两伤，症见头晕身热、四肢倦怠、自汗心烦、咽干口渴。

【方义简释】方中蜜炙黄芪、炒白术既益气固表，又利水湿，恰中病的，为君药。人参、麦冬、醋五味子既助君药补气止汗，又养阴生津，为臣药。葛根、升麻、炙苍术、泽泻、黄柏、陈皮、醋青皮、炒六神曲、当归既助君臣药祛暑湿、和脾胃，又不伤正、不敛邪，为佐药。甘草既益气和中，又调和诸药，为使药。

【用法用量】姜汤或温开水送服。

【注意事项】孕妇慎用。

知识拓展 清暑益气丸的考点在功能和主治。清暑益气丸祛暑利湿，补气生津，主治中暑受热，气津两伤，可理解为中暑兼气虚。

类型	中成药	功能	主治
祛暑湿	六一散	清暑利湿	暑湿证；外用治痱子
	甘露消毒丸	芳香化湿，清热解毒	暑湿蕴结，身热肢酸、胸闷腹胀、尿赤黄疸
	六合定中丸	祛暑除湿，和中消食	夏伤暑湿，宿食停滞
治中暑	紫金锭	辟瘟解毒，消肿止痛	中暑；外治疔疮疖肿
	十滴水	健胃，祛暑	中暑；胃肠不适
	清暑益气丸	祛暑利湿，补气生津	中暑受热，气津两伤

第三节 表里双解剂

凡以表里同治，治疗表里同病所致的各种病证为主要作用的中药制剂，称为表里双解剂。

本类中成药主要具有解表、清里、攻里、温里等作用，适用于表证未除，又有里证引发的病证。

分类	功能	主治	症状
解表清里剂	发散表邪、清除里热	外感表证未解，又见里热	恶寒发热、咳嗽、痰黄、头痛、口渴、舌红苔黄或黄白苔相兼、脉浮滑或浮数；或身热、泄泻腹痛、便黄而黏、肛门灼热、苔黄脉数等
解表攻里剂	疏风解表、泻热通便	表热里实	恶寒壮热、头痛咽干、小便短赤、大便秘结、舌红苔黄厚、脉浮紧或弦数

本类中成药大多辛散兼清热、或兼温燥、或兼攻下，有耗气伤津之弊，故气虚津伤者慎用。

一、解表清里剂

考点1 葛根芩连丸（微丸、片）★★★

【药物组成】葛根、黄芩、黄连、炙甘草。

【功能】解肌透表，清热解毒，利湿止泻。

【主治】湿热蕴结所致的泄泻腹痛、便黄而黏、肛门灼热；以及风热感冒所致的发热恶风、头痛身痛。

【方义简释】方中葛根既解表清热，又升发脾胃清阳之气而治泄泻，为君药。黄芩、黄连清热解毒、燥湿止泻，二者相须为用，助君药清热解毒而止泄泻，为臣药。炙甘草解毒、缓急和中，又调和诸药，为佐使药。

【用法用量】口服。

【注意事项】脾胃虚寒腹泻、慢性虚寒性痢疾慎用。服药期间，忌食辛辣、油腻食物。不可过量，久用。严重脱水者，应采取相应的治疗措施。

知识拓展　①葛根芩连丸出自《伤寒论》中的葛根芩连汤（葛根、黄芩、黄连、甘草），方歌"葛根黄芩黄连汤，甘草四般治二阳，解表清里兼和胃，喘汗下利保安康"。

②葛根芩连丸的考点在于主治。葛根芩连丸主治湿热泄泻、风热感冒。葛根解表，治感冒；芩连燥湿，治泄泻。

考点2 双清口服液★★

【功能】疏透表邪，清热解毒。

【主治】风温肺热，卫气同病，症见发热、微恶风寒、咳嗽、痰黄、头痛、口渴、舌红苔黄或黄白苔相兼、脉浮滑或浮数；急性支气管炎见上述证候者。

【用法用量】口服。

【注意事项】孕妇及风寒感冒、脾胃虚寒者慎用。服药期间，忌烟酒及辛辣、生冷、油腻食物。

知识拓展　双清口服液的考点在其主治。双清口服液主治风温肺热，卫气同病。风温是卫表，肺热是气分，此中成药的关键点在于"卫气"。

二、解表攻里剂

考点3 防风通圣丸（颗粒）★★★

【药物组成】麻黄、荆芥穗、防风、薄荷、大黄、芒硝、滑石、栀子、石膏、黄芩、连翘、桔梗、当归、白芍、川芎、白术（炒）、甘草。

【功能】解表通里，清热解毒。

【主治】外寒内热，表里俱实，恶寒壮热，头痛咽干，小便短赤，大便秘结，瘰疬初起，风疹湿疮。

【方义简释】麻黄发汗解表、宣散肺气；荆芥穗散风解表、止痒；防风祛风胜湿解表；薄荷疏风解表、清利头目与咽喉。四药相合，既使外邪从汗而解，又散风止痒，为君药。大黄、芒硝、滑石、栀子清热泻火，使里热从内而解，又通利二便，使里热从二便分消。石膏、黄芩、连翘、桔梗清热泻火、解毒散结，兼透散表邪而助君药。凡此八药，共为臣药。当归、白芍、川芎、炒白术既养血活血、健脾和中，又祛风除湿。与君臣药同用，则发汗而不伤正，清下而不伤里，从而达到疏风解表、泻热通便之效，为佐药。甘草、桔梗能清热解毒利咽，并调和诸药，为使药。全方配伍，汗下与清利共施，共奏解表通里、清热解毒之功。

【用法用量】口服。

【注意事项】孕妇及虚寒证者慎用。服药期间，忌烟酒及辛辣、生冷、油腻食物。

知识拓展 ①防风通圣丸出自《世医得效方》中的防风通圣散（防风、川芎、当归、芍药、大黄、薄荷叶、麻黄、连翘、芒硝、石膏、黄芩、桔梗等），方歌"防风通圣大黄硝，荆芥麻黄栀芍翘，甘桔芎归膏滑石，薄荷芩术力偏饶，表里交攻阳热盛，外科疮毒总能消"。

②防风通圣丸是汗、下、清、利四法并举之剂，其考点在于功能和主治。防风通圣丸解表通里、清热解毒，通圣即通里，主治表里俱实兼大便秘结。本中成药除内科外，外科、皮肤科也常用，主治瘰疬初期、风疹湿疮。

第四节　泻下剂

凡以通导大便，治疗里实所致的各种病证为主要作用的中药制剂，称为泻下剂。

本类中成药主要具有通便之功，兼有泻热、攻积、逐水等作用，适用于肠胃积滞、实热壅盛、肠燥津亏或肾虚津亏、水饮停聚等引发的病证。

分类	功能	主治	症状
寒下通便剂	泻下、清热	邪热蕴结于肠胃所致的大便秘结	大便秘结、腹痛拒按、腹胀纳呆、口干口苦、牙龈肿痛、小便短赤、舌红苔黄、脉弦滑数等
润肠通便剂	润肠通便	肠燥津亏或年老体虚所致的大便秘结	大便干结难下、兼见口渴咽干、口唇干燥、身热、心烦、腹胀满、小便短赤，或兼见面色㿠白、周身倦怠、舌红苔黄、或舌红少津或舌淡苔少、脉滑数或细数
峻下通便剂	攻逐水饮	水饮壅盛于里之实证	蓄水腹胀、四肢浮肿、胸腹胀满、饮停喘急、大便秘结、小便短少、舌淡红或边红、苔白滑或黄腻、脉沉数或滑数
通腑降浊剂	通腑降浊、活血化瘀	脾肾亏损，湿浊内停，瘀血阻滞	少气乏力、腰膝酸软、恶心呕吐、肢体浮肿、面色萎黄、舌淡苔腻、脉弱或弦

本类中成药大多苦寒降泄，能伤正气及脾胃，或有滑胎之弊，故久病体弱、脾胃虚弱者慎用，孕妇慎用或禁用。

一、寒下剂

考点1 通便宁片★★★

【功能】宽中理气，泻下通便。

【主治】肠胃实热积滞所致的便秘，症见大便秘结、腹痛拒按、腹胀纳呆、口干苦、小便短赤、舌红苔黄、脉弦滑数。

【方义简释】方中番泻叶干膏粉善清泄实热、泻下导滞，治热结便秘，为君药。牵牛子苦寒泄降，峻下有毒，善泻下清热、消积导滞，以助君药清泄肠胃湿热积滞，为臣药。砂仁、白豆蔻既理气宽中，以助君臣药攻下积滞；又温中，以防苦寒太过而伤脾胃，为佐药。

【用法用量】口服。一次4片，一日1次，如服药8小时后不排便再服一次，或遵医嘱。

【注意事项】孕妇、哺乳期、月经期妇女禁用。冷秘者慎用。体虚者不宜长期服用。服药期间，忌食辛辣、油腻食物。

知识拓展 ①通便宁片的考点在其功能和主治。通便宁片宽中理气、泻下通便，主治肠胃实热积滞所致的便秘。

②通便宁片和通便灵胶囊的比较：

中成药	功能	主治
通便宁片	宽中理气，泻下通便	肠胃实热兼腹胀
通便灵胶囊	泻热导滞，润肠通便	热结便秘

考点2 当归龙荟丸★★★

【功能】泻火通便。

【主治】肝胆火旺所致的心烦不宁、头晕目眩、耳鸣耳聋、胁肋疼痛、脘腹胀痛、大便秘结。

【方义简释】方中酒龙胆、酒大黄、芦荟合用，既使清热泻火作用增强，又攻逐通便而导热下行，为君药。酒黄连、酒黄芩、盐黄柏、青黛、栀子可助君药清热泻火，为臣药。酒当归、木香、人工麝香既佐制君臣药的苦寒之性，以避其耗伤阴血之害；又行气活血、消胀止痛、促进通便，为佐药。

【用法用量】口服。

【注意事项】孕妇禁用。冷积、冷秘、素体脾虚及年迈体弱者慎用。服药期间，忌食辛辣、油腻食物。

知识拓展 当归龙荟丸的考点在其功能和主治。当归龙荟丸的功能为泻火通便，泻火即泻肝胆火，既主治肝胆火旺之便秘，又可治疗肝胆火旺诸症，如心烦不宁、头晕目眩、耳鸣耳聋、胁肋疼痛等。

考点3 九制大黄丸★★

【药物组成】大黄。

【功能】泻下导滞。

【主治】胃肠积滞所致的便秘、湿热下痢、口渴不休、停食停水、胸热心烦、小便赤黄。

【方义简释】方中仅用药一味大黄，经九制后，苦寒泻降力较缓，功能泻下导滞。

【用法用量】口服。

【注意事项】孕妇禁服。冷积、冷秘、久病、体弱者慎用。服药期间，忌食生冷、辛辣、油腻食物。

知识拓展　①九制大黄丸的考点在其功能和主治。大黄攻积导滞、通肠泻热，可治疗胃肠积滞、湿热下痢等。大黄用黄酒、侧柏叶、绿豆、大麦、黑豆、槐米、车前子、厚朴、陈皮、半夏等药物煎取浓汁，九蒸九晒炮制后，其泻下导滞之功缓和，且不伤正气。

②通便宁片、当归龙荟丸和九制大黄丸的比较：

中成药	功能	主治
通便宁片	宽中理气、泻下通便	肠胃实热积滞所致的便秘
当归龙荟丸	泻火通便	肝经实火证
九制大黄丸	泻下导滞	胃肠积滞所的便秘、湿热下痢

二、润下剂

考点4 麻仁胶囊（软胶囊、丸）★★★

【药物组成】火麻仁、大黄、苦杏仁、白芍（炒）、枳实（炒）、厚朴（姜制）。

【功能】润肠通便。

【主治】肠热津亏所致的便秘，症见大便干结难下、腹部胀满不舒；习惯性便秘见上述证候者。

【方义简释】方中火麻仁善润肠通便，为君药。大黄、苦杏仁、炒白芍既增君药润肠通便之功，又清泻肠热，为臣药。炒枳实、姜厚朴善行胃肠滞气，促进津液输布，以增润肠通便之力，为佐药。

【用法用量】口服。

【注意事项】孕妇及虚寒性便秘慎用。忌食辛辣香燥刺激性食物。

知识拓展　①麻仁胶囊出自《伤寒论》中的麻子仁丸（麻子仁、枳实、厚朴、大黄、杏仁、芍药），方歌"麻子仁丸治脾约，枳朴大黄麻杏芍，胃燥津枯便难解，润肠泻热功效确"。

②麻仁胶囊的考点在其功能和主治。麻仁胶囊能润肠通便，与火麻仁功能一致。

考点5 增液口服液★★★

【药物组成】玄参、生地黄、山麦冬。

【功能】养阴生津，增液润燥。

【主治】高热后，阴津亏损所致的便秘，症见大便秘结，兼见口渴咽干、口唇干燥、小便短赤、舌红少津。

【方义简释】方中玄参清热滋阴、生津润燥，滋肾水以润肠道，故重用为君药。生地黄、山麦冬助玄参清热养阴生津，以增水行舟，使肠燥得润、大便得下，为臣药。

【用法用量】口服。

【注意事项】服药期间，忌食辛辣刺激性食物。

知识拓展 ①增液口服液出自《温病条辨》中的增液汤（玄参、生地黄、麦冬）。

②增液口服液的考点在其功能和主治。玄参、生地黄、山麦冬均养阴、生津、润肠通便，增液口服液取其共同点，既能养阴生津，又能润燥。

考点6 通便灵胶囊★★

【药物组成】番泻叶、当归、肉苁蓉。

【功能】泻热导滞，润肠通便。

【主治】热结便秘，长期卧床便秘，一时性腹胀便秘，老年习惯性便秘。

【方义简释】方中番泻叶既泻下导滞，又清导实热，为君药。当归、肉苁蓉既助君药泻下导滞，又益精血而防君药清泻伤正，为臣药。

【用法用量】口服。

【注意事项】孕妇及哺乳期、月经期妇女禁用。脾胃虚寒者慎用。忌食辛辣、油腻食物。

考点7 苁蓉通便口服液★★

【功能】滋阴补肾，润肠通便。

【主治】中老年人、病后产后等虚性便秘及习惯性便秘。

【方义简释】方中何首乌善补肝肾、益精血、润肠燥，为君药。肉苁蓉、炒枳实可增君药滋补润肠通便之功，为臣药。蜂蜜既善益气补中、滑肠通便，以助君臣药之功，又和药矫味，为佐药。

【用法用量】口服。睡前或清晨服用。

【注意事项】孕妇及实热积滞致大便燥结者慎用。

知识拓展 麻仁胶囊、增液口服液、通便灵胶囊和苁蓉通便口服液的比较：

中成药	功能	主治
麻仁胶囊	润肠通便	肠热津亏所致的便秘
增液口服液	养阴生津、增液润燥	高热后、阴津亏损所致的便秘
通便灵胶囊	泻热导滞，润肠通便	热结便秘，长期卧床便秘，一时性腹胀便秘，老年习惯性便秘
苁蓉通便口服液	滋阴补肾、润肠通便	中老年人、病后产后等虚性便秘或习惯性便秘证属精血亏虚者

三、峻下剂

考点8 舟车丸★

【药物组成】甘遂（醋制）、红大戟（醋制）、芫花（醋制）、牵牛子（炒）、大黄、青皮（醋制）、陈皮、木香、轻粉。

【功能】行气逐水。

【主治】水停气滞所致的水肿，症见蓄水腹胀、四肢浮肿、胸腹胀满、停饮喘急、大便秘结、小便短少。

【用法用量】口服。

【注意事项】孕妇及水肿属阴水者禁用。所含甘遂、大戟、芫花及轻粉均有毒，故不可过量服用、久服。服药期间饮食宜清淡、低盐。服药应从小剂量开始，逐渐加量。

知识拓展 舟车丸的考点在其功能和主治。舟车丸主治水肿重症，可记忆"气水"。

四、通腑降浊剂

考点9 尿毒清颗粒 ★

【功能】通腑降浊，健脾利湿，活血化瘀。

【主治】脾肾亏损，湿浊内停，瘀血阻滞所致的少气乏力、腰膝酸软、恶心呕吐、肢体浮肿、面色萎黄；以及慢性肾功能衰竭（氮质血症期或尿毒症早期）见上述证候者。

【用法用量】温开水冲服。每日最大服用量为8袋；也可另定服药时间，但两次服药间隔勿超过8小时。

【注意事项】肝肾阴虚证慎用。因服药每日大便超过2次，可酌情减量，避免营养吸收不良和脱水。24小时尿量<1500ml的患者，服药时应监测血钾。慢性肾功能衰竭尿毒症晚期非本品所宜。避免与肠道吸附剂同时服用。忌食肥肉、动物内脏、豆类及坚果果实等高蛋白食物。应低盐饮食，并严格控制入水量。

知识拓展 尿毒清颗粒的考点在其功能。尿毒清颗粒主治慢性肾功能衰竭，可记忆"湿瘀"。

第五节 清热剂

以清除里热，治疗里热所致的各种病证为主要作用的中药制剂，称为清热剂。

本类中成药主要具有清热、泻火、凉血、解毒之功，兼有利水、通便、消肿等作用，适用于温、热、火邪，以及外邪入里化热等引发的病证。

类型	清热泻火解毒剂	解毒消癥剂
功能	清热、泻火、凉血、解毒	解毒消肿、散瘀止痛
主治	火热毒邪壅盛所致的里热证。如火热内盛，充斥三焦，常累及多个脏腑；外感热毒、温毒所致的瘟疫、疮疡疗毒等；脏腑火热病证	热毒瘀血壅结所致的痈疽疔毒、瘰疬、流注、癌肿等

本类中成药大多苦寒清泄，有伤阳败胃之弊，故阳虚有寒或脾胃虚寒者慎用。

一、清热泻火解毒剂

考点1 龙胆泻肝丸（颗粒、口服液）★★★

【药物组成】龙胆、黄芩、栀子（炒）、车前子（盐炒）、泽泻、木通、当归（酒制）、地黄、柴胡、甘草（炙）。

【功能】清肝胆，利湿热。

【主治】肝胆湿热所致的头晕目赤、耳鸣耳聋、耳肿疼痛、胁痛口苦、尿赤涩痛、湿热带下。也可用于肝火上炎所致的病证。

【方义简释】方中龙胆既善清肝胆实火，又善除肝胆及膀胱湿热，为君药。黄芩、炒栀子善清热泻火、除湿，以增君药之功，为臣药。盐车前子、泽泻、木通、酒当归、地黄、柴胡既清热利湿，导湿热下行而从小便出；又养血滋阴润肠，以防苦燥伤阴生热；还舒畅肝胆之气，以利于肝之调达功能复常，为佐药。炙甘草既和中缓急，又调和诸药，为使药。

【用法用量】口服。

【注意事项】孕妇、脾胃虚寒及年老体弱者慎用。服药期间，忌食辛辣油腻食物。体质壮实者，应中病即止，不可久用。高血压剧烈头痛，服药后头痛不见减轻，伴有呕吐、神志不清，或口眼㖞斜、瞳仁大小不等高血压危象者，应立即停药并采取相应急救措施。

知识拓展 ①龙胆泻肝丸出自《医方集解》中的龙胆泻肝汤（龙胆草、栀子、黄芩、木通、泽泻、车前子、柴胡、甘草、当归、生地），方歌"龙胆栀芩酒拌炒，木通泽泻车柴草，当归生地益阴血，肝胆实火湿热消"。

②龙胆泻肝丸的考点在于功能和主治。龙胆泻肝丸能清肝胆、利湿热，即清肝胆实火、利肝胆湿热，主治肝胆湿热、肝火上炎所致的病证。

考点2 黄连上清丸（颗粒、胶囊、片）★★★

【功能】散风清热，泻火止痛。

【主治】风热上攻、肺胃热盛所致的头晕目眩、暴发火眼、牙齿疼痛、口舌生疮、咽喉肿痛、耳痛耳鸣、大便秘结、小便短赤。

【用法用量】口服。

【注意事项】脾胃虚寒者禁用。对本品及所含成分过敏者禁用。过敏体质者、孕妇、老人、儿童、阴虚火旺者慎用。服药期间，忌食辛辣、油腻食物。

考点3 一清颗粒（胶囊）★★

【药物组成】大黄、黄芩、黄连。

【功能】清热泻火解毒，化瘀凉血止血。

【主治】火毒血热所致的身热烦躁、目赤口疮、咽喉及牙龈肿痛、大便秘结、吐血、咯血、衄血、痔血；咽炎、扁桃体炎、牙龈炎见上述证候者。

【用法用量】口服。

【注意事项】阴虚火旺、体弱年迈者慎用。中病即止，不可过量、久用。出现腹泻时可酌情减量。出血量多者，应采取综合急救措施。服药期间，忌食辛辣油腻之品，并戒烟酒。

知识拓展 一清颗粒的考点在于功能和主治。一清胶囊能清热泻火解毒、凉血止血，清一身之火毒，善治火毒所致的各种出血，如吐血、咯血、衄血、痔血等。

考点4 黛蛤散★★★

【药物组成】青黛、蛤壳。

【功能】清肝利肺，降逆除烦。

【主治】肝火犯肺所致的头晕耳鸣、咳嗽吐衄、痰多黄稠、咽膈不利、口渴心烦。

【方义简释】方中青黛清肝火、泻肺热；蛤壳清肺热、消痰结。

【用法用量】口服。

【注意事项】孕妇及阳气虚弱者慎用。服药期间，忌食辛辣、生冷、油腻食物。

知识拓展 黛蛤散的考点在于功能和主治，青黛清肝火、蛤壳清肺热，功能清肝利肺，主治肝火犯肺所致头晕耳鸣、口渴心烦等，故降逆除烦。

考点5 牛黄上清丸（胶囊、片）★★★

【功能】清热泻火，散风止痛。

【主治】热毒内盛、风火上攻所致的头痛眩晕、目赤耳鸣、咽喉肿痛、口舌生疮、牙龈肿痛、大便燥结。

【用法用量】口服。

【注意事项】阴虚火旺所致的头痛、眩晕、牙痛、咽痛忌用。孕妇、哺乳期妇女慎用。脾胃虚寒者慎用。不可过量或久用。

知识拓展 ①黄连上清丸和牛黄上清丸的考点在其功能和主治。两中成药功能相似，上可理解为头面部，清指清热，上清指清头面部之火热，头面火热之邪与风相关，两中成药之功能"风热火"，主治头面部病证，黄连善清中焦湿热，黄连上清丸主治风热上攻、肺胃热盛所致的病证；牛黄清热解毒力强，牛黄上清丸主治热毒内盛、风火上攻所致的病证。

②黄连上清丸和牛黄上清丸的比较：

中成药	功能	主治
黄连上清丸	散风清热，泻火止痛	风热上攻、肺胃热盛
牛黄上清丸	清热泻火，散风止痛	热毒内盛、风火上攻

考点6 清胃黄连丸（片）★★

【药物组成】黄连、石膏、黄芩、栀子、连翘、知母、黄柏、玄参、地黄、牡丹皮、赤芍、天花粉、桔梗、甘草。

【功能】清胃泻火，解毒消肿。

【主治】肺胃火盛所致的口舌生疮，齿龈、咽喉肿痛。

【方义简释】方中黄连、石膏善清泻胃火，为君药。黄芩、栀子善清热泻火解毒而消肿，以助君药之力，为臣药。连翘、知母、黄柏、玄参、地黄、牡丹皮、赤芍、天花粉既助君臣药清泻胃火、解毒消肿，又防苦燥伤阴，为佐药。桔梗、甘草既清热解毒、祛痰利咽，又载药上行，还调和诸药，为使药。

【用法用量】口服。

【注意事项】孕妇、体弱、年迈及阴虚火旺者慎用。不可过量使用或久用。

知识拓展 清胃黄连丸的考点在于功能和主治。清胃黄连丸能清胃泻火，治肺胃火盛所致的口舌生疮，齿龈、咽喉肿痛，达到解毒消肿之功。

考点 7　牛黄解毒丸（胶囊、软胶囊、片）★

【功能】清热解毒。

【主治】火热内盛所致的咽喉肿痛、牙龈肿痛、口舌生疮、目赤肿痛。

【方义简释】方中人工牛黄清热泻火、解毒消肿，为君药。石膏、黄芩、大黄既助君药清热泻火解毒，又化瘀消肿、导热下行，为臣药。雄黄、冰片、桔梗助君臣药清热解毒、消肿止痛，为佐药。甘草除能调和诸药外，与桔梗同用还能清解利咽，为使药。

【用法用量】口服。

【注意事项】孕妇禁用。虚火上炎所致的口疮、牙痛、喉痹慎服。脾胃虚弱者慎用。因其含有雄黄，故不宜过量、久服。

考点 8　牛黄至宝丸★★★

【功能】清热解毒，泻火通便。

【主治】胃肠积热所致的头痛眩晕、目赤耳鸣、口燥咽干、大便燥结。

【方义简释】方中人工牛黄清热泻火、解毒消肿，为君药。大黄、芒硝、冰片、石膏、栀子、连翘、青蒿既助君药清热泻火解毒，又通利二便而导热邪外出，以助药力，为臣药。木香、陈皮、广藿香、雄黄既助君臣药解毒、止痛、通便，又温散而防苦寒太过，为佐药。

【用法用量】口服。

【注意事项】孕妇禁用。冷秘者慎用。不宜久服。服药期间，忌食辛辣香燥刺激性食物。

知识拓展　①牛黄上清丸、牛黄解毒丸和牛黄至宝丸的考点在于功能和主治。牛黄清热解毒，善治热毒所致的病证。牛黄上清丸善治头面之火热，主治热毒内盛、风火上攻所致的病证。牛黄解毒丸能清热解毒，善治火毒内盛所致的肿痛。牛黄至宝丸组方中大黄、芒硝既泻火解毒，又泻热通便，故此中成药清热解毒、泻火通便，主治胃肠积热所致的大便燥结。

②牛黄上清丸、牛黄解毒丸和牛黄至宝丸的比较：

中成药	功能	主治
牛黄上清丸	清热泻火，散风止痛	热毒内盛、风火上攻
牛黄解毒丸	清热解毒	火热内盛
牛黄至宝丸	清热解毒，泻火通便	胃肠积热

考点 9　新雪颗粒★

【功能】清热解毒。

【主治】外感热病，热毒壅盛证，症见高热、烦躁；扁桃体炎、上呼吸道感染、气管炎、感冒见上述证候者。

【方义简释】方中南寒水石、滑石、石膏善清热泻火；人工牛黄泻火解毒、豁痰开窍、定惊。四药相合，善清热解毒、泻火除烦、定惊，为君药。栀子、竹心、广升麻、穿心莲助君药清热泻火解毒，为臣药。珍珠层粉、磁石、沉香、芒硝、硝石既助君臣药泻火解毒，又可平肝镇心安神，善治高热烦躁，为佐药。冰片善清热开窍、消肿止痛，为使药。

【用法用量】口服。

【注意事项】孕妇禁用。外感风寒证慎用。

知识拓展 新雪颗粒的考点在其主治。新雪颗粒主治内外皆热,症见高热、烦躁。"雪"可清内外热。

考点10 芩连片 ★

【功能】清热解毒,消肿止痛。

【主治】脏腑蕴热,头痛目赤,口鼻生疮,热痢腹痛,湿热带下,疮疖肿痛。

【方义简释】方中黄芩善清肺与大肠之火,除上焦湿热,为君药。黄连、黄柏善清三焦火热之毒,为臣药。连翘、赤芍既助君臣药泻火解毒,又凉血散瘀、消肿止痛,为佐药。甘草既清热解毒、缓急止痛,又调和诸药,为使药。

【用法用量】口服。

【注意事项】孕妇、中焦虚寒、阴虚及素体虚弱者慎用。

知识拓展 芩连片的考点在其功能。方中连翘为"疮家之圣药",善消肿,故此中成药能消肿止痛。

考点11 导赤丸 ★★

【药物组成】黄连、栀子(姜炒)、黄芩、连翘、木通、大黄、玄参、赤芍、滑石、天花粉。

【功能】清热泻火,利尿通便。

【主治】火热内盛所致的口舌生疮、咽喉疼痛、心胸烦热、小便短赤、大便秘结。

【方义简释】方中黄连、黄芩、姜栀子既善清心、肺、三焦之火毒邪热,又利尿而导火热毒邪从小便出,为君药。连翘、木通、大黄、玄参、赤芍既助君药清热泻火、利尿,又善通便、散瘀消肿,并顾护阴液,以防火热之邪与苦燥之性耗伤阴液,为臣药。滑石、天花粉既助君臣药清热泻火、利尿,又防君臣药之苦寒清利而伤津,为佐使药。

【用法用量】口服。

【注意事项】孕妇禁用。脾虚便溏及体弱年迈者慎用。服药期间,忌食辛辣、油腻食物。治疗口腔炎、口腔溃疡时,可配合使用外用药。

知识拓展 龙胆泻肝丸、清胃黄连丸和导赤丸的比较:

中成药	功能	主治
龙胆泻肝丸	清肝胆、利湿热(清肝胆火)	肝胆湿热,肝火上炎所致的病证
清胃黄连丸	清胃泻火、解毒消肿(清胃火)	肺胃火盛所致的口舌生疮、咽喉肿痛
导赤丸	清热泻火,利尿通便(清心火)	火热内盛所致的口舌生疮、小便短赤、

考点12 板蓝根颗粒(茶、糖浆) ★

【功能】清热解毒,凉血利咽。

【主治】肺胃热盛所致的咽喉肿痛、口咽干燥、腮部肿胀;急性扁桃体炎、腮腺炎见上述证候者。

【方义简释】方中板蓝根苦泄寒清，善清热解毒、凉血利咽，无论是火毒内蕴或肺胃热盛所致的急喉痹、乳蛾，还是瘟疫时毒或热毒蕴结所致的痄腮、咽喉肿痛皆可用之。

【用法用量】口服。

【注意事项】阴虚火旺者、素体脾胃虚弱者及老人慎用。服药期间，忌食辛辣油腻食物。

知识拓展　板蓝根颗粒的考点在其功能和主治。板蓝根清热解毒、凉血利咽，善治咽喉肿痛。板蓝根颗粒即板蓝根的功能、主治。

考点13 清热解毒口服液（片）★

【功能】清热解毒。

【主治】热毒壅盛所致的发热面赤、烦躁口渴、咽喉肿痛；流感、上呼吸道感染见上述证候者。

【用法用量】口服。

【注意事项】风寒感冒者慎用。服药期间，饮食宜清淡，忌辛辣食物；忌烟酒。

知识拓展　流行性感冒属于温病、风热病的范畴，中成药治疗此类疾病的种类众多，明确在主治中提到的有正柴胡饮、羚羊感冒胶囊、连花清瘟胶囊、清热解毒口服液四种。

中成药	功能	主治
正柴胡饮	发散风寒，解热止痛	流感初起
羚羊感冒胶囊	清热解表	流行性感冒属风热证
连花清瘟胶囊	清瘟解毒，宣肺泄热	流行性感冒属热毒袭肺证
清热解毒口服液	清热解毒	流感见发热面赤、烦躁口渴、咽喉肿痛

二、解毒消癥剂

考点14 抗癌平丸★★★

【功能】清热解毒，散瘀止痛。

【主治】热毒瘀血壅滞所致的胃癌、食道癌、贲门癌、直肠癌等消化道肿瘤。

【用法用量】口服。饭后半小时服，或遵医嘱。

【注意事项】孕妇禁用。脾胃虚寒者慎用。服药期间忌食辛辣、油腻、生冷食物。因其含有毒的蟾酥等，故不可过量、久服。

知识拓展　抗癌平丸的考点在其功能和主治。抗癌平丸功能清热解毒、散瘀止痛，主治热毒瘀血壅滞所致的消化道肿瘤，"毒瘀"与其功能和主治不可分。

考点15 西黄丸★

【药物组成】牛黄或体外培育牛黄、乳香（醋制）、没药（醋制）、麝香或人工麝香。

【功能】清热解毒，消肿散结。

【主治】热毒壅结所致的痈疽疔毒、瘰疬、流注、癌肿。

【方义简释】方中牛黄泻火解毒、清热化痰，为君药。醋制乳香活血止痛、消肿生肌；

醋制没药破血止痛、消肿生肌。二药相须为用，药力更强，善"破癥结宿血"，为臣药。麝香既行血分之滞而活血通经，又散结消肿止痛，以助君臣药之力，为佐药。

【用法用量】口服。

【注意事项】孕妇禁服。脾胃虚寒者慎用。服药期间，忌食辛辣刺激食物。

知识拓展 ①西黄丸的考点在其功能。西黄丸能清热解毒、消肿散结，主治热毒壅结所致的痈肿。

②清胃黄连丸、芩连片和西黄丸均能清热解毒、消肿。考点在他们之间的区别。

中成药	功能
清胃黄连丸	清胃泻火，解毒消肿
芩连丸	清热解毒，消肿止痛
西黄丸	清热解毒，消肿散结

第六节 温里剂

凡以温里祛寒，治疗寒邪所致的各种里寒病证为主要作用的中药制剂，称为温里剂。

本类中成药主要具有温里祛寒之功，兼有回阳等作用，适用于里寒证，如脾胃虚寒，或寒凝气滞，或亡阳欲脱等病证。

分类	温中散寒剂	回阳救逆剂
功能	温中散寒，健脾益气，温胃理气，温中和胃	回阳救逆
主治	脾胃虚寒所致的腹痛、呕吐，寒凝气滞所致的胃脘胀满、吐酸，中阳不足、湿阻气滞所致的胃痛、痞满	阳气衰微、阴寒内盛所致的厥脱
症状	脘胀冷痛、肢体倦怠、手足不温，或腹痛、下利、恶心呕吐，舌苔白滑、脉沉细或沉迟等	四肢厥逆、精神萎靡、冷汗淋漓、畏寒蜷卧、下利清谷、脉微细或脉微欲绝等

本类中成药大多辛温燥热，易耗阴动火，故实热证、阴虚火旺者、精血亏虚者忌用。

一、温中散寒剂

考点1 理中丸★★★

【药物组成】炮姜、党参、土白术、甘草（炙）。

【功能】温中散寒，健胃。

【主治】脾胃虚寒，呕吐泄泻，胸满腹痛，消化不良。

【方义简释】方中炮姜温中祛寒以治本，止泻、止痛以治标，为君药。党参补气健脾，培补后天之本，以助君药振奋脾阳而祛寒健胃，为臣药。土炒白术益气健脾、燥湿利水，可助君臣药燥脾湿、复脾运、升清阳、降浊阴，为佐药。炙甘草补脾益气、缓急止痛，兼调和诸药，为使药。

【用法用量】口服。

【注意事项】湿热中阻所致胃痛、呕吐、泄泻者忌用。忌食生冷油腻，不宜消化食物。

知识拓展 ①理中丸（人参、干姜、炙甘草、白术）出自《伤寒论》，方歌"理中干姜参术甘，温中健脾治虚寒；中阳不足痛呕利，丸汤两用腹中暖"。理中丸是治疗脾胃虚寒的基础方。

②理中丸的考点在于药物组成和功能。理中丸组方中的炮姜温中散寒，能健胃，主治消化不良。

考点2　小建中合剂★★★

【药物组成】饴糖、桂枝、白芍、生姜、大枣、甘草（炙）。

【功能】温中补虚，缓急止痛。

【主治】脾胃虚寒所致的脘腹疼痛、喜温喜按、嘈杂吞酸、食少；胃及十二指肠溃疡见上述证候者。

【方义简释】方中饴糖既善温中补虚、润燥，又可缓急止痛，为君药。桂枝温阳散寒，合饴糖辛甘化阳以建中阳之气；白芍养血敛阴，既合饴糖酸甘化阴以助阴血之虚，又协桂枝调和营卫。生姜温中散寒，佐桂枝以温中；大枣补中益气，佐白芍以养血。两药相合，辛甘健脾益胃，升腾中焦生发之气，为佐药。炙甘草既补中益气，以助饴、桂益气温中；又能和缓，合饴、芍则益脾养肝、缓急止痛；还兼调和诸药，为使药。

【用法用量】口服。

【注意事项】阴虚内热胃痛者忌用。

知识拓展 ①小建中合剂出自《金匮要略》中的小建中汤（饴糖、桂枝、芍药、炙甘草、大枣、生姜），方歌"小建中汤君饴糖，方含桂枝加芍汤，温中补虚和缓急，虚劳里急腹痛康"。

②小建中合剂的考点在于功能和主治。饴糖补虚、缓急止痛，和小建中合剂的功能一致，主治脾胃虚寒所致的喜温喜按。

考点3　良附丸★★★

【药物组成】高良姜、香附（醋制）。

【功能】温胃理气。

【主治】寒凝气滞，脘痛吐酸，胸腹胀满。

【方义简释】方中高良姜温中散寒止痛，为君药。香附醋制后善行气止痛、疏肝解郁，为臣药。

【用法用量】口服。

【注意事项】胃热及湿热中阻胃痛者慎用。

知识拓展 良附丸的考点在其主治。高良姜散寒，善治寒凝；香附理气，善治气滞。

考点4　香砂养胃颗粒（丸）★★

【功能】温中和胃。

【主治】胃阳不足、湿阻气滞所致的胃痛、痞满，症见胃痛隐隐、脘闷不舒、呕吐酸水、嘈杂不适、不思饮食、四肢倦怠。

【用法用量】口服。

【注意事项】胃阴不足或湿热中阻所致的痞满、胃痛、呕吐者忌用。忌食生冷、油腻及酸性食物。

知识拓展 香砂养胃颗粒的考点在其主治。香砂养胃颗粒主治胃阳不足、湿阻气滞所致的胃痛、痞满，症见胃痛隐隐等症。养胃即"养胃阳"。

考点5 附子理中丸★★★

【药物组成】附子（制）、干姜、党参、白术（炒）、甘草。

【功能】温中健脾。

【主治】脾胃虚寒所致的脘腹冷痛、呕吐泄泻、手足不温。

【方义简释】方中制附子补火助阳、温肾暖脾、散寒止痛，为君药。干姜、党参既助君药温阳，又健脾益气，为臣药。炒白术益气健脾、燥湿止泻，可助君臣药健脾，并燥湿止泻，为佐药。甘草益气补中、缓急止痛、调和诸药，为使药。

【用法用量】口服。

【注意事项】所含附子有毒，故不宜过量服用与久服，孕妇慎用。湿热泄泻者忌用。

知识拓展 ①附子理中丸的考点在其主治。理中丸加附子，附子补火助阳，善治脾胃虚寒之冷痛，症见手足不温。

②理中丸、小建中合剂、良附丸和附子理中丸的比较：

中成药	功能	主治
理中丸	温中散寒，健胃	脾胃虚寒，呕吐泄泻，消化不良
小建中合剂	温中补虚，缓急止痛	脾胃虚寒所致的脘腹疼痛、喜温喜按
良附丸	温胃理气	寒凝气滞，脘痛吐酸，胸腹胀满
附子理中丸	温中健脾	脾胃虚寒所致的脘腹冷痛、呕吐泻泄

考点6 香砂平胃丸（颗粒）★★

【功能】理气化湿，和胃止痛。

【主治】湿浊中阻、脾胃不和所致的胃脘疼痛、胸膈满闷、恶心呕吐、纳呆食少。

【用法用量】口服。

【注意事项】脾胃阴虚者忌用。服药期间，饮食宜清淡，忌生冷、油腻、煎炸食物和海鲜发物。

知识拓展 ①香砂平胃丸的考点在其主治。香砂平胃丸主治湿浊中阻、脾胃不和所致的胃脘疼痛。平胃即"平不和"。

②香砂养胃颗粒和香砂平胃丸的比较：

药物	功能	主治
香砂养胃颗粒	温中和胃	胃阳不足、湿阻气滞所致的胃痛、痞满
香砂平胃丸	理气化湿，和胃止痛	湿浊中阻、脾胃不和所致的胃脘疼痛

二、回阳救逆剂

考点7 四逆汤 ★★★

【药物组成】淡附片、干姜、甘草（炙）。

【功能】温中祛寒，回阳救逆。

【主治】阳虚欲脱，冷汗自出，四肢厥逆，下利清谷，脉微欲绝。

【方义简释】方中淡附片回阳救逆、破阴逐寒，为君药。干姜温中散寒、回阳通脉，以助淡附片回阳救逆之功，为臣药。炙甘草善益气安中，又解附片之毒，还缓附、姜之峻，并寓护阴之意，为佐使药。

【用法用量】口服。

【注意事项】所含附子有毒，故不宜过量服用、久服，孕妇禁用。湿热、阴虚、实热所致的腹痛、泄泻者忌用。冠心病、心绞痛病情急重者应配合抢救措施。不宜单独用于休克，应结合其他抢救措施。

知识拓展 四逆汤的考点在其主治。四逆汤主治亡阳证，症见阳虚欲脱、冷汗自出、脉微欲绝。所见症状可归纳为"寒象"，故宜温中祛寒。

第七节 祛痰剂

凡以消痰化饮，治疗痰湿或痰饮所致的各种病证为主要作用的中药制剂，称为祛痰剂。

本类中成药主要具有祛痰之功，兼有燥湿、清热、息风、散结等作用，适用于痰湿、痰热、风痰等引发的病证。

分类	功能	主治	症状
燥湿化痰剂	祛湿化痰、行气健脾	痰浊阻肺所致的咳嗽	咳嗽、痰多易咯、黏稠色白、胸脘满闷，舌苔白腻、脉滑
清热化痰剂	清泻肺热、化痰止咳	痰热阻肺所致的咳嗽	咳嗽、痰稠色黄、咯之不爽、胸膈痞闷、咽干口渴，舌苔黄腻、脉滑数
化痰息风剂	平肝息风、化痰	肝风内动、风痰上扰	眩晕头痛，甚者昏厥不语，或发癫痫，舌苔白腻、脉弦滑
化痰散结剂	化痰软坚散结	痰火互结	瘰疬、瘿瘤

本类中成药使用时应区分痰饮性质，有咯血倾向者慎用辛燥的祛痰剂；有高血压、心脏病者宜慎用含有麻黄的祛痰剂。

一、燥湿化痰剂

考点1 二陈丸 ★★★

【药物组成】半夏（制）、陈皮、茯苓、甘草。

【功能】燥湿化痰，理气和胃。

【主治】痰湿停滞导致的咳嗽痰多、胸脘胀闷、恶心呕吐。

【方义简释】方中制半夏善温化燥散中焦寒湿痰饮，则咳嗽痰多、恶心呕吐可愈，为君药。陈皮善理气健脾、燥湿化痰，助君药燥化痰湿、理气和胃，为臣药。茯苓善健脾渗湿，既助君臣药利湿化痰，又能健脾，使生痰无源，为佐药。甘草既润肺和中，又调和诸药，为使药。

【用法用量】口服。

【注意事项】本品辛香温燥易伤阴津，故不宜长期服用。肺阴虚所致的燥咳、咯血忌用。服药期间，忌食辛辣、生冷、油腻食物。

知识拓展 ①二陈丸出自《普济方》中的二陈汤（半夏、橘红、白茯苓、甘草），方歌"二陈汤用半夏陈，益以茯苓甘草成，理气和中兼燥湿，一切痰饮此方珍"。

②二陈丸的考点在其功能和主治。半夏、陈皮相须为用能燥湿化痰，陈皮、茯苓能健脾，故理气和胃。

考点2 橘贝半夏颗粒★

【功能】化痰止咳，宽中下气。

【主治】痰气阻肺，咳嗽痰多、胸闷气急。

【用法用量】口服。

【注意事项】本品含有麻黄，故孕妇及心脏病患者、高血压病患者慎用。服药期间，饮食宜清淡，忌食生冷、辛辣、燥热食物，忌烟酒。

知识拓展 ①橘贝半夏颗粒的考点在其功能和主治。橘贝半夏颗粒能化痰止咳、宽中下气，主治痰气阻肺。

②二陈丸和橘贝半夏颗粒的比较：

中成药	功能	主治
二陈丸	燥湿化痰，理气和胃	痰湿停滞导致的咳嗽痰多、胸脘胀闷、恶心呕吐
橘贝半夏颗粒	化痰止咳，宽中下气	痰气阻肺，咳嗽痰多、胸闷气急

二、清热化痰剂

考点3 礞石滚痰丸★★

【功能】逐痰降火。

【主治】痰火扰心所致的癫狂惊悸，或喘咳痰稠、大便秘结。

【方义简释】方中煅金礞石下气逐痰，能攻逐陈积伏匿之顽痰、老痰，为君药。黄芩、熟大黄清上导下，以除痰热生成之源，为臣药。沉香既降气止痛、调达气机，又防君臣药寒凉太过，为佐药。

【用法用量】口服。

【注意事项】孕妇忌服。非痰热实证、体虚及小儿虚寒成惊者慎用。癫狂重症者，需在专业医生指导下配合其他治疗方法。服药期间，忌食辛辣、油腻食物。药性峻猛，易耗损气血，须病除即止，切勿过量久用。

【知识拓展】礞石滚痰丸的考点在其主治。礞石滚痰丸主治痰火扰心所致的癫狂惊悸。

考点4 清气化痰丸★★★

【药物组成】胆南星、黄芩（酒制）、瓜蒌仁霜、苦杏仁、陈皮、枳实、茯苓、半夏（制）。

【功能】清肺化痰。

【主治】痰热阻肺所致的咳嗽痰多、痰黄黏稠、胸腹满闷。

【方义简释】方中胆南星清热化痰，治壅闭于肺之实痰实火，为君药。酒黄芩、瓜蒌仁霜泻肺火、化痰热、止咳喘，以助胆南星清热化痰之力，为臣药。陈皮、枳实、茯苓、苦杏仁、制半夏既除湿化痰，以消已生之痰；又健运脾湿，以绝生痰之源；且能理气，寓治痰当先理气之意，气行则有益于消痰，为佐药。

【用法用量】口服。

【注意事项】孕妇、风寒咳嗽、痰湿阻肺者慎用。服药期间，忌食生冷、辛辣、燥热食物，忌烟酒。

【知识拓展】清气化痰丸的考点在其主治。清气化痰丸主治痰热阻肺所致的咳嗽痰多。

考点5 复方鲜竹沥液★

【功能】清热化痰，止咳。

【主治】痰热咳嗽，痰黄黏稠。

【用法用量】口服。

【注意事项】孕妇、寒嗽及脾虚便溏者慎用。服药期间，忌烟、酒，忌食辛辣刺激和油腻食物。

【知识拓展】①复方鲜竹沥液的考点在其主治。复方鲜竹沥液主治痰热咳嗽，痰黄黏稠。②礞石滚痰丸、清气化痰丸和复方鲜竹沥液的比较：

中成药	功能	主治
礞石滚痰丸	逐痰降火	痰火扰心所致的癫狂惊悸，或喘咳痰稠、大便秘结
清气化痰丸	清肺化痰	痰热阻肺所致的咳嗽痰多、痰黄黏稠、胸腹满闷
复方鲜竹沥液	清热化痰，止咳	痰热咳嗽，痰黄黏稠

三、化痰息风剂

考点6 半夏天麻丸★★★

【药物组成】法半夏、天麻、人参、黄芪（炙）、白术（炒）、苍术（米泔炙）、陈皮、茯苓、泽泻、六神曲（麸炒）、麦芽（炒）、黄柏。

【功能】健脾祛湿，化痰息风。

【主治】脾虚湿盛、痰浊内阻所致的眩晕、头痛、如蒙如裹、胸脘满闷。

【方义简释】方中法半夏、天麻燥湿化痰、息风定眩，为君药。人参、炙黄芪、炒白术、制苍术、陈皮、茯苓、泽泻善益气健脾、燥渗痰湿，气旺脾健则痰湿不生，痰湿化除则眩晕不作，为臣药。炒六神曲、炒麦芽健胃消食以利痰湿消除；黄柏降火坚阴、燥湿，又防他药温性太过，三药共为佐药。

【用法用量】口服。

【注意事项】孕妇禁用。肝肾阴虚、肝阳上亢所致的头痛、眩晕慎用。平素大便干燥者慎用。服药期间，忌食生冷、油腻及海鲜类食物。

知识拓展 ①半夏天麻丸的考点在其功能和主治。半夏化痰，天麻息风，茯苓、白术健脾。半夏天麻丸主治脾虚湿盛、痰浊内阻所致病证。

②祛痰剂主治的比较：

中成药	主治
二陈丸	痰湿停滞导致的咳嗽痰多、胸脘胀闷、恶心呕吐
橘贝半夏颗粒	痰气阻肺，咳嗽痰多、胸闷气急
礞石滚痰丸	痰火扰心所致的癫狂惊悸，或喘咳痰稠、大便秘结
清气化痰丸	痰热阻肺所致的咳嗽痰多、痰黄黏稠、胸腹满闷
复方鲜竹沥液	痰热咳嗽，痰黄黏稠
半夏天麻丸	脾虚湿盛、痰浊内阻（风痰）所致的眩晕、头痛、如蒙如裹、胸脘满闷

四、化痰散结剂

考点7 消瘿丸★

【功能】散结消瘿。

【主治】痰火郁结所致的瘿瘤初起；单纯型地方性甲状腺肿见上述证候者。

【方义简释】方中昆布、海藻清热消痰、软坚消瘿，为君药。蛤壳、浙贝母、夏枯草善清热消痰散结，以助君药之功，为臣药。陈皮、槟榔既破气化痰消积，又寓"气行则痰消"之意，为佐药。桔梗宣肺祛痰、载药上行，为使药。

【用法用量】口服。

【注意事项】孕妇慎用。服药期间，忌食生冷、辛辣食物。

知识拓展 消瘿丸的考点在其主治。消瘿丸主治痰火郁结所致的瘿瘤初起，瘿瘤即甲状腺结节。

第八节　止咳平喘剂

凡以制止咳嗽、平定气喘，治疗肺失宣肃、肺气上逆所致的各种咳嗽气喘病证为主要作用的中药制剂，称为止咳平喘剂。

本类中成药主要具有止咳平喘、理气化痰之功，兼有散寒、清热、润燥、解表、补益、纳气等作用，适用于风寒、肺热、燥邪、痰湿、肺虚、肾不纳气等引发的咳喘病证。

分类	功能	主治	症状
散寒止咳剂	温肺散寒、止咳化痰	风寒束肺、肺失宣降所致的咳嗽	咳嗽、身重、鼻塞、咳痰清稀量多、气急、胸膈满闷等
清肺止咳剂	清泻肺热、止咳化痰	痰热阻肺所致的咳嗽	咳嗽、痰多黄稠、胸闷等
润肺止咳剂	润肺、止咳	燥邪犯肺或阴虚生燥所致的咳嗽	咳嗽、痰少、不易咯出或痰中带血、胸闷等
发表化饮平喘剂	解表化饮、止咳平喘	外感表邪、痰饮阻肺所致的咳嗽、喘证	恶寒发热、喘咳痰稀等
泄热平喘剂	清肺泄热、降逆平喘	肺热喘息	发热、咳嗽、气喘、咯痰黄稠等
化痰平喘剂	化痰、平喘	痰浊阻肺所致的喘促	喘促、痰涎壅盛、气逆、胸闷等
补肺平喘剂	补益肺气、敛肺平喘	肺虚所致的喘促	喘促、气短、语声低微、自汗、神疲乏力等
纳气平喘剂	补肾纳气、固本平喘	肾不纳气所致的喘促	喘促日久、气短、动则喘甚、呼多吸少、喘声低弱、气不得续、汗出肢冷、浮肿等

本类中成药所治的咳嗽、喘促，有表里虚实之分，阴阳寒热之别，在肺在肾之异，治当区别对待，合理选用。

一、散寒止咳剂

考点1 通宣理肺丸（胶囊、口服液、片、颗粒、膏）★★★

【功能】解表散寒，宣肺止咳。

【主治】风寒束表、肺气不宣所致的感冒咳嗽，症见发热、恶寒、咳嗽、鼻塞流涕、头痛、无汗、肢体酸痛。

【用法用量】口服。

【注意事项】孕妇、风热或痰热咳嗽、阴虚干咳者慎用。服药期间，忌烟、酒及辛辣食物。因其含有麻黄，故心脏病、高血压病患者慎用。

知识拓展 通宣理肺丸的考点在其功能和主治。通宣理肺丸能解表散寒、宣肺止咳，主治风寒束表、肺气不宣所致的感冒咳嗽。可记忆"表寒"。

考点2 杏苏止咳颗粒（糖浆、口服液）★

【药物组成】苦杏仁、前胡、紫苏叶、桔梗、陈皮、甘草。

【功能】宣肺散寒，止咳祛痰。

【主治】风寒感冒咳嗽、气逆。

【方义简释】方中苦杏仁、紫苏叶宣肺散寒、止咳祛痰，为君药。前胡降气祛痰，兼宣散表邪，可增君药止咳祛痰之功，为臣药。桔梗、陈皮助君臣药宣肺、祛痰、止咳，为佐药。甘草既润肺止咳，又调和诸药，为使药。

【用法用量】口服。

【注意事项】风热、燥热及阴虚干咳者慎用。服药期间，宜食清淡易消化食物，忌食辛辣食物。

知识拓展 ①杏苏止咳颗粒的考点在其功能和主治。杏仁止咳、紫苏解表，主治风寒感冒，可记忆"风寒"。

②通宣理肺丸和杏苏止咳颗粒均散寒、止咳，主治风寒感冒咳嗽。

中成药	功能	主治
通宣理肺丸	解表散寒，宣肺止咳	风寒束表、肺气不宣所致的感冒咳嗽
杏苏止咳颗粒	宣肺散寒，止咳祛痰	风寒感冒咳嗽、气逆

二、清肺止咳剂

考点 3 清肺抑火丸 ★★★

【功能】清肺止咳，化痰通便。

【主治】痰热阻肺所致的咳嗽、痰黄黏稠、口干咽痛、大便干燥。

【用法用量】口服。

【注意事项】孕妇、风寒咳嗽、脾胃虚弱者慎用。服药期间，忌食生冷、辛辣、燥热食物，忌烟酒。

知识拓展 清肺抑火丸的考点在其功能和主治。清肺抑火丸清肺止咳化痰，主治痰热咳嗽；兼通便，主治大便干燥。可记忆"火便"。

考点 4 蛇胆川贝散（胶囊、软胶囊）★★

【功能】清肺，止咳，祛痰。

【主治】肺热咳嗽，痰多。

【用法用量】口服。

【注意事项】孕妇、痰湿犯肺或久咳不止者慎用。服药期间，忌食辛辣、油腻食物，忌吸烟、饮酒。

知识拓展 蛇胆川贝散的考点在其主治。蛇胆川贝散主治肺热咳嗽。蛇胆、川贝均清热化痰，主治肺热。

考点 5 橘红丸（片、颗粒、胶囊）★

【功能】清肺，化痰，止咳。

【主治】痰热咳嗽，痰多，色黄黏稠，胸闷口干。

【用法用量】口服。

【注意事项】孕妇、气虚咳喘及阴虚燥咳者慎用。服药期间，忌食辛辣、油腻食物。

知识拓展 ①橘红丸的考点在其功能和主治。橘红丸能清肺，化痰，止咳，主治痰热咳嗽。

②清肺抑火丸、蛇胆川贝散和橘红丸均能清肺、化痰、止咳，主治痰热（肺热）咳嗽。痰热和肺热的区别：痰热定有痰、肺热可无痰。

中成药	功能	主治
清肺抑火丸	清肺止咳，化痰通便	痰热阻肺所致的咳嗽、大便干燥
蛇胆川贝散	清肺，止咳，祛痰	肺热咳嗽，痰多
橘红丸	清肺，化痰，止咳	痰热咳嗽，胸闷口干

考点6 急支糖浆 ★★★

【功能】清热化痰，宣肺止咳。

【主治】外感风热所致的咳嗽，症见发热、恶寒、胸膈满闷、咳嗽咽痛；急性支气管炎、慢性支气管炎急性发作见上述证候者。

【用法用量】口服。

【注意事项】孕妇及寒证者慎用。因其含麻黄，故运动员、心脏病患者、高血压病患者慎用。服药期间，忌食辛辣、生冷、油腻食物，忌吸烟饮酒。

考点7 强力枇杷露（胶囊）★★

【功能】清热化痰，敛肺止咳。

【主治】痰热伤肺所致的咳嗽经久不愈、痰少而黄或干咳无痰；急、慢性支气管炎见上述证候者。

【用法用量】口服。

【注意事项】因其含有毒的罂粟壳，故不可过量服用或久用。孕妇、哺乳期妇女及儿童慎用强力枇杷露，禁用强力枇杷胶囊。外感咳嗽及痰浊壅盛者慎用。服药期间，忌食辛辣厚味食物。

知识拓展 ①急支糖浆和强力枇杷露的考点在于功能和主治。急支糖浆清热化痰、宣肺止咳，主治外感风热所致的咳嗽，适用于急性支气管炎、慢性支气管炎急性发作等急性疾病。强力枇杷露清热化痰，敛肺止咳，主治痰热伤肺所致的咳嗽经久不愈，适用于慢性支气管炎。可记忆为"一急一缓、一宣一敛"。

②急支糖浆和强力枇杷露的区别：

中成药	功能	主治
急支糖浆	清热化痰，宣肺止咳	外感风热所致的咳嗽
强力枇杷露	清热化痰，敛肺止咳	痰热伤肺所致的咳嗽经久不愈

考点8 川贝止咳露 ★

【功能】止嗽祛痰。

【主治】风热咳嗽，痰多上气或燥咳。

【用法用量】口服。

【注意事项】风寒咳嗽者慎用。服药期间，忌烟、酒及辛辣食物。

三、润肺止咳剂

考点9 养阴清肺膏（糖浆、口服液、丸）★★★

【药物组成】地黄、玄参、麦冬、白芍、牡丹皮、川贝母、薄荷、甘草。

【功能】养阴润燥，清肺利咽。

【主治】阴虚燥咳，咽喉干痛，干咳少痰，或痰中带血。

【方义简释】方中地黄养阴生津、清热凉血，滋养少阴本质之不足，为君药。麦冬、玄参、白芍、甘草既助君药养阴清肺，又凉血利咽，为臣药。牡丹皮、川贝母既助君臣药清肺利咽，又凉血活血止痛，为佐药。薄荷既清利头目与咽喉，又载药上行，为使药。

【用法用量】口服。

【注意事项】脾虚便溏、痰多湿盛咳嗽者慎用。孕妇慎用。服药期间，忌食辛辣、生冷、油腻食物。

考点10 二母宁嗽丸★★★

【药物组成】知母、川贝母、石膏、栀子（炒）、黄芩、瓜蒌子（炒）、桑白皮（蜜炙）、茯苓、陈皮、枳实（麸炒）、五味子（蒸）、甘草（炙）。

【功能】清肺润燥，化痰止咳。

【主治】燥热蕴肺所致的咳嗽，症见痰黄而黏不易咳出、胸闷气促、久咳不止、声哑喉痛。

【方义简释】方中知母、川贝母清肺润燥、化痰止咳，为君药。石膏、黄芩、炒栀子、蜜桑白皮、炒瓜蒌子既助君药清肺润燥、化痰止咳，又清利二便，以利于肺热的清除，为臣药。陈皮、炒枳实、茯苓、蒸五味子散降与涩敛并用，既理气健脾化痰，又滋肾敛肺止咳，为佐药。炙甘草既润肺止咳，又调和诸药，为使药。

【用法用量】口服。

【注意事项】风寒咳嗽者慎用。服药期间，忌食辛辣以及牛肉、羊肉、鱼等食物。

考点11 蜜炼川贝枇杷膏★

【功能】清热润肺，化痰止咳。

【主治】肺燥咳嗽，痰黄而黏，胸闷，咽喉疼痛或痒，声音嘶哑。

【方义简释】方中川贝母、枇杷叶既清热润肺，又化痰止咳，为君药。陈皮、半夏相须为用，燥湿化痰功著，以助君药化痰止咳；薄荷脑祛风利咽而治咽痛音哑，三药共为臣药。杏仁（常用苦杏仁）、款冬花、北沙参、五味子既助君臣药润肺、化痰止咳，又制陈皮、水半夏温燥之性，为佐药。桔梗宣肺祛痰、利咽止咳、引药上行，为使药。

【用法用量】口服。

【注意事项】外感风寒咳嗽者慎用。服药期间忌食辛辣食物。

知识拓展 ①养阴清肺膏、二母宁嗽丸和蜜炼川贝枇杷膏的功能相似，其考点在于功能和主治。三者均可清肺、润燥，主治燥咳，养阴清肺膏能养阴，主治阴虚燥咳、咽喉干痛，有利咽之效；二母宁嗽丸和蜜炼川贝枇杷膏的功能和主治相似，均能清肺润燥、化痰止咳，主治肺燥咳嗽。

②养阴清肺膏、二母宁嗽丸和蜜炼川贝枇杷膏的区别：

中成药	功能	主治
养阴清肺膏	养阴润燥，清肺利咽	阴虚燥咳，咽喉干痛
二母宁嗽丸	清肺润燥（清热润肺），化痰止咳	燥热蕴肺所致的咳嗽
蜜炼川贝枇杷膏		肺燥咳嗽

四、发表化饮平喘剂

考点12　小青龙胶囊（合剂、颗粒、糖浆）★★★

【药物组成】麻黄、桂枝、干姜、细辛、五味子、白芍、法半夏、甘草（炙）。

【功能】解表化饮，止咳平喘。

【主治】风寒水饮，恶寒发热、无汗、喘咳痰稀。

【方义简释】方中麻黄、桂枝解表散寒化饮、宣肺止咳平喘，为君药。细辛、干姜助君药解表散寒、温化痰饮，为臣药。五味子、白芍、法半夏助君臣药化寒饮，为佐药。炙甘草既益气和中，又调和诸药，为使药。

【用法用量】口服。

【注意事项】孕妇、内热咳喘及虚喘者慎用。因其含麻黄，故高血压患者、青光眼患者慎用。服药期间，忌食辛辣、生冷、油腻食物。

考点13　桂龙咳喘宁胶囊★★★

【功能】止咳化痰，降气平喘。

【主治】外感风寒，痰湿内阻引起的咳嗽、气喘、痰涎壅盛；急、慢性支气管炎见上述证候者。

【用法用量】口服。

【注意事项】孕妇、外感风热者慎用。服药期间，戒烟忌酒，忌食油腻、生冷食物。

知识拓展　①小青龙胶囊和桂龙咳喘宁胶囊的功能相似，其考点在于功能和主治。两者均可止咳、平喘，主治咳嗽、气喘。小青龙胶囊组方中干姜、细辛解表化饮，主治风寒水饮、喘咳痰稀，可理解为"外寒里饮证"；桂龙咳喘宁胶囊组方中杏仁降气，主治外感风寒，痰湿内阻所致的咳嗽，可理解为"外寒里痰证"。

②小青龙胶囊和桂龙咳喘宁胶囊的区别：

中成药	功能	主治
小青龙胶囊	解表化饮，止咳平喘	风寒水饮
桂龙咳喘宁胶囊	止咳化痰，降气平喘	外感风寒，痰湿内阻引起的咳嗽、气喘

五、泄热平喘剂

考点14 止嗽定喘口服液★★★

【药物组成】麻黄、石膏、苦杏仁、甘草。

【功能】辛凉宣泄，清肺平喘。

【主治】表寒里热，身热口渴，咳嗽痰盛，喘促气逆，胸膈满闷；急性支气管炎见上述证候者。

【方义简释】方中麻黄解表散寒、宣肺平喘，取"火郁发之"之义，以外泄邪热，为君药。石膏清泄肺热，麻黄得石膏宣肺而不助热，石膏得麻黄清肺而不留邪，为臣药。杏仁降气止咳平喘，为佐药。甘草益气和中、清热，调和诸药，为使药。

【用法用量】口服。

【注意事项】孕妇、阴虚久咳者慎用。服药期间，忌食辛辣、油腻食物。因其含麻黄，故青光眼患者、高血压病患者、心脏病患者慎用。

知识拓展 ①止嗽定喘口服液出自《伤寒论》中的麻杏石甘汤（麻黄、杏仁、甘草、石膏）。方歌"伤寒麻仁石甘汤，汗出而喘法度良；辛凉疏泄能清肺，定喘除烦效力张"。

②止嗽定喘口服液的考点在其功能和主治。麻黄解表、石膏清肺，相须为用，主治表寒里热之咳喘。

六、化痰平喘剂

考点15 降气定喘丸★★

【功能】降气定喘，祛痰止咳。

【主治】痰浊阻肺所致的咳嗽痰多，气逆喘促；慢性支气管炎、支气管哮喘见上述证候者。

【方义简释】方中麻黄散寒宣肺平喘，为君药。葶苈子、桑白皮、紫苏子既助君药降气定喘，又祛痰止咳，为臣药。白芥子、陈皮可助臣药祛痰利气，为佐药。

【用法用量】口服。

【注意事项】孕妇禁用。虚喘、年老体弱者慎用。因其含麻黄，故高血压病患者、心脏病患者、青光眼患者慎用。服药期间，忌食辛辣、生冷、油腻食物。

知识拓展 降气定喘丸的考点在其功能和主治。降气定喘丸能祛痰止咳，主治痰浊阻肺所致的咳嗽，可记忆"降痰"。

考点16 蠲哮片★

【功能】泻肺除壅，涤痰祛瘀，利气平喘。

【主治】支气管哮喘急性发作期痰瘀伏肺证，症见气粗痰涌、痰鸣如吼、咳呛阵作、痰黄稠厚。

【用法用量】口服。饭后服用。7日为一疗程。

【注意事项】孕妇及久病体虚、脾胃虚弱便溏者禁用。服药后如出现大便稀溏、轻度腹痛，属正常现象，可继续用药或减少用量。服药期间忌食辛辣、生冷、油腻食物。

知识拓展 蠲哮片的考点在其功能和主治。蠲哮片主治支气管哮喘。因哮喘的宿根是"痰""瘀"，故涤痰祛瘀，可治疗痰瘀伏肺证。

七、补肺平喘剂

考点17 人参保肺丸★★

【功能】益气补肺，止嗽定喘。

【主治】肺气亏虚，肺失宣降所致的虚劳久嗽、气短喘促。

【方义简释】方中人参大补元气、补肺脾气，为虚劳内伤第一要药，为君药。醋五味子、罂粟壳、川贝母、炒苦杏仁既助君药益气补肺，又化痰止咳平喘，为臣药。麻黄、生石膏、玄参、枳实、砂仁、陈皮寒温同施，润燥同投，调畅气机，宽胸消痰，为佐药。甘草既补中益气，以助人参益肺脾之气；又润肺化痰止咳，以助臣佐药化痰止咳；还可调和诸药，为使药。

【用法用量】口服。

【注意事项】外感或实热咳嗽慎用。因其含罂粟壳与麻黄，故不宜过量服用、久用。高血压病患者、心脏病患者、青光眼患者慎用。

知识拓展 人参保肺丸的考点在其功能和主治。人参补气，主治虚劳、气短等气虚证，人参保肺丸能益气，主治肺气亏虚，与"气"密不可分。

八、纳气平喘剂

考点18 苏子降气丸★★★

【药物组成】紫苏子（炒）、半夏（姜制）、厚朴、前胡、陈皮、沉香、当归、甘草。

【功能】降气化痰，温肾纳气。

【主治】上盛下虚、气逆痰壅所致的咳嗽喘息、胸膈满闷。

【方义简释】方中炒紫苏子降气化痰、止咳平喘，为君药。姜半夏、厚朴、前胡、陈皮既助君药降气化痰，又止咳平喘，为臣药。沉香、当归既助君臣药降气化痰止咳，又温肾纳气平喘，为佐药。甘草既益气润肺止咳，又调和诸药，为使药。

【用法用量】口服。

【注意事项】阴虚、舌红无苔者忌服。外感痰热咳喘及孕妇慎用。服药期间，忌食生冷、油腻食物，忌烟酒。

知识拓展 ①苏子降气丸出自《太平惠民和剂局方》中的苏子降气汤（紫苏子、半夏、当归、甘草、前胡、厚朴、肉桂）。方歌"苏子降气半夏归，前胡桂朴草姜随，上实下虚痰嗽喘，或加沉香去肉桂"。

②苏子降气丸的考点在其功能和主治。苏子降气丸能降气化痰、温肾纳气，主治上盛下虚之咳喘。

考点19 七味都气丸 ★★★

【功能】补肾纳气，涩精止遗。

【主治】肾不纳气所致的喘促、胸闷、久咳、气短、咽干、遗精、盗汗、小便频数。

【用法用量】口服。

【注意事项】外感咳喘者忌用。服药期间，宜食清淡易消化食物，忌食辛辣食物。

知识拓展 七味都气丸的考点在其功能和主治。七味都气丸是六味地黄丸加五味子，功能补肾纳气、涩精止遗，主治肾不纳气所致的喘促。

考点20 固本咳喘片 ★

【功能】益气固表，健脾补肾。

【主治】脾虚痰盛、肾气不固所致的咳嗽、痰多、喘息气促、动则喘剧；慢性支气管炎、肺气肿、支气管哮喘见上述证候者。

【用法用量】口服。

【注意事项】外感咳嗽慎用。慢性支气管炎和支气管哮喘急性发作期慎用。服药期间，忌食辛辣食物。

知识拓展 固本咳喘片的考点在其功能和主治。本即先天之本"肾"、后天之本"脾"，故此中成药的功能和主治与"脾肾"密不可分。

考点21 蛤蚧定喘丸 ★

【功能】滋阴清肺，止咳平喘。

【主治】肺肾两虚、阴虚肺热所致的虚劳久咳、年老哮喘、气短烦热、胸满郁闷、自汗盗汗。

【用法用量】口服。

【注意事项】孕妇及咳嗽新发者慎用。服药期间，忌食辛辣、生冷、油腻食物。本品含麻黄，故高血压病患者、心脏病患者、青光眼患者慎用。

知识拓展 ①苏子降气丸、七味都气丸、固本咳喘片和蛤蚧定喘丸均能纳气平喘，主治肾不纳气所致的虚喘。苏子降气丸能降气，主治上盛下虚；七味都气丸能涩精，主治肾不纳气所致的遗精；固本咳喘片能益气，主治脾虚兼肾气不固；蛤蚧定喘丸能滋肺肾之阴，主治肺肾两虚、阴虚肺热。

②苏子降气丸、七味都气丸、固本咳喘片和蛤蚧定喘丸的区别：

中成药	功能	主治
苏子降气丸	降气化痰，温肾纳气	上盛下虚、气逆痰壅所致的咳嗽喘息
七味都气丸	补肾纳气，涩精止遗	肾不纳气所致的喘促
固本咳喘片	益气固表，健脾补肾	脾虚痰盛、肾气不固所致的咳嗽
蛤蚧定喘丸	滋阴清肺，止咳平喘	肺肾两虚、阴虚肺热所致的虚劳久咳

第九节　开窍剂

凡以开窍醒神，治疗神昏窍闭为主要作用的中药制剂，称为开窍剂。

本类中成药主要具有开窍醒神之功，兼有镇惊、止痉、行气、止痛、辟秽等作用，适用于热入心包、热入营血、痰迷清窍等引发的神志不清的病证。

分类	功能	主治	症状
凉开剂	清热开窍	热闭证	高热烦躁、神昏谵语、甚或惊厥
温开剂	温通开窍	寒闭证	卒然昏倒、牙关紧闭、神昏不语、苔白脉迟

本类中成药大多辛香，只宜暂用，不宜久服。临床多用于急救、中病即止。

一、凉开剂

考点1 安宫牛黄丸（胶囊、散）★★★

【药物组成】牛黄、麝香或人工麝香、水牛角浓缩粉、黄连、黄芩、栀子、冰片、郁金、朱砂、珍珠、雄黄。

【功能】清热解毒，镇惊开窍。

【主治】热病，邪入心包，高热惊厥，神昏谵语；中风昏迷及脑炎、脑膜炎、中毒性脑病、脑出血、败血症见上述证候者。

【方义简释】方中牛黄、麝香（或人工麝香）善清热解毒、开窍醒神、息风定惊，为君药。水牛角、黄连、黄芩、栀子、冰片、郁金可助君药清热解毒、开窍，为臣药。朱砂、珍珠、雄黄可助君臣药清热解毒、镇心安神，为佐药。

【用法用量】口服。

【注意事项】孕妇慎用。寒闭神昏者不宜使用。因其含有毒的朱砂、雄黄，故不宜过量或久服，肝肾功能不全者慎用。服药期间，忌食辛辣食物。在治疗过程中如出现肢寒畏冷、面色苍白、冷汗不止、脉微欲绝，由闭证变为脱证者应立即停药。高热神昏、中风昏迷等口服本品困难者，当鼻饲给药。

> 知识拓展 安宫牛黄丸的考点在其主治。安宫牛黄丸清热解毒，镇惊开窍，主治热病，邪入心包，高热惊厥，神昏谵语。

考点2 紫雪散★★

【功能】清热开窍，止痉安神。

【主治】热入心包、热动肝风证，症见高热烦躁、神昏谵语、惊风抽搐、斑疹吐衄、尿赤便秘。

【用法用量】口服。周岁小儿一次0.3g，五岁以内小儿每增一岁递增0.3g，一日1次，五岁以上小儿酌情服用。

【注意事项】孕妇禁用。虚风内动者不宜使用。因其含有毒的朱砂，故不宜过量使用或久服，肝肾功能不全者慎用。高热神昏口服本品困难者，可鼻饲给药，并采用综合疗法。

考点 3 局方至宝散（丸）★★

【功能】清热解毒，开窍镇惊。

【主治】热病属热入心包、热盛动风证，症见高热惊厥、烦躁不安、神昏谵语及小儿急热惊风。

【用法用量】口服。小儿3岁以内一次0.5g，4~6岁一次1g，或遵医嘱。

【注意事项】孕妇禁用。寒闭神昏者不宜使用。服药期间忌食辛辣食物。因其含有毒的朱砂、雄黄，故不宜过量服用或久服，肝肾功能不全者慎用。在治疗过程中如出现肢寒畏冷、面色苍白、冷汗不止、脉微欲绝，由闭证变为脱证时，应立即停药。高热神昏、小儿急惊风等口服本品困难者，可鼻饲给药。

考点 4 万氏牛黄清心丸★

【功能】清热解毒，镇惊安神。

【主治】热入心包、热盛动风证，症见高热烦躁、神昏谵语及小儿高热惊厥。

【用法用量】口服。

【注意事项】孕妇慎用。虚风内动、脱证神昏者不宜使用。外感热病表证未解时慎用。因其含朱砂，故不宜过量或长期服用。肝肾功能不全或造血系统疾病患者慎用。高热急症者，应采取综合治疗。

考点 5 清开灵口服液（胶囊、软胶囊、颗粒、滴丸、片、泡腾片）★★★

【功能】清热解毒，镇静安神。

【主治】外感风热时毒、火毒内盛所致的高热不退、烦躁不安、咽喉肿痛、舌质红绛、苔黄、脉数者；上呼吸道感染、病毒性感冒、急性化脓性扁桃体炎、急性咽炎、急性气管炎、高热等病症属上述证候者。

【用法用量】口服。

【注意事项】孕妇禁用。对本品及所含成分过敏者禁用。过敏体质者慎用。风寒感冒者不适用。久病体虚者如出现腹泻时慎用。脾虚便溏者应在医师指导下服用。服药期间，忌食辛辣、生冷、油腻食物，不宜同时服用滋补性中药。

知识拓展 ①凉开剂的考点在于功能、主治和使用事项。凉开剂能清热解毒，主治热闭所致病证。安宫牛黄丸和局方至宝散的功能主治相似，均能清热解毒、镇惊开窍，主治热入心包，热盛动风证。万氏牛黄清心丸镇惊功能弱，偏安神。紫雪散能止痉安神，主治热动肝风证。清开灵口服液能镇静安神，主治内外皆热之高热、烦躁。

②凉开剂的区别：

中成药	功能	主治
安宫牛黄丸	清热解毒，镇惊开窍	热入心包、热盛动风证
局方至宝散		
万氏牛黄清心丸	清热解毒，镇惊安神	
紫雪散	清热开窍，止痉安神	热入心包、热动肝风证
清开灵口服液	清热解毒，镇静安神	外感风热时毒、火毒内盛所致的高热不退

二、温开剂

考点6 苏合香丸★★★

【药物组成】苏合香、安息香、人工麝香、冰片、沉香、檀香、木香、香附、乳香（制）、丁香、荜茇、白术、诃子肉、朱砂、水牛角浓缩粉。

【功能】芳香开窍，行气止痛。

【主治】痰迷心窍所致的痰厥昏迷、中风偏瘫、肢体不利，以及中暑、心胃气痛。

【方义简释】方中苏合香、人工麝香、冰片、安息香既善芳香开窍，又行气止痛，为君药。沉香、檀香、木香、香附、制乳香、丁香、荜茇既助君药行气止痛、开窍辟秽，又温中散寒、活血化瘀，为臣药。白术、诃子肉既燥湿消痰，又补气涩敛而防香散耗气之弊，朱砂、水牛角浓缩粉可收清热镇心、安神定惊之效，为佐药。

【用法用量】口服。

【注意事项】孕妇禁用。热病、阳闭、脱证不宜使用。中风病正气不足者慎用，或配合扶正中药服用。因其含朱砂，且易耗伤正气，故不宜过量服用或长期服用，肝肾功能不全者慎用。急性脑血管病患者服用本品，应结合其他抢救措施；中风昏迷者宜鼻饲给药。服药期间，忌食辛辣、生冷、油腻食物。

知识拓展 苏合香丸的考点在于功能和主治。苏合香丸是温开之品，善治寒闭，即痰迷心窍所致的痰厥昏迷。

第十节 固涩剂

凡以收敛固涩，治疗气、血、精、津液滑脱所致的各种病证为主要作用的中药制剂，称为固涩剂。

本类中成药主要具有收敛固涩之功，兼有补气、益肾、温肾、健脾等作用，适用于表虚卫外不固、肾气亏虚、脾肾阳虚等引发的各种病证。

分类	功能	主治	症状
益气固表剂	益气、固表、止汗	表虚卫外不固	自汗、气短、倦怠、乏力等
固脬缩尿剂	补肾缩尿	肾气不足、膀胱失约	小便频数或夜尿频多、腰膝酸软、乏力，或小儿遗尿等
固精止遗剂	补肾固精	肾虚封藏失司、精关不固	遗精滑泄、腰膝酸软、神疲乏力、耳鸣等
涩肠止泻剂	温肾健脾、涩肠止泻	泄泻日久、脾气虚弱或脾肾阳虚	大便滑脱不禁、腹痛喜按或冷痛、腹胀、食少、腰酸或冷等

本类中成药大多酸敛甘补，适用于正虚无邪之滑脱，故火热、血瘀、气滞、食积、湿热等实邪患者不宜使用。

一、益气固表剂

考点**1** 玉屏风胶囊（颗粒、口服液）★★★

【药物组成】黄芪、白术（炒）、防风。

【功能】益气，固表，止汗。

【主治】表虚不固所致的自汗，症见自汗恶风、面色㿠白，或体虚易感风邪者。

【方义简释】方中黄芪补气固表止汗，为君药。炒白术健脾益气、固表止汗。与君药合用，补气固表止汗力更强。如此，使气旺表实，汗不得外泄，风邪不易内侵，为臣药。防风祛风解表，与君臣药相伍，补敛中寓散泄；芪、术得防风，固表而不留邪；防风得芪、术，祛邪而不伤正，为佐药。

【用法用量】口服。

【注意事项】热病汗出、阴虚盗汗者慎用。服药期间饮食宜清淡。

知识拓展 玉屏风胶囊出自《究原方》中的玉屏风散（黄芪、白术、防风），方歌"玉屏风散用防风，黄芪相畏效相成，白术益气更实卫，表虚自汗服之应"。

二、固脬缩尿剂

考点**2** 缩泉丸★

【药物组成】益智仁（盐炒）、乌药、山药。

【功能】补肾缩尿。

【主治】肾虚所致的小便频数、夜间遗尿。

【方义简释】方中盐益智仁温肾阳、缩小便，治肾气虚寒之遗尿、尿频，为君药。乌药温肾气，散膀胱冷气而助气化，以增君药的温肾缩尿之功，为臣药。山药益气养阴、固精缩尿，既助君臣药之力，又制其温燥，为佐药。

【用法用量】口服。

【注意事项】肝经湿热所致的遗尿与膀胱湿热所致的小便频数忌用。服药期间，饮食宜清淡，忌饮酒，忌食辛辣、生冷及冰镇食物。

知识拓展 缩泉丸的考点在其功能和主治。缩泉丸能补肾缩尿，主治肾虚所致的小便频数、夜间遗尿。

三、固精止遗剂

考点**3** 金锁固精丸★★

【药物组成】沙苑子（炒）、芡实（蒸）、莲子、莲须、龙骨（煅）、牡蛎（煅）。

【功能】固肾涩精。

【主治】肾虚不固所致的遗精滑泄、神疲乏力、四肢酸软、腰酸耳鸣。

【方义简释】方中炒沙苑子补肾助阳固精，为君药。莲子、蒸芡实既益肾固精以助君药，又健脾以补虚强体，为臣药。莲须功专固肾涩精；煅龙骨、煅牡蛎涩收敛固涩而止遗滑。三药相合，可使君臣药固精之功大增，为佐药。

【用法用量】口服，淡盐水送服。

【注意事项】湿热下注扰动精室所致的遗精、早泄者不宜用。服药期间，不宜食辛辣、油腻食物，不宜饮酒。慎房事。

知识拓展 ①玉屏风胶囊、缩泉丸和金锁固精丸的考点在于功能和主治。玉屏分风胶囊组方中黄芪、白术益气止汗，主治表虚不固所致的自汗。缩泉丸补肾缩尿，主治肾虚所致的小便频数。金锁固精丸固肾涩精，主治肾虚不固所致的遗精。

②玉屏风胶囊、缩泉丸和金锁固精丸比较：

中成药	功能	主治
玉屏风胶囊	益气，固表，止汗	表虚不固所致的自汗
缩泉丸	补肾缩尿	肾虚所致的小便频数
金锁固精丸	固肾涩精	肾虚不固所致的遗精

四、涩肠止泻剂

考点4 四神丸（片）★★★

【药物组成】补骨脂（盐炒）、肉豆蔻（煨）、吴茱萸（制）、五味子（醋制）、大枣（去核）、生姜（未列于处方中，制法中有生姜）。

【功能】温肾散寒，涩肠止泻。

【主治】肾阳不足所致的泄泻，症见肠鸣腹胀、五更泄泻、食少不化、久泻不止、面黄肢冷。

【方义简释】方中盐炒补骨脂补肾助阳、温脾止泻，为君药。煨肉豆蔻温脾暖胃、涩肠止泻，可助君药温脾止泻，为臣药。制吴茱萸、醋五味子助君臣药温肾散寒、温脾止泻，为佐药。大枣、生姜既健脾开胃以增药力，又调和诸药，为佐使药。

【用法用量】口服。

【注意事项】湿热痢疾、湿热泄泻者忌用。忌食生冷、油腻食物。

考点5 固本益肠片★

【功能】健脾温肾，涩肠止泻。

【主治】脾肾阳虚所致的泄泻，症见腹痛绵绵、大便清稀或有黏液及黏液血便、食少腹胀、腰酸乏力、形寒肢冷、舌淡苔白、脉虚；慢性肠炎见上述证候者。

【用法用量】口服。

【注意事项】湿热痢疾、泄泻者忌服。忌食生冷、辛辣、油腻食物。

知识拓展 ①四神丸和固本益肠片的考点在于功能和主治。四神丸和固本益肠片均能温肾、涩肠止泻，主治肾阳虚所致泄泻，即五更泻。

②四神丸和固本益肠片的比较：

中成药	功能	主治
四神丸	温肾散寒，涩肠止泻	肾阳不足所致的泄泻
固本益肠片	健脾温肾，涩肠止泻	脾肾阳虚所致的泄泻

第十一节 补虚剂

凡以补益人体气、血、阴、阳，治疗各种虚证为主要作用的中药制剂，称为补虚剂。本类中成药主要具有补虚扶弱的作用，主治虚证。

分类	功能	主治	症状
补气剂	补益脾肺之气	脾气虚、肺气虚	倦怠乏力、食少便溏；少气懒言、语声低微、动则气喘等
助阳剂	温补肾阳	肾阳不足	形寒肢冷、气怯神疲、腰酸腿软、少腹拘急、小便不利或小便频数、男子阳痿早泄、女子宫寒不孕
养血剂	补血	血虚	面色无华、眩晕、心悸失眠、唇甲色淡，或妇女月经不调、经少色淡，甚或闭经等
滋阴剂	滋补肝肾、益精填髓	肝肾阴虚	形体消瘦、头晕耳鸣、腰膝酸软、口燥咽干、五心烦热、盗汗遗精、骨蒸潮热，以及阴虚劳嗽、干咳咯血等
补气养血剂	补益气血	气血两虚	面色无华、头晕目眩、心悸气短、语声低微等
补气养阴剂	补气、养阴生津	气虚阴伤	心悸气短、体倦乏力、咳嗽虚喘、多饮、消渴等
阴阳双补剂	滋阴壮阳	阴阳两虚	头晕目眩、腰膝酸软、阳痿遗精、畏寒肢冷、自汗盗汗、午后潮热等
补精养血剂	滋阴填精、补血	肝肾精血不足	须发早白、遗精早泄、眩晕耳鸣、腰酸背痛等

本类药物易碍胃、生湿，故虚而兼见气滞或湿盛者，不宜单独使用。

一、补气剂

考点1 四君子丸（合剂）★★★

【药物组成】党参、白术（炒）、茯苓、大枣、生姜、甘草（炙）。

【功能】益气健脾。

【主治】脾胃气虚，胃纳不佳，食少便溏。

【方义简释】方中党参补脾益气，为君药。炒白术、茯苓既助君药补脾益气，又除中焦之湿而止泻，为臣药。大枣、生姜既助君臣药补气健脾，又开胃以促进药力，为佐药。炙甘草既补中益气，又调和诸药，为使药。

【用法用量】口服。

【注意事项】阴虚或实热证慎用。服药期间，忌食辛辣、油腻、生冷食物。

知识拓展 四君子丸出自《太平惠民和剂局方》中的四君子汤（人参、白术、茯苓、甘草），方歌"四君子汤中和义，参术茯苓甘草比"。四君子丸是治疗脾胃气虚的基础中成药。

考点2 补中益气丸（口服液、合剂、颗粒）★★★

【药物组成】黄芪（炙）、党参、白术（炒）、甘草（炙）、当归、陈皮、升麻、柴胡、大枣、生姜。

【功能】补中益气，升阳举陷。

【主治】脾胃虚弱、中气下陷所致的泄泻、脱肛、阴挺，症见体倦乏力、食少腹胀、便溏久泻、肛门下坠或脱肛、子宫脱垂。

【方义简释】方中炙黄芪补中益气、升阳举陷，故重用为君药。党参、炒白术、炙甘草既增强君药补中益气之功，又除水湿，为臣药。陈皮、当归、大枣、生姜既助君臣药补中益气，又理气健脾开胃，使诸药补而不滞，促进补力发挥，为佐药。柴胡、升麻助君药升举下陷之清阳，为使药。

【用法用量】口服。

【注意事项】阴虚内热者慎用。不宜与感冒药同时使用。服药期间，忌食生冷、油腻、不易消化食物。

知识拓展 补中益气丸出自《内外伤辨惑论》中的补中益气汤（黄芪、白术、陈皮、升麻、柴胡、人参、甘草、当归），方歌"补中益气芪术陈，升柴参草当归身，虚劳内伤功独擅，亦治阳虚外感因"。补中益气丸是治疗气虚下陷的基础中成药。

考点3 参苓白术散（水丸、颗粒）★★★

【功能】补脾胃，益肺气。

【主治】脾胃虚弱，食少便溏，气短咳嗽，肢倦乏力。

【用法用量】口服。

【注意事项】湿热内蕴所致的泄泻、厌食、水肿，以及痰火咳嗽者不宜使用。孕妇慎用。宜饭前服用。服药期间，忌食荤腥油腻等不易消化食物。忌恼怒、忧郁、劳累过度，保持心情舒畅。

知识拓展 参苓白术散（白扁豆、白术、茯苓、甘草、桔梗、莲子、人参、砂仁、山药、薏苡仁）出自《太平惠民和剂局方》，主治脾虚泄泻、肺虚咳嗽。

考点4 六君子丸★★★

【功能】补脾益气，燥湿化痰。

【主治】脾胃虚弱，食量不多，气虚痰多，腹胀便溏。

【用法用量】口服。

【注意事项】脾胃阴虚之胃痛痞满、湿热泄泻及痰热咳嗽者慎用。服药期间，忌食生冷、油腻等不易消化食物。

知识拓展 六君子丸出自《太平惠民和剂局方》，由四君子汤加陈皮、半夏。主治脾胃气虚兼痰多。

考点5 香砂六君丸（片）★★

【功能】益气健脾，和胃。

【主治】脾虚气滞，消化不良，嗳气食少，脘腹胀满，大便溏泄。

【用法用量】口服。

【注意事项】阴虚内热之胃痛及湿热痞满之泄泻者慎用。服药期间，忌食生冷、油腻、不易消化及刺激性食物，戒烟酒。

知识拓展 香砂六君丸出自《太平惠民和剂局方》，由六君子汤加木香、砂仁，主治脾胃气滞。

②四君子丸、六君子丸、香砂六君丸、补中益气丸和参苓白术散的比较：

中成药	功能	主治
四君子丸	益气健脾	脾胃气虚，胃纳不佳，食少便溏
补中益气丸	补中益气，升阳举陷	脾胃虚弱、中气下陷所致的泄泻、脱肛、阴挺
参苓白术散	补脾胃，益肺气	脾胃虚弱，食少便溏，气短咳嗽，肢倦乏力
六君子丸	补脾益气，燥湿化痰	脾胃虚弱，食量不多，气虚痰多，腹胀便溏
香砂六君丸	益气健脾，和胃	脾虚气滞，消化不良，嗳气食少，脘腹胀满，大便溏泄

考点6 启脾丸（口服液）★

【功能】健脾和胃。

【主治】脾胃虚弱，消化不良，腹胀便溏。

【用法用量】口服。

【注意事项】湿热泄泻者不宜使用。伴感冒发热、表证未解者慎用。服药期间，忌食生冷、油腻、不易消化食物。建立良好饮食习惯，防止偏食。

知识拓展 启脾丸的考点在其主治。启脾即主治脾胃虚弱。

考点7 薯蓣丸★

【功能】调理脾胃，益气和营。

【主治】气血两虚，脾肺不足所致的虚劳、胃脘痛、痹病、闭经、月经不调。

【用法用量】口服。

【注意事项】服药期间，忌食生冷、油腻食物。

知识拓展 薯蓣丸的考点在其功能和主治。薯蓣即山药，山药善治肺脾气虚。

二、助阳剂

考点8 桂附地黄丸（胶囊）★★★

【药物组成】肉桂、附子（制）、熟地黄、酒萸肉、山药、茯苓、泽泻、牡丹皮。

【功能】温补肾阳。

【主治】肾阳不足，腰膝酸冷，肢体浮肿，小便不利或反多，痰饮喘咳，消渴。

【方义简释】方中肉桂、制附子相须为用，温补肾阳力更强，恰中肾阳亏虚之病的，为君药。熟地黄、酒萸肉、山药肝脾肾三阴并补，配桂附以阴中求阳，收阴生阳长之效，为臣药。茯苓、泽泻、牡丹皮渗利寒清，与君药相反相成，使补而不腻滞、不温燥，为佐药。

【用法用量】口服。

【注意事项】孕妇、肺热津伤者、胃热炽盛者、阴虚内热消渴者慎用。

知识拓展 桂附地黄丸出自《医宗金鉴》中的桂附地黄汤，由六味地黄丸加肉桂、附子而成，主治肾阳虚。

考点9 右归丸（胶囊）★★★

【药物组成】肉桂、炮附片、鹿角胶、盐杜仲、菟丝子、酒萸肉、熟地黄、枸杞子、当归、山药。

【功能】温补肾阳，填精止遗。

【主治】肾阳不足，命门火衰，腰膝酸冷，精神不振，怯寒畏冷，阳痿遗精，大便溏薄，尿频而清。

【方义简释】方中肉桂、炮附片、鹿角胶既温补肾阳，又填精益髓，为君药。盐杜仲、菟丝子、酒萸肉、熟地黄、枸杞子阴阳双补，兼能收敛，辅助君药温肾填精、固精止遗，为臣药。当归、山药助君臣药补阴血，为佐药。

【用法用量】口服。

【注意事项】孕妇慎用。阴虚火旺者、心肾不交者、湿热下注而扰动精室者、湿热下注所致的阳痿者慎用。暑湿、湿热、食滞伤胃和肝气乘脾所致的泄泻者慎用。因其含大热有毒的附子，故中病即止，不可过量服用或久服。服药期间，忌生冷饮食，慎房事。

知识拓展 右归丸（熟地黄、附子、肉桂、山药、山茱萸、菟丝子、鹿角胶、枸杞子、当归、杜仲）出自《景岳全书》，主治命门火衰。

考点10 五子衍宗丸（片、口服液）★

【功能】补肾益精。

【主治】肾虚精亏所致的阳痿不育、遗精早泄、腰痛、尿后余沥。

【方义简释】方中枸杞子补肝肾而益精，为君药。炒菟丝子、覆盆子、蒸五味子既助君药补肾益精，又固精缩尿，为臣药。盐车前子清利湿浊，使全方补涩中兼泄利，补而不滞，为佐药。

【用法用量】口服。

【注意事项】感冒者慎用。服药期间，忌食生冷、辛辣食物，节制房事。

知识拓展 五子衍宗丸的考点在其主治。五子衍宗丸主治肾虚不育。

考点11 济生肾气丸（片）★★★

【功能】温肾化气，利水消肿。

【主治】肾阳不足、水湿内停所致的肾虚水肿、腰膝酸重、小便不利、痰饮咳喘。

【方义简释】方中肉桂、制附子、牛膝善温阳化气利水，恰中阳虚水湿内停之病的，为君药。熟地黄、制山茱萸、山药肝脾肾三阴并补，又伍桂附，以阴中求阳，收阴生阳长之效，为臣药。茯苓、泽泻、牡丹皮、车前子既与君臣药相反相成，使补而不温燥、不腻滞；又助君药利水而消肿，为佐药。

【用法用量】口服。

【注意事项】孕妇、湿热壅盛者、风水泛溢水肿者慎用。因其所含附子大热有毒，故不可过量服用或久服。服药期间，饮食宜清淡，宜低盐饮食。又因其含钾量高，与保钾利尿药安体舒通、氨苯蝶啶合用时，应防止高钾血症。避免与磺胺类药物同时使用。

知识拓展 ①济生肾气丸出自《张氏医通》，由桂附地黄汤加车前子、牛膝而成，主治肾阳虚水肿。

②桂附地黄丸和济生肾气丸的比较：

中成药	功能	主治
桂附地黄丸	温补肾阳	肾阳不足
济生肾气丸	温肾化气，利水消肿	肾阳不足、水湿内停

考点 12 青娥丸★

【功能】补肾强腰。

【主治】肾虚腰痛，起坐不利，膝软乏力。

【方义简释】方中盐杜仲补肝肾、强腰膝，故重用为君药。盐补骨脂、炒核桃仁可增君药补肾、强腰膝之功，为臣药。大蒜蒸熟温中补虚行滞，为佐使药。

【用法用量】口服。

【注意事项】湿热腰痛、寒湿痹阻腰痛、外伤腰痛者慎用。治疗期间宜节制房事。

知识拓展 青娥丸的考点在其主治。青娥丸主治肾虚腰痛。

三、养血剂

考点 13 当归补血口服液（丸、胶囊）★★★

【药物组成】黄芪、当归。

【功能】补养气血。

【主治】气血两虚证。

【方义简释】方中黄芪补气生血行滞，故重用为君药。当归补血活血、补而不滞，为补血要药，为臣药。

【用法用量】口服。

【注意事项】感冒、阴虚火旺者慎用。服药期间，宜食清淡易消化食物，忌食辛辣、油腻、生冷食物。

知识拓展 当归补血口服液出自《内外伤辨惑论》中的当归补血汤（黄芪、当归），黄芪：当归=5：1。当归补血口服液是治疗血虚证的基础中成药。

考点 14 四物合剂★★★

【药物组成】熟地黄、当归、白芍、川芎。

【功能】补血调经。

【主治】血虚所致的面色萎黄、头晕眼花、心悸气短及月经不调。

【方义简释】方中熟地黄补血滋阴、填精益髓，乃滋补阴血之要药，为君药。当归助熟地补血，又行经脉之滞，为臣药。白芍与熟地黄、当归同用，则养血滋阴、和营补虚之力更著；川芎活血行气止痛，与当归同用，能活血行滞、调经止痛，为佐药。

【用法用量】口服。

【注意事项】阴虚发热、血崩气脱之证不宜服用。

知识拓展 四物合剂出自《太平惠民合剂局方》中的四物汤（熟地黄、当归、白芍、川芎）。四物汤是补血调经的基础中成药。

四、滋阴剂

考点15 六味地黄丸（胶囊、颗粒、口服液、片、软胶囊）★★★

【药物组成】熟地黄、酒萸肉、山药、泽泻、茯苓、牡丹皮。

【功能】滋阴补肾。

【主治】肾阴亏损，头晕耳鸣，腰膝酸软，骨蒸潮热，盗汗遗精，消渴。

【方义简释】方中熟地黄滋补肾阴、填精益髓，故重用为君药。酒萸肉、山药既助君药滋养肾阴，又固精止汗，为臣药。泽泻、茯苓、牡丹皮能清降相火、渗利湿浊、健脾，使君臣药填补真阴而不腻，清降虚火而不燥，固肾涩精而不滞，为佐药。

【用法用量】口服。

【注意事项】对本品及所含成分过敏者禁用。体实、阳虚、感冒、脾虚、气滞、食少纳呆者慎用。服药期间，忌食辛辣、油腻食物。

知识拓展 六味地黄丸（熟地黄、酒萸肉、山药、泽泻、茯苓、牡丹皮）出自《小儿药证直诀》，熟地黄、酒萸肉、山药"三补"，泽泻、茯苓、牡丹皮"三泻"，主治肾阴虚。

考点16 左归丸★★★

【药物组成】熟地黄、龟甲胶、鹿角胶、枸杞子、菟丝子、山茱萸、山药、牛膝。

【功能】滋肾补阴。

【主治】真阴不足，腰酸膝软，盗汗遗精，神疲口燥。

【方义简释】方中熟地黄滋补肾阴、填精益髓，为君药。龟甲胶、鹿角胶、枸杞子、菟丝子既辅助君药，以增滋阴补肾、生精填髓之效；又兼固精止遗、止盗汗之功，为臣药。山茱萸、山药助君臣药滋养肾阴、固精止汗，为佐药。牛膝既补肝肾、强腰膝，以助君臣药之力；又活血化瘀，使诸药补而不滞；还能引诸药直达下焦，为佐使药。

【用法用量】口服。

【注意事项】肾阳亏虚、命门火衰、阳虚腰痛者慎用。外感寒湿、跌扑外伤、气滞血瘀所致的腰痛者慎用。孕妇慎用。治疗期间，不宜食用辛辣、油腻食物。

知识拓展 ①左归丸（熟地黄、菟丝子、牛膝、龟板胶、鹿角胶、山药、山茱萸、枸杞子、蜂蜜）出自《景岳全书》，主治真阴不足。

②左归丸和右归丸的比较：

中成药	功能	主治
左归丸	滋肾补阴	真阴不足
右归丸	温补肾阳，填精止遗	肾阳不足，命门火衰

考点 17 大补阴丸 ★

【功能】滋阴降火。

【主治】阴虚火旺,潮热盗汗,咳嗽咯血,耳鸣遗精。

【用法用量】口服。

【注意事项】感冒、气虚发热、火热实证、脾胃虚弱、痰湿内阻、脘腹胀满、食少便溏者慎用。服药期间,忌食辛辣、油腻食物。

知识拓展 大补阴丸(熟地黄、盐知母、盐黄柏、醋龟甲、猪脊髓)出自《丹溪心法》,主治阴虚火旺,咳嗽咯血。

考点 18 知柏地黄丸 ★★★

【功能】滋阴降火。

【主治】阴虚火旺,潮热盗汗,口干咽痛,耳鸣遗精,小便短赤。

【方义简释】方中熟地黄滋补肾阴、填精益髓,故重用为君药。制山茱萸、山药、知母、黄柏既助君药滋补肾阴,又清降相火,还有固摄封藏之能,为臣药。泽泻、茯苓、牡丹皮既清降相火,以助知、柏之力;又健脾、渗利湿浊,使邪有出路,补而不滞,为佐药。

【用法用量】口服。

【注意事项】感冒、气虚发热、实热、脾虚便溏、气滞中满者慎用。服药期间,忌食辛辣、油腻食物。

知识拓展 ①知柏地黄丸出自《景岳全书》,又名"滋阴八味丸",由六味地黄丸加知母、黄柏而成,可增强滋阴之力。主治阴虚火旺兼口干咽痛。

②知柏地黄丸和大补阴丸的比较:

药物	功能	主治
知柏地黄丸	滋阴降火	阴虚火旺,口干咽痛
大补阴丸		阴虚火旺,咳嗽咯血

考点 19 河车大造丸 ★

【功能】滋阴清热,补肾益肺。

【主治】肺肾两亏,虚劳咳嗽,骨蒸潮热,盗汗遗精,腰膝酸软。

【用法用量】口服。

【注意事项】孕妇及气虚发热汗出者慎用。服药期间,忌食辛辣、油腻、生冷食物。

知识拓展 河车大造丸(人参、黄芪、白术、当归、枣仁、远志、白芍、山药、茯苓、枸杞子、熟地、河车、鹿角、龟板)出自《诸证辨疑》,主治肺肾阴虚,虚劳咳嗽。

考点 20 麦味地黄丸(口服液)★★

【功能】滋肾养肺。

【主治】肺肾阴亏,潮热盗汗,咽干咳血,眩晕耳鸣,腰膝酸软,消渴。

【方义简释】方中熟地黄滋阴补肾、填精益髓,故重用为君药。酒萸肉、山药、麦冬、五味子既助君药滋养肾阴，又养肺阴、益肺气、止汗，为臣药。牡丹皮清热凉血、退虚热，制山茱萸之温涩；茯苓健脾、渗利水湿，助山药健脾益肾而不留湿；泽泻泄相火、渗利湿浊，防熟地滋腻生湿。故三药合为佐药。

【用法用量】口服。

【注意事项】感冒患者慎用。服药期间，忌食辛辣食物。

知识拓展 ①麦味地黄丸出自《疡科心得集·方汇》，由六味地黄丸加麦冬、五味子而成，既滋肾阴，又补肺阴，主治肺肾阴虚，咽干咳血。

②河车大造丸和麦味地黄丸的比较：

中成药	功能	主治
河车大造丸	滋阴清热，补肾益肺	肺肾两亏、虚劳咳嗽
麦味地黄丸	滋肾养肺	肺肾阴亏、咽干咳血

考点21 玉泉丸★

【功能】清热养阴，生津止渴。

【主治】阴虚内热所致的消渴，症见多饮、多食、多尿；2型糖尿病见上述证候者。

【用法用量】口服。

【注意事项】孕妇忌用。阴阳两虚消渴者慎用。服药期间，忌食肥甘、辛辣食物，控制饮食，注意合理的饮食结构。忌烟酒。避免长期紧张，适当进行体育活动。重症糖尿病患者应合用其他降糖药物治疗。注意早期防治各种并发症，以防止病情的恶化。

知识拓展 玉泉丸的考点在其功能和主治。玉泉丸主治阴虚消渴。消渴表现为“三多一少”：多饮、多食、多尿、消瘦。

考点22 杞菊地黄丸（片、浓缩丸、口服液、胶囊）★★

【功能】滋肾养肝。

【主治】肝肾阴亏，眩晕耳鸣，羞明畏光，迎风流泪，视物昏花。

【方义简释】方中熟地黄滋阴养血、益肾填精，为补肝肾、益精血之要药，故重用为君药。酒萸肉、山药、枸杞子、菊花既助君药滋肾养肝，又疏风泄火明目，为臣药。牡丹皮清热凉血、退虚热，制山茱萸之温涩；茯苓健脾、渗利水湿，助山药健脾益肾而不留湿；泽泻泄相火、渗利湿浊，防熟地滋腻生湿。三药相合，既泄肝肾之火，以免肝肾之阴被灼；又健脾渗湿，以免君臣药之腻滞，为佐药。

【用法用量】口服。

【注意事项】实火亢盛所致的头晕、耳鸣，以及脾虚便溏者慎用。服药期间，忌食酸冷食物。

知识拓展 ①杞菊地黄丸出自《医级宝鉴》，由六味地黄丸加枸杞子、菊花而成，两药相须可平肝、明目，主治肝阳上亢之眩晕、目疾。

②六味地黄丸、知柏地黄丸、麦味地黄丸和杞菊地黄丸的比较：

中成药	功能	主治
六味地黄丸	滋阴补肾	肾阴亏损
知柏地黄丸	滋阴降火	阴虚火旺
麦味地黄丸	滋肾养肺	肺肾阴亏
杞菊地黄丸	滋肾养肝	肝肾阴亏

五、补气养血剂

考点23 八珍颗粒（丸）★★★

【药物组成】熟地黄、党参、当归、白芍（炒）、白术（炒）、茯苓、川芎、甘草（炙）。

【功能】补气益血。

【主治】气血两虚，面色萎黄，食欲不振，四肢乏力，月经过多。

【方义简释】方中熟地黄、党参气血双补，为君药。当归补血活血、炒白芍养血和营、炒白术益气健脾除湿、茯苓利水渗湿健脾。四药相合，助君药补气益血，为臣药。川芎行气活血，使诸药补而不滞，为佐药。炙甘草既补中气，又调和诸药，为使药。

【用法用量】口服。

【注意事项】感冒及体实有热者慎用。忌食辛辣、油腻、生冷食物。

知识拓展 八珍颗粒出自《瑞竹堂经验方》中的八珍汤（熟地黄、党参、当归、炒白芍、炒白术、茯苓、川芎、炙甘草），由四君子和四物组成，故补气益血，主治气血两虚，是治疗气血两虚的基础中成药。

考点24 人参归脾丸★★★

【药物组成】人参、黄芪（炙）、当归、龙眼肉、白术（麸炒）、茯苓、远志（去心、甘草炙）、酸枣仁（炒）、木香、甘草（炙）。

【功能】益气补血，健脾宁心。

【主治】心脾两虚、气血不足所致的心悸、怔忡、失眠健忘、食少体倦、面色萎黄，以及脾不统血所致的便血、崩漏、带下。

【方义简释】方中人参、炙黄芪相须为用，既增强补气之效，又能补气以生血，为君药。当归、龙眼肉、炒白术助君药补血益气、健脾安神，为臣药。茯苓、制远志、炒酸枣仁、木香四药相合，既助君臣药之力，又可防滋补太过，使补而不滞，为佐药。炙甘草既益气和中，又调和诸药，为使药。

【用法用量】口服。

【注意事项】热邪内伏、阴虚脉数以及痰湿壅盛者慎用。

知识拓展 人参归脾丸出自《正体类要》中的归脾汤（白术、人参、黄芪、当归、甘草、茯苓、远志、酸枣仁、木香、龙眼肉、生姜、大枣），方歌"归脾汤用术参芪，归草茯神远志齐，酸枣木香龙眼肉，兼加姜枣益心脾"。主治气血两虚兼心悸、怔忡。

考点25 人参养荣丸★★

【功能】温补气血。

【主治】心脾不足，气血两亏，形瘦神疲，食少便溏，病后虚弱。

【用法用量】口服。

【注意事项】阴虚、热盛者慎用；孕妇慎用；服药期间饮食宜选清淡食物。

知识拓展 人参养荣丸出自《三因极一病证方论》中的人参养荣汤（人参、白术、茯苓、甘草、陈皮、黄芪、当归、白芍、熟地黄、五味子、桂心、远志），主治气血两亏，形瘦神疲。

考点26 十全大补丸（口服液）★★

【功能】温补气血。

【主治】气血两虚，面色苍白，气短心悸，头晕自汗，体倦乏力，四肢不温，月经量多。

【用法用量】口服。

【注意事项】体实有热者、感冒者、孕妇慎用。服药期间饮食宜选清淡易消化食物，忌食辛辣、油腻、生冷食物。

知识拓展 ①十全大补丸出自《太平惠民和剂局方》中的十全大补汤（熟地黄、党参、炒白术、茯苓、炙黄芪、当归、酒白芍、肉桂、川芎、炙甘草），由八珍颗粒加肉桂、黄芪而成，主治气血两虚兼四肢不温。

②八珍颗粒、人参归脾丸、人参养荣丸和十全大补丸的比较：

中成药	功能	主治
八珍颗粒	补气益血	气血两虚
人参归脾丸	益气补血，健脾宁心	心脾两虚、气血不足所致的心悸、怔忡
人参养荣丸	温补气血	气血两亏，形瘦神疲
十全大补丸		气血两虚，四肢不温

考点27 健脾生血颗粒（片）★

【功能】健脾和胃，养血安神。

【主治】脾胃虚弱及心脾两虚所致的血虚证，症见面色萎黄或㿠白、食少纳呆、脘腹胀闷、大便不调、烦躁多汗、倦怠乏力、舌胖色淡、苔薄白、脉细弱。缺铁性贫血见上述证候者。

【方义简释】硫酸亚铁为皂矾的主含成分，其酸凉能燥湿补血，以促进新血的生成。

【用法用量】口服。

【注意事项】本品含有硫酸亚铁，对胃有刺激性，故宜在饭后服用。服药期间，忌饮茶，勿与含鞣酸类药物合用；部分患儿可出现牙齿颜色变黑，停药后可逐渐消失。少数患儿服药后，可见短暂性食欲下降、恶心、呕吐、轻度腹泻，多可自行缓解。饮食宜清淡，忌食油腻、辛辣食物，要改善饮食，加强营养，合理添加蛋黄、瘦肉、肝、肾、豆类、绿色蔬菜及水果等。若以本品治疗小儿缺铁性贫血应结合病因治疗。

知识拓展 健脾生血颗粒的考点在其功能和主治。健脾生血颗粒含硫酸亚铁，主治血虚证。

六、补气养阴剂

考点28 生脉饮（胶囊）★★★

【药物组成】红参、麦冬、五味子。

【功能】益气复脉，养阴生津。

【主治】气阴两亏，心悸气短，脉微自汗。

【方义简释】方中红参补气复脉、生津止渴、安神益智，为君药。麦冬既善清养肺胃之阴而生津止渴，又清心除烦，与红参合用，气阴双补，可促使气旺、津生、脉复，为臣药。五味子滋阴益气、生津止汗、安神，为佐药。

【用法用量】口服。

【注意事项】里实证及表证未解者慎用。

知识拓展 生脉饮出自《医学启源》中的生脉散（人参、麦门冬、五味子），红参益气、麦冬养阴，主治气阴两虚兼脉微自汗。

考点29 人参固本丸★★

【功能】滋阴益气，固本培元。

【主治】阴虚气弱，虚劳咳嗽，心悸气短，骨蒸潮热，腰酸耳鸣，遗精盗汗，大便干燥。

【方义简释】方中人参、熟地黄滋阴益气，固本培元，为君药。地黄、酒炙山茱萸、山药、麦冬、天冬既助君药滋养固本，又固涩下元、清心除烦、润肠通便，为臣药。泽泻、茯苓、牡丹皮相合，使补中有泄，促真阴复原，以增君臣药之功，为佐药。

【用法用量】口服。

【注意事项】外感咳嗽忌用。服药期间，忌食辛辣刺激、油腻食物。

知识拓展 人参固本丸的考点在其功能和主治，由六味地黄丸加人参、麦冬等，增强滋阴、益气之力，主治气阴两虚兼心悸、腰酸等。

考点30 消渴丸★★★

【功能】滋肾养阴，益气生津。

【主治】气阴两虚所致的消渴病，症见多饮、多尿、多食、消瘦、体倦乏力、眠差、腰痛；2型糖尿病见上述证候者。

【方义简释】格列本脲为化学药，降糖作用显著。

【用法用量】口服。

【注意事项】阴阳两虚消渴者慎用。

知识拓展 消渴丸出自《丹溪心法》中的消渴方（黄连末、天花粉末、乳汁、藕汁、生地汁、姜汁、蜂蜜），主治气阴两虚所致的消渴。

考点31 参芪降糖胶囊（颗粒、片）★

【功能】益气养阴，健脾补肾。

【主治】气阴两虚所致的消渴病，症见咽干口燥、倦怠乏力、口渴多饮、多食多尿、消瘦；2型糖尿病见上述证候者。

【用法用量】口服。

【注意事项】孕妇禁用。

知识拓展 ①参芪降糖胶囊的考点在其功能，主治气阴两虚、脾肾不足之消渴病，故功能益气养阴，健脾补肾。

②玉泉丸、消渴丸和参芪降糖胶囊的比较：

中成药	功能	主治
玉泉丸	清热养阴，生津止渴	阴虚内热所致的消渴
消渴丸	滋肾养阴，益气生津	气阴两虚所致的消渴，症见腰痛
参芪降糖胶囊	益气养阴，健脾补肾	气阴两虚所致的消渴，症见口干

考点32 养胃舒胶囊（颗粒）★★

【功能】益气养阴，健脾和胃，行气导滞。

【主治】脾胃气阴两虚所致的胃痛，症见胃脘灼热疼痛、痞胀不适、口干口苦、纳少消瘦、手足心热；慢性胃炎见上述证候者。

【用法用量】口服。

【注意事项】肝胃火盛之吞酸嗳腐者慎用。服药期间，饮食宜清淡，忌食辛辣刺激性食物，戒烟酒。

知识拓展 养胃舒胶囊的考点在其功能和主治。养胃舒胶囊主治气阴两虚所致的胃痛，症见胃脘灼热、痞胀不适，有行气之功。

七、阴阳双补剂

考点33 龟鹿二仙膏★★

【药物组成】龟甲、鹿角、党参、枸杞子。

【功能】温肾补精，补气养血。

【主治】肾虚精亏所致的腰膝酸软、遗精、阳痿。

【方义简释】方中鹿角、龟甲温肾补阳、补精养血，为君药。枸杞子滋补肾肝、益精，助君药补肾益精之功，为臣药。党参善益气养血，为佐药。

【用法用量】口服。

【注意事项】感冒及脾胃虚弱者慎用，阴虚火旺者忌用。

知识拓展 龟鹿二仙膏出自《张氏医通》，考点在其功能和主治。阴阳两虚多由肾精不足引起，应温肾补精、补气养血，精气血充足，则阴阳不虚。

八、补精养血剂

考点34 七宝美髯丸（颗粒、口服液）★

【功能】滋补肝肾。

【主治】肝肾不足所致的须发早白、遗精早泄、头眩耳鸣、腰酸背痛。

【方义简释】方中制何首乌补肝肾、益精血、乌须发，故重用为君药。枸杞子、炒菟丝子、补骨脂、当归阴阳双补，阳中求阴，并兼温散，既助君药补肝肾、益精血，又温散活血，为臣药。酒蒸牛膝、茯苓既助君臣药补肝肾而强筋骨，又活血、健脾、利湿浊，使补而不腻滞，为佐药。

【用法用量】口服。

【注意事项】孕妇、脾胃虚弱者及感冒者慎用。服药期间，忌食辛辣、油腻食物。

知识拓展　七宝美髯丸出自《积善堂方》中的七宝美髯丹（赤何首、白何首、赤茯苓、白茯苓、牛膝、当归、枸杞子、菟丝子、补骨脂），主治肝肾不足所致的须发早白。

第十二节　安神剂

凡以安神定志，治疗心神不安病证为主要作用的中药制剂，称为安神剂。

本类药物以安神为主要作用，适用于心悸怔忡、失眠健忘、烦躁不安、惊狂易怒等病症。

分类	功能	主治	症状
补虚安神剂	滋阴养血、安神宁志	心肝阴血亏虚或心气不足、神志失养	虚烦不眠、心悸怔忡、健忘多梦等
解郁安神剂	疏肝解郁、安神定志	肝气郁结、扰及心神	失眠、焦虑、心烦、情志不舒等
清火安神剂	清心泻火、安神定志	心火旺盛、心神被扰	心烦、失眠、心悸等病症

安神剂中的部分中成药含有金石类药，多服易伤脾胃，对于脾胃虚弱者，更应注意中病即止。

一、补虚安神剂

考点1 天王补心丸★★★

【药物组成】地黄、天冬、麦冬、玄参、当归、丹参、酸枣仁（炒）、柏子仁、党参、五味子、茯苓、远志（制）、石菖蒲、朱砂、桔梗、甘草。

【功能】滋阴养血，补心安神。

【主治】心阴不足，心悸健忘，失眠多梦，大便干燥。

【方义简释】方中地黄滋阴养血、凉血生津，治阴虚内热之本，故重用为君药。天冬、麦冬、玄参、当归、丹参既助君药补阴养血，又清心安神、润燥通便，为臣药。炒酸枣仁、柏子仁、党参、五味子、茯苓、制远志、石菖蒲、朱砂相合，善养阴血、滋化源、润肠燥、安心神，以助臣药之力，为佐药。桔梗载药上行入胸心；甘草既补气益心，又调和诸药，故同为使药。

【用法用量】口服。

【注意事项】肝肾功能不全者禁用。脾胃虚寒、大便稀溏者慎用。因其含朱砂，故不宜过量服用或久服，不可与溴化物、碘化物同服。服药期间，不宜饮用浓茶、咖啡等刺激性饮品。

知识拓展 天王补心丸出自《校注妇人良方》，方歌"补心丹用柏枣仁，二冬生地当归身，三参桔梗朱砂味，远志茯苓共养神"。主治心阴不足之失眠。

考点2 柏子养心丸（片）★★

【功能】补气，养血，安神。

【主治】心气虚寒，心悸易惊，失眠多梦，健忘。

【用法用量】口服。

【注意事项】肝肾功能不全者禁用。肝阳上亢及阴虚内热者不宜服。服药期间，应保持精神舒畅，劳逸适度，不宜饮用浓茶、咖啡等兴奋性饮品。因其含朱砂，故不可过量服用、久用，不可与溴化物、碘化物同服。

知识拓展 柏子养心丸的考点在其主治。柏子养心丸主治心气虚寒，心悸失眠。

考点3 养血安神丸（片、糖浆）★

【功能】滋阴养血，宁心安神。

【主治】阴虚血少所致的头眩心悸、失眠健忘。

【用法用量】口服。

【注意事项】脾胃虚弱者慎用。

知识拓展 养血安神丸的考点在其主治。养血安神丸主治阴虚血少所致的失眠。

考点4 枣仁安神液（颗粒、胶囊）★

【功能】养血安神。

【主治】心血不足所致的失眠、健忘、心烦、头晕；神经衰弱症见上述证候者。

【用法用量】口服。

【注意事项】孕妇及胃酸过多者慎用。服药期间，不宜服用咖啡、浓茶等兴奋性饮品。

知识拓展 ①枣仁安神液的考点在其主治。枣仁安神液主治心血不足之失眠。

②天王补心丸、柏子养心丸、养血安神丸和枣仁安神液均有养血安神之功，均可用于心肝阴血不足所致的心悸、失眠等症。天王补心丸、柏子养心丸、养血安神丸和枣仁安神液的比较：

中成药	功能	主治
天王补心丸	滋阴养血，补心安神	心阴不足
柏子养心丸	补气，养血，安神	心气虚寒
养血安神丸	滋阴养血，宁心安神	阴虚血少
枣仁安神液	养血安神	心血不足

二、解郁安神剂

考点5 解郁安神颗粒 ★★

【功能】疏肝解郁，安神定志。

【主治】情志不畅、肝郁气滞所致的失眠、心烦、焦虑、健忘；神经官能症、更年期综合征见上述证候者。

【用法用量】口服。

【注意事项】睡前不宜饮用咖啡、浓茶等兴奋性饮品。须保持心情舒畅。

知识拓展 解郁安神颗粒的考点在其主治，主治肝郁之失眠。

三、清火安神剂

考点6 朱砂安神丸 ★★★

【药物组成】朱砂、黄连、地黄、当归、甘草。

【功能】清心养血，镇惊安神。

【主治】心火亢盛、阴血不足证，症见心神烦乱、失眠多梦、心悸不宁、舌尖红、脉细数。

【方义简释】方中朱砂、黄连清心、镇惊、安神，为君药。当归、地黄充养阴血、清解里热，为臣药。甘草既调和诸药，又护胃安中，为佐使药。

【用法用量】口服。

【注意事项】孕妇忌服。心气不足、脾胃虚弱者忌服。因其含朱砂，故不宜过量服用或久服，以防引起中毒。不宜与碘化物、溴化物并用，以防产生毒副作用。

知识拓展 朱砂安神丸出自《内伤伤辨惑论》。朱砂清心火，主治心火亢盛之失眠

第十三节　和解剂

凡以和解少阳或调和肝脾为主要作用，治疗伤寒邪在少阳或肝脾不和等病证的中药制剂，称为和解剂。

本类中成药主要具有和解少阳、调和肝脾等功效，适用于少阳病之寒热往来，肝脾不调所致的胁肋胀满、食欲不振等病证。

分类	功能	主治	症状
和解少阳剂	和解少阳	伤寒邪在少阳	往来寒热、胸胁苦满、嘿嘿不欲饮食、心烦喜呕，以及口苦、咽干、目眩、脉弦等
调和肝脾剂	疏肝解郁、健脾、养血、调经	肝脾不调	胁肋胀痛、食欲不振、月经不调等

本类成药以祛邪为主，体虚者不宜用。

一、和解少阳剂

考点1 小柴胡颗粒（片）★★★

【药物组成】柴胡、黄芩、党参、大枣、生姜、姜半夏、甘草。

【功能】解表散热，疏肝和胃。

【主治】外感病邪犯少阳证，症见寒热往来、胸胁苦满、食欲不振、心烦喜呕、口苦咽干。

【方义简释】方中柴胡既善透泄少阳之邪而和解退热，又能疏泄气机，为君药。黄芩清少阳之热，与柴胡合用，疏散与清里并用，以解表散热，为臣药。党参、甘草、大枣既补中益气，又养血而利于化气。生姜、姜半夏善消痞散结、和胃降逆而止呕。此五药共为佐药。甘草还能调和诸药，故兼为使药。

【用法用量】口服。

【注意事项】风寒感冒者慎用。服药期间，饮食宜清淡，忌食辛辣食物。过敏体质者慎用。

知识拓展 小柴胡颗粒出自《伤寒论》中的小柴胡汤（柴胡、半夏、人参、甘草、黄芩、生姜、大枣），方歌"小柴胡汤和解功，半夏人参甘草从，更加黄芩生姜枣，少阳为病此方宗"。方中柴胡、黄芩相须和解少阳，是主治少阳证的基础中成药。

二、调和肝脾剂

考点2 逍遥颗粒（丸）★★★

【药物组成】柴胡、当归、白芍、白术（炒）、茯苓、甘草（炙）、生姜（大蜜丸中无该药）、薄荷。

【功能】疏肝健脾，养血调经。

【主治】肝郁脾虚所致的郁闷不舒、胸胁胀痛、头晕目眩、食欲减退、月经不调。

【方义简释】方中柴胡疏肝解郁，治肝气郁滞证，为君药。当归、白芍既善养血柔肝以助柴胡疏肝解郁，又调经止痛，为臣药。炒白术、茯苓、甘草、生姜善益气健脾、祛湿和中，使运化有权，以扶土抑木、滋充化源。薄荷疏肝散热，取少许，以助柴胡疏肝散热。此五药为佐药。甘草除能补中益气外，还能调和诸药，故兼为使药。

【用法用量】口服。

【注意事项】肝肾阴虚所致的胁肋胀痛、咽干口燥、舌红少津者慎用。忌辛辣、生冷食物，饮食宜清淡。

知识拓展 逍遥颗粒出自《太平惠民和剂局方》中的逍遥散（柴胡、当归、白芍、炒白术、茯苓、炙甘草、生姜、薄荷），方歌"逍遥散用当归芍，柴苓术草加姜薄；肝郁血虚脾气弱，调和肝脾功效卓"，主治肝郁脾虚之月经不调。

考点3 加味逍遥丸（口服液）★

【功能】疏肝清热，健脾养血。

【主治】肝郁血虚，肝脾不和，两胁胀痛，头晕目眩，倦怠食少，月经不调，脐腹胀痛。

【用法用量】口服。

【注意事项】脾胃虚寒、脘腹冷痛、大便溏薄者慎用。服药期间，忌食生冷、油腻食物，并注意调节情志，切忌气恼劳碌。

知识拓展 ①加味逍遥颗粒出自《内科摘要》中的加味逍遥散（柴胡、当归、白芍、炒白术、茯苓、炙甘草、生姜、薄荷、丹皮、栀子），由逍遥散加牡丹皮、栀子而成，两药清热，主治肝郁有热。

②小柴胡颗粒、逍遥颗粒和加味逍遥丸的比较：

中成药	功能	主治
小柴胡颗粒	解表散热，疏肝和胃	外感病邪犯少阳证
逍遥颗粒	疏肝健脾，养血调经	肝郁脾虚所致的月经不调
加味逍遥丸	疏肝清热，健脾养血	肝郁血虚，肝脾不和

第十四节 理气剂

凡以行气、降气，治疗气滞或气逆所致的多种病证为主要作用的中药制剂，称为理气剂。

本类中成药主要具有行气、降气之功，适用于肝气郁结、脾胃气滞、肝气犯胃、胃气上逆、肺气上逆等引发的病证。其中，用治肺气上逆所致病证的中药制剂在止咳平喘剂中论述。

分类	功能	主治	症状
理气疏肝剂	行气、疏肝解郁、止痛	肝气郁滞证	情志抑郁、善太息、胸闷、胁肋胀痛、月经不调、痛经等
理气和中剂	行气、健脾消食	脾胃气滞证	脘腹胀满、嗳气吞酸、恶心、呕吐、饮食不消等

本类中成药多属芳香辛燥之品，故不宜过服久服。气滞兼阴虚或阴虚火旺者及孕妇不宜使用。

一、理气疏肝剂

考点1 四逆散 ★★★

【药物组成】柴胡、白芍、枳壳（麸炒）、甘草。

【功能】透解郁热，疏肝理脾。

【主治】肝气郁结、肝脾不和所致的胁痛、痢疾，症见脘腹胁痛、热厥手足不温、泻痢下重。

【方义简释】方中柴胡疏肝解郁、透热外出，为君药。白芍养血敛阴、柔肝止痛，助君药疏肝解郁，为臣药。麸炒枳壳善理气宽中、行滞消积、健脾开胃，以助君臣药疏肝理脾，为佐药。甘草既益脾和中清火，又合白芍而缓急止痛，还调和诸药，为使药。

【用法用量】口服。

【注意事项】孕妇、肝阴亏虚胁痛、寒厥所致的四肢不温者慎用。服药期间，忌恼怒劳累，保持心情舒畅。

[知识拓展] ①四逆散（柴胡、白芍、枳壳、甘草）出自《伤寒论》，方歌"四逆散中用柴胡，芍药枳实甘草须，此是阳郁成厥逆，疏和抑郁厥自除"，主治肝脾气郁证、阳郁厥逆证。

②四逆散的考点在其功能和主治。柴胡疏肝、透热，柴芍配伍疏肝解郁，主治肝气郁结、肝脾不和所致的胁痛、痢疾，即肝脾气郁证；主治热厥手足不温，即阳郁厥逆证。

考点2 左金丸（胶囊）★★★

【药物组成】黄连、吴茱萸。

【功能】泻火，疏肝，和胃，止痛。

【主治】肝火犯胃，脘胁疼痛，口苦嘈杂，呕吐酸水，不喜热饮。

【方义简释】方中黄连清泻肝胃之火，肝火得清，自不横逆犯胃，为君药。吴茱萸疏肝下气、燥湿制酸、止痛止呕。少量投用，既助黄连和胃止痛，又制其寒遏之弊，为佐药。

【用法用量】口服，饭后服。15日为一疗程。

【使用注意】脾胃虚寒胃痛及肝阴不足胁痛者慎用。服药期间，应保持心情舒畅。

[知识拓展] 左金丸出自《丹溪心法》（黄连、吴茱萸），主治肝火犯胃。

考点3 柴胡舒肝丸★★★

【功能】舒肝理气，消胀止痛。

【主治】肝气不舒，症见胸胁痞闷、食滞不消、呕吐酸水。

【方义简释】方中柴胡、炒青皮、醋香附、防风疏肝理气。陈皮、麸炒枳壳、木香、紫苏梗、乌药能理气消积而消胀止痛。半夏、茯苓、桔梗、姜厚朴、豆蔻、甘草能健脾调中、行气消积、降逆止呕。醋三棱、醋莪术行气破血、消积止痛。炒山楂、炒六神曲、炒槟榔、酒大黄能消积导滞、通便除胀。当归、白芍既养血柔肝，以助柴胡、香附等疏肝理气之功；又缓通大便，以助槟榔、大黄的攻积导滞之效。气郁日久则化热，故又选黄芩、薄荷以清解郁热。甘草还具调和诸药之能。

【用法用量】口服。

【注意事项】肝胆湿热、脾胃虚弱证者慎用。服药期间，忌郁闷、恼怒，应保持心情舒畅。

[知识拓展] 柴胡舒肝丸的考点在其功能。柴胡、香附疏肝，山楂、神曲消胀，故能疏肝理气，消胀止痛。柴胡舒肝丸和逍遥颗粒均可疏（舒）肝解郁，主治肝郁气滞。二者的

比较：

中成药	功能	主治
柴胡舒肝丸	舒肝理气，消胀止痛	肝气不舒之食滞不消
逍遥颗粒	疏肝健脾，养血调经	肝郁脾虚之月经不调

考点4 气滞胃痛颗粒（片）★

【功能】疏肝理气，和胃止痛。

【主治】肝郁气滞，胸痞胀满，胃脘疼痛。

【用法用量】口服。

【注意事项】肝胃郁火、胃阴不足所致的胃痛者慎用。孕妇慎用。

考点5 胃苏颗粒★

【药物组成】紫苏梗、香附、陈皮、枳壳、槟榔、香橼、佛手、鸡内金（炒）。

【功能】理气消胀，和胃止痛。

【主治】气滞型胃脘痛，症见胃脘胀痛、窜及两胁、得嗳气或矢气则舒、情绪郁怒则加重、胸闷食少、排便不畅、舌苔薄白、脉弦；慢性胃炎及消化性溃疡见上述证候者。

【用法用量】口服。

【注意事项】孕妇及脾胃阴虚或肝胃郁火胃痛者慎用。

知识拓展 ①气滞胃痛颗粒和胃苏颗粒的功能、主治相似，均能疏肝理气、和胃止痛，主治肝郁气滞之胃痛。

②气滞胃痛颗粒和胃苏颗粒的比较：

中成药	功能	主治
气滞胃痛颗粒	疏肝理气，和胃止痛	肝郁气滞，胃脘疼痛
胃苏颗粒	理气消胀，和胃止痛	气滞型胃脘痛

二、理气和中剂

考点6 木香顺气丸（颗粒）★★

【功能】行气化湿，健脾和胃。

【主治】湿阻中焦、脾胃不和所致的湿滞脾胃证，症见胸膈痞闷、脘腹胀痛、呕吐恶心、嗳气纳呆。

【方义简释】方中木香、砂仁、醋香附行气化湿、健脾和胃，为君药。厚朴、青皮、枳壳、槟榔助君药行气化湿，为臣药。陈皮、炒苍术助君臣药行气化湿、健脾和胃，为佐药。生姜、甘草既除湿和中、开胃止呕，又调和诸药，为使药。

全方配伍，辛散苦燥温化，共奏行气化湿、健脾和胃之功，故善治湿阻中焦、脾胃不和所致的湿滞脾胃证，症见胸膈痞闷、脘腹胀痛、呕吐恶心、嗳气纳呆。

【用法用量】口服。

【使用注意】孕妇及肝胃郁火胃痛、痞满者慎用。

知识拓展　木香顺气丸的考点在其功能和主治。方中木香、砂仁相须既能化湿，治湿阻中焦；又能理气，治脾胃不和。可记忆"脾气湿"。

考点7　越鞠丸★★

【药物组成】香附（醋制）、川芎、栀子（炒）、苍术（炒）、六神曲（炒）。

【功能】理气解郁，宽中除满。

【主治】瘀热痰湿内生所致的脾胃气郁，症见胸脘痞闷、腹中胀满、饮食停滞、嗳气吞酸。

【方义简释】方中醋香附疏肝理气、解郁止痛，以治气郁，为君药。川芎活血祛瘀、行气止痛，以治血郁；炒栀子清泄三焦之火，以治火郁；炒苍术燥湿、化湿而健脾，以治湿郁；炒六神曲消食行气导滞，以治食郁，为臣药。

【用法用量】口服。

【注意事项】阴虚火旺者慎用。服药期间，忌忧思恼怒，避免情志刺激。

知识拓展　越鞠丸的考点在其功能和主治。越鞠丸能理气解郁、宽中除满，主治瘀、热、痰、湿、食之脾胃气郁，又称"五药治六郁"。

第十五节　活血剂

凡以活血化瘀，治疗瘀血所致的各种病证为主要作用的中药制剂，称为活血剂。

本类中成药主要具有活血化瘀之功，兼有行气、止痛、益气、养阴、化痰、息风等作用，适用于气滞、气虚、风痰兼挟等引发的瘀血病证。

分类	功能	主治	症状
活血化瘀剂	活血化瘀	瘀血阻滞所致的胸痹、瘀血阻络所致的中风	胸闷、心前区刺痛，痛有定处；头晕头痛、神情呆滞、言语謇涩、手足发凉、肢体疼痛、舌紫黯、舌上青紫或瘀点、脉结代等
活血行气剂	活血行气止痛	气滞血瘀所致的痛证	头痛、胸痛、胃脘痛、腹痛、痛经等，或伴见胀闷、胀满、胀痛等气滞症状，舌紫黯、舌上青紫或瘀点，脉紧或结代
益气活血剂	益气活血、通络止痛	气虚血瘀所致的胸痹、气虚血瘀所致的中风	胸闷、胸痛、刺痛、痛有定处；半身不遂、口舌喝斜、言语謇涩，伴见气短、乏力、倦怠、懒言、自汗等气虚症状，舌紫黯、舌上青紫或瘀点，脉沉或结代
益气养阴活血剂	补气养阴、活血	气阴两虚、瘀血阻滞所致的胸痹	胸部闷痛、心悸不安，或伴见神倦、气短乏力、动则加剧、失眠多梦、盗汗等，舌红少苔或有瘀斑，脉细数
活血化痰息风剂	活血、化痰息风、益气通络（兼）	瘀血夹风痰阻络、经络失养所致的中风后遗症或恢复期	半身不遂、言语謇涩、口舌喝斜、肢体麻木，舌淡或有瘀斑，脉沉或结代等

本类中成药大多辛散温通，故月经过多、有出血倾向者慎用或忌用，孕妇忌用；药力较猛的活血剂，易伤正气，不宜过量或久服。

一、活血化瘀剂

考点1 复方丹参片（丸、胶囊、滴丸）★★★

【药物组成】丹参、三七、冰片。

【功能】活血化瘀，理气止痛。

【主治】气滞血瘀所致的胸痹，症见胸闷、心前区刺痛；冠心病心绞痛见上述证候者。

【方义简释】方中丹参活血化瘀、通脉止痛，为君药。三七活血化瘀、通经止痛，兼补气血，为臣药。冰片通窍止痛、醒神化浊，并引药入心经，为佐使药。

【用法用量】口服。

【注意事项】对本品及所含成分过敏者禁用。过敏体质者慎用。孕妇慎用。寒凝血瘀胸痹心痛者不宜使用，脾胃虚寒者慎用。服药期间，忌食生冷、辛辣、油腻食物，忌烟酒、浓茶。治疗期间，如心绞痛持续发作，宜加用硝酸酯类药。如果出现剧烈心绞痛、心肌梗死等，应及时送医院救治。个别人服药后胃脘不适，宜饭后服用。

考点2 丹七片★★

【功能】活血化瘀，通脉止痛。

【主治】瘀血痹阻所致的胸痹心痛、眩晕头痛、经期腹痛。

【方义简释】方中丹参活血化瘀、通脉止痛，为君药。三七活血化瘀、通经止痛，兼补气血，为臣药。

【用法用量】口服。

【注意事项】孕妇、月经期及有出血倾向者慎用。在治疗期间，心绞痛持续发作，宜加用硝酸酯类药。若出现剧烈心绞痛、心肌梗死，应及时救治。

知识拓展 复方丹参片和丹七片，均能活血化瘀止痛，治疗瘀血痹阻心脉所致的胸痹、胸痛。前者组方中有辛香走窜之冰片，主治气滞血瘀所致的胸痹，冠心病心绞痛属气滞血瘀者；后者主治瘀血痹阻所致的眩晕头痛、经期腹痛。

中成药	功能	主治
复方丹参片	活血化瘀，理气止痛	气滞血瘀所致的胸痹
丹七片	活血化瘀，通脉止痛	瘀血痹阻所致的胸痹

考点3 血塞通颗粒（胶囊）★★

【药物组成】三七总皂苷。

【功能】活血祛瘀，通脉活络。

【主治】瘀血阻络所致的中风偏瘫、肢体活动不利、口眼㖞斜、胸痹心痛、胸闷气憋；中风后遗症及冠心病心绞痛属上述证候者。

【用法用量】口服。

【注意事项】孕妇慎用。阴虚阳亢者、肝阳化风者不宜单用本品。心痛剧烈及持续时间长者，应作心电图及心肌酶学检查，并采取相应的医疗措施。

考点 4 消栓通络胶囊（颗粒）★★

【功能】活血化瘀，温经通络。

【主治】瘀血阻络所致的中风，症见神情呆滞、言语謇涩、手足发凉、肢体疼痛；缺血性中风及高脂血症见上述证候者。

【用法用量】口服。

【注意事项】孕妇、月经期及有出血倾向者慎用。

考点 5 逐瘀通脉胶囊★★

【功能】破血逐瘀，通经活络。

【主治】血瘀所致的眩晕，症见头晕、头痛、耳鸣、舌质暗红、脉沉涩；高血压、脑梗死、脑动脉硬化等病见上述证候者。

【用法用量】口服。

【注意事项】孕妇、脑出血患者禁用。体虚者、肝肾功能不全者忌用。

知识拓展 血塞通颗粒、消栓通络胶囊和逐瘀通脉胶囊，均能活血化瘀通络，治疗血瘀病症。三药中"通"主治脑系疾病。血塞通颗粒主治中风偏瘫，即中风后遗症；消栓通络胶囊主治瘀血阻络所致的中风，症见手足发凉；逐瘀通脉胶囊主治血瘀所致的眩晕。

中成药	功能	主治
血塞通颗粒	活血祛瘀，通脉活络	瘀血阻络所致的中风偏瘫
消栓通络胶囊	活血化瘀，温经通络	瘀血阻络所致的中风，症见手足发凉
逐瘀通脉胶囊	破血逐瘀，通经活络	血瘀所致的眩晕

二、活血行气剂

考点 6 血府逐瘀口服液（胶囊、丸）★★★

【药物组成】桃仁（炒）、红花、地黄、川芎、赤芍、当归、牛膝、柴胡、桔梗、枳壳（麸炒）、甘草。（口服液与丸剂用桃仁。）

【功能】活血祛瘀，行气止痛。

【主治】气滞血瘀所致的胸痹、头痛日久、痛如针刺而有定处、内热烦闷、心悸失眠、急躁易怒。

【方义简释】方中桃仁、红花相须为用，活血化瘀力强，恰中病的，为君药。地黄、川芎、赤芍、当归、牛膝既助君药活血化瘀、止痛，又滋养阴血使活血祛瘀而不伤正，为臣药。柴胡、桔梗、枳壳能升降上焦之气机而宽胸行气，气行则血行，瘀散则痛止，为佐药。甘草既清热、缓急止痛，又调和诸药，为佐使药。

【用法用量】口服。

【注意事项】孕妇禁用。对本品及所含成分过敏者禁用。过敏体质者慎用。脾胃虚弱者、气虚血瘀者慎用。服药期间，忌食生冷、油腻食物。治疗期间，若心绞痛持续发作，宜加用硝酸酯类药。如出现剧烈心绞痛、心肌梗死，应及时救治。

知识拓展 血府逐瘀口服液出自《医林改错》中的血府逐瘀汤，主治胸中血瘀证。血府逐瘀口服液的考点在其主治。血府逐瘀口服液主治气滞血瘀所致的胸痹兼内热。

考点7 元胡止痛片（颗粒、胶囊、口服液、滴丸、软胶囊）★

【功能】理气，活血，止痛。

【主治】气滞血瘀所致的胃痛、胁痛、头痛及痛经。

【用法用量】口服。

【注意事项】孕妇及胃阴不足者慎用。

考点8 速效救心丸★★★

【功能】行气活血，祛瘀止痛。增加冠脉血流量，缓解心绞痛。

【主治】气滞血瘀所致的冠心病、心绞痛。

【方义简释】方中川芎活血行气、通络止痛，为君药。冰片通窍止痛、醒神化浊，又能引导诸药直达病所，为臣药。

【用法用量】含服。一次4~6粒，一日3次。急性发作时，一次10~15粒。

【注意事项】孕妇禁用。对本品及所含成分过敏者禁用。过敏体质者慎用。气阴两虚、心肾阴虚之胸痹心痛者，以及伴中重度心力衰竭的心肌缺血者慎用。服药期间，忌食生冷、辛辣、油腻食物，忌吸烟饮酒、喝浓茶。治疗期间，心绞痛持续发作宜加用硝酸酯类药。如果出现剧烈心绞痛、心肌梗死等，应及时救治。

考点9 冠心苏合滴丸（丸、软胶囊、胶囊）★★★

【功能】理气，宽胸，止痛。

【主治】寒凝气滞、心脉不通所致的胸痹，症见胸闷、心前区疼痛；冠心病心绞痛见上述证候者。

【用法用量】口服。

【注意事项】孕妇禁用。对本品及所含成分过敏者禁用。阴虚血瘀之胸痹者忌用。胃炎患者、胃弱患者、胃溃疡患者、食管炎患者及肾脏疾病患者慎用；阴虚火旺者慎用；有出血倾向、行经期妇女，使用抗凝、抗血小板治疗的患者慎用；哺乳期妇女慎用；过敏体质者慎用。其辛香走窜，易耗气伤阴，故不宜长期服用。服药期间，忌食生冷、辛辣、油腻食物，忌吸烟、饮酒、喝浓茶。治疗期间，若心绞痛持续发作，宜加用硝酸酯类药。如果出现剧烈心绞痛、心肌梗死等，应及时救治。

据报道，服用本品有引起过敏性药疹和肾脏损害等不良反应，用时应注意。

考点10 心可舒胶囊（片）★

【功能】活血化瘀，行气止痛。

【主治】气滞血瘀引起的胸闷、心悸、头晕、头痛、颈项疼痛；冠心病心绞痛、高血脂、高血压、心律失常见上述证候者。

【用法用量】口服。

【注意事项】气虚血瘀、痰瘀互阻之胸痹、心悸者不宜单用。孕妇、出血性疾病及有出血倾向者慎用。

知识拓展 速效救心丸、冠心苏合滴丸和心可舒胶囊均能行气活血、祛瘀止痛，均可治疗气滞血瘀之胸痹、胸痛。然速效救心丸辛香通窍，药精功专；冠心苏合滴丸则芳香走窜，辛散温通，行气温经力强，更适合于寒凝气滞、血脉不通所致的胸痹；心可舒胶囊活血力胜于前两药，尚可用于高血脂、高血压、心律失常见胸闷、心悸、头晕、头痛、颈项疼痛者。

中成药	功能	主治
速效救心丸	行气活血，祛瘀止痛	气滞血瘀所致的冠心病、心绞痛
冠心苏合滴丸	理气，宽胸，止痛	寒凝气滞、心脉不通所致的胸痹
心可舒胶囊	活血化瘀，行气止痛	气滞血瘀引起的胸闷、心悸、头晕、头痛、颈项疼痛

考点11 九气拈痛丸★

【功能】理气，活血，止痛。

【主治】气滞血瘀所致的胸胁胀满疼痛、痛经。

【方义简释】方中醋延胡索、醋香附善理气、活血、止痛，为君药。木香、陈皮、郁金、醋莪术、醋炒五灵脂相合，助君药理气、活血、止痛，为臣药。高良姜、槟榔行气消积、导滞除满，为佐药。甘草既补中益气，又调和诸药，为使药。

【用法用量】口服。

【注意事项】孕妇禁用。胃热引起的胃痛慎用。服药期间忌食生冷、辛辣、油腻食物，戒烟酒。

知识拓展 元胡止痛片和九气拈痛丸均能理气、活血、止痛，主治气滞血瘀所致的胃痛、胁痛、头痛及痛经等。然前者功专止痛；后者辛行苦泄温通，行气消胀、温经活血力强，故善治气滞血瘀之胸胁胀满疼痛。

中成药	功能	主治
元胡止痛片	理气，活血，止痛	气滞血瘀所致的胃痛、胁痛、头痛及痛经
九气拈痛丸		气滞血瘀所致的胸胁胀满疼痛、痛经

三、益气活血剂

考点12 麝香保心丸★★★

【功能】芳香温通，益气强心。

【主治】气滞血瘀所致的胸痹，症见心前区疼痛、固定不移；心肌缺血所致的心绞痛、心肌梗死见上述证候者。

【用法用量】口服，饭后服用。

【注意事项】孕妇禁用。对本品及所含成分过敏者禁用。过敏体质者慎用。哺乳期妇女慎用。脾胃虚弱者慎用。不宜与洋地黄类药物同用。心绞痛持续发作，服药后不能缓解时应加用硝酸甘油等药物。如出现剧烈心绞痛、心肌梗死，应及时救治。

知识拓展 麝香保心丸的考点在其功能。麝香芳香、保心强心，功能芳香温通，益气强心。

考点13 消栓胶囊（口服液、颗粒）★

【功能】补气活血通络。

【主治】中风气虚血瘀证，症见半身不遂、口舌喎斜、言语謇涩、气短乏力、面色㿠白；缺血性中风见上述证候者。

【用法用量】口服。

【注意事项】孕妇禁服。中风急性期痰热证、风火上扰证者不宜使用。阴虚阳亢证、肝阳上亢证及有出血倾向者慎用。服药期间，饮食宜清淡，忌辛辣食物。病情急重者宜结合相应抢救治疗措施。

知识拓展 消栓胶囊出自《医林改错》中的补阳还五汤（黄芪、当归尾、赤芍、地龙、川芎、红花、桃仁），主治中风之气虚血瘀证。消栓胶囊的考点在其主治。消栓胶囊主治中风气虚血瘀证。

考点14 通心络胶囊★★★

【功能】益气活血，通络止痛。

【主治】心气虚乏、血瘀络阻证所致的冠心病心绞痛，症见胸部憋闷、刺痛、绞痛、固定不移、心悸自汗、气短乏力、舌质紫黯或有瘀斑、脉细涩或结代。亦用于气虚血瘀络阻型中风病，症见半身不遂或偏身麻木、口舌喎斜、言语不利。

【用法用量】口服。

【注意事项】方中全蝎、蜈蚣、土鳖虫有毒，水蛭有小毒，故孕妇禁用，不宜多服、久服。出血性疾患、妇女月经期及阴虚火旺型中风禁用。宜饭后服用。治疗期间，若心绞痛持续发作，应及时就诊救治。

知识拓展 通心络胶囊的考点在其主治。通心络胶囊主治心气虚乏、血瘀络阻证和气虚血瘀络阻型中风病。

考点15 诺迪康胶囊★

【功能】益气活血，通脉止痛。

【主治】气虚血瘀所致的胸痹，症见胸闷、刺痛或隐痛、心悸气短、神疲乏力、少气懒言、头晕目眩；冠心病心绞痛见上述证候者。

【用法用量】口服。

【注意事项】孕妇及月经期妇女慎用。治疗期间，心绞痛持续发作，宜加用硝酸酯类药。若出现剧烈心绞痛、心肌梗死，应及时救治。

知识拓展 ①诺迪康胶囊的考点在其主治。诺迪康胶囊主治气虚血瘀所致的胸痹。
②麝香保心丸、消栓胶囊、通心络胶囊和诺迪康胶囊，均能益气活血，治疗气虚血瘀。

四者的比较：

中成药	功能	主治
麝香保心丸	芳香温通，益气强心	气滞血瘀所致的胸痹
消栓胶囊	补气活血通络	中风气虚血瘀证，
通心络胶	益气活血，通络止痛	心气虚乏、血瘀络阻证；气虚血瘀络阻型中风病
诺迪康胶囊	益气活血，通脉止痛	气虚血瘀所致的胸痹

四、益气养阴活血剂

考点16 稳心颗粒（片）★★★

【功能】益气养阴，活血化瘀。

【主治】气阴两虚、心脉瘀阻所致的心悸，症见心悸不宁、气短乏力、胸闷胸痛；室性早搏、房性早搏见上述证候者。

【用法用量】颗粒剂：开水冲服。片剂：口服。

【注意事项】孕妇慎用。

考点17 参松养心胶囊★★

【功能】益气养阴，活血通络，清心安神。

【主治】冠心病室性早搏属气阴两虚、心络瘀阻证，症见心悸不安、气短乏力、动则加剧、胸部闷痛、失眠多梦、盗汗、神倦、懒言。

【用法用量】口服。

【注意事项】孕妇慎用。应注意配合原发性疾病的治疗。服药期间，忌食生冷、辛辣、油腻食物，忌烟酒、浓茶。治疗期间，心绞痛持续发作者应及时就诊。

考点18 益心舒胶囊（颗粒、片、丸）★

【功能】益气复脉，活血化瘀，养阴生津。

【主治】气阴两虚、瘀血阻脉所致的胸痹，症见胸痛胸闷、心悸气短、脉结代；冠心病心绞痛见上述证候者。

【用法用量】口服。

【注意事项】孕妇及月经期妇女慎用。服药期间，忌食辛辣、油腻食物。心绞痛持续发作及严重心律失常者，应及时救治。

知识拓展 稳心颗粒、参松养心胶囊和益心舒胶囊，均能益气养阴、活血化瘀，治疗气阴两虚兼瘀血。三者的比较：

中成药	功能	主治
稳心颗粒	益气养阴，活血化瘀	气阴两虚、心脉瘀阻所致的心悸
参松养心胶囊	益气养阴，活血通络，清心安神	冠心病室性早搏属气阴两虚
益心舒胶囊	益气复脉，活血化瘀，养阴生津	气阴两虚、瘀血阻脉所致的胸痹

五、活血化痰息风剂

考点19 人参再造丸 ★★

【功能】益气养血，祛风化痰，活血通络。

【主治】气虚血瘀、风痰阻络所致的中风，症见口眼㖞斜、半身不遂、手足麻木、疼痛、拘挛、言语不清。

【用法用量】口服。

【注意事项】本品所含朱砂有毒，故孕妇忌用，不宜过量或长期服用。肝阳上亢、肝风内动所致中风及风湿热痹者慎用。

考点20 华佗再造丸 ★★

【功能】活血化瘀，化痰通络，行气止痛。

【主治】痰瘀阻络之中风恢复期和后遗症，症见半身不遂、拘挛麻木、口眼㖞斜、言语不清。

【用法用量】口服。

【注意事项】孕妇禁服。对本品及所含成分过敏者禁用。肝肾功能异常者慎用。中风痰热壅盛证，表现为面红目赤、大便秘结者不宜用。平素大便干燥者慎用。服药期间，忌辛辣、生冷、油腻食物。

考点21 抗栓再造丸 ★★

【功能】活血化瘀，舒筋通络，息风镇痉。

【主治】瘀血阻窍、脉络失养所致的中风，症见手足麻木、步履艰难、瘫痪、口眼㖞斜、言语不清；中风恢复期及后遗症期见上述证候者。

【用法用量】口服。

【注意事项】本品所含朱砂、土鳖虫、全蝎、水蛭等有毒，故孕妇忌用，不宜过量或久用。年老体弱、阴虚风动者慎用。

知识拓展 人参再造丸、华佗再造丸、抗栓再造丸，均有活血通络之效，主治瘀血阻络之中风。其中，人参再造丸、华佗再造丸兼有化痰之功，人参再造丸和抗栓再造丸兼有益气养血的作用，抗栓再造丸还能息风止痉。此外，人参再造丸与抗栓再造丸，孕妇禁用，不宜过量或久用。三者的比较：

药物	功能	主治
人参再造丸	益气养血，祛风化痰，活血通络	气虚血瘀、风痰阻络所致的中风
华佗再造丸	活血化瘀，化痰通络，行气止痛	痰瘀阻络之中风恢复期和后遗症
抗栓再造丸	活血化瘀，舒筋通络，息风镇痉	瘀血阻窍、脉络失养所致的中风

第十六节 止血剂

凡以止血，治疗各种出血病证为主要作用的中药制剂，称为止血剂。

本类中成药主要有止血之功，兼有清热凉血或活血化瘀的作用，适用于各种原因引发的出血病证。

分类	功能	主治	症状
凉血止血剂	凉血止血	血热所致的出血	便血、尿血、咳血、衄血、吐血、舌红苔黄、脉数等
化瘀止血剂	化瘀止血	瘀血所致的出血	咯血、吐血、衄血、胸腹刺痛；或便血、崩漏；或外伤出血、跌仆肿痛、血色暗红或有瘀块，舌暗红，或有瘀斑，脉涩等

出血量多而急迫者，不宜单用中药止血剂，应采取综合急救措施。出血无瘀血者不宜用化瘀止血药。

一、凉血止血剂

考点1 槐角丸 ★★★

【功能】清肠疏风，凉血止血。

【主治】血热所致的肠风便血、痔疮肿痛。

【方义简释】方中炒槐角清肝与大肠之火而凉血止血，为君药。地榆炭、防风清肠疏风、凉血止血，以助君药之力，为臣药。黄芩、当归、炒枳壳既助君臣药清肠、凉血、止血，又能下气、消积、通便，为佐使药。

【用法用量】口服。

【注意事项】虚寒性便血者、体弱年迈者慎用。服药期间，忌食辛辣油腻食物。若痔疮便血、肿痛严重，或便血呈喷射状者，应及时采取综合急救措施。

知识拓展 槐角丸（槐角、地榆、当归、防风、黄芩、枳壳）出自《太平惠民和剂局方》，主治肠风便血。

二、化瘀止血剂

考点2 三七片 ★

【功能】散瘀止血，消肿止痛。

【主治】出血兼瘀血证，症见咯血、吐血、衄血、便血、崩漏、外伤出血、胸腹刺痛、跌仆肿痛。

【用法用量】口服。

【注意事项】孕妇忌用。服药期间，忌食生冷、油腻、辛辣食物。出血量大者应立即采取综合急救措施。用本品治疗软组织损伤时，可配合外用正红花油等活血之品，以增疗效。

知识拓展 三七片的考点在其功能，药物组成是三七，能化瘀止血、止痛，善治各种出血夹瘀滞者，故三七片能散瘀止血，消肿止痛。

考点3 止血定痛片 ★★

【功能】散瘀，止血，止痛。

【主治】十二指肠溃疡疼痛、出血，胃酸过多。

【用法用量】口服。

【注意事项】孕妇慎用。服药期间，忌食生冷、油腻、辛辣食物。出血量大者应采取相应的急救措施。

知识拓展 止血定痛片的考点在其主治。止血定痛片主治十二指肠溃疡疼痛、出血。

第十七节 消导剂

凡以消食健脾或化积导滞，治疗食积停滞证为主要作用的中药制剂，称为消导剂。

本类中成药具有消食健脾或化积导滞的作用，主要适用于饮食停滞所致的脘腹胀满、嗳气吞酸、恶心呕吐、大便失常、消化不良等。

分类	功能	主治	症状
消积导滞剂	消食、化积、和胃	饮食积滞	胸脘痞闷、嗳腐吞酸、恶食、呕逆、腹痛、泄泻等
健脾消食剂	健脾、和胃、消食化积	脾虚食滞	脘腹痞满、不思饮食、面黄、体瘦、倦怠乏力、大便溏薄等

本类部分中成药有一定的致泻作用，不宜长期使用；食欲不振属体虚无实者不宜使用；服药期间忌食生冷、辛辣、油腻及不易消化的食物。脾胃素虚或积滞日久者，应攻补兼施，以免耗伤正气。

一、消积导滞剂

考点1 保和丸★★★

【药物组成】焦山楂、六神曲（炒）、莱菔子（炒）、麦芽（炒）、半夏（制）、陈皮、茯苓、连翘。

【功能】消食，导滞，和胃。

【主治】食积停滞，脘腹胀满，嗳腐吞酸，不欲饮食。

【方义简释】方中焦山楂能消一切饮食积滞，尤善消肉食油腻之积，为君药。炒六神曲、炒莱菔子、炒麦芽既助君药消积导滞，又能理气除胀和胃，为臣药。制半夏、陈皮、茯苓、连翘既祛湿健脾、理气和中，以助君臣药之药力，又止呕、去积滞之热，为佐药。

【用法用量】口服。

【注意事项】服药期间，宜进清淡易消化饮食，忌暴饮暴食及食油腻食物。

考点2 枳实导滞丸★★★

【药物组成】枳实（炒）、大黄、六神曲（炒）、黄芩、黄连（姜汁炒）、茯苓、白术（炒）、泽泻。

【功能】消积导滞，清利湿热。

【主治】饮食积滞、湿热内阻所致的脘腹胀痛、不思饮食、大便秘结、痢疾里急后重。

【方义简释】方中大黄泻热通肠、攻积导滞，使积热从大便而下，为君药。炒枳实、炒六神曲、黄芩、黄连既助君药泻热、消积导滞，又理气、清除湿热、止呕，为臣药。茯苓、炒白术、泽泻既渗利水湿，使湿热从小便而出；又能健脾和中，以复脾胃之运化，为佐药。

【用法用量】口服。

【注意事项】虚寒痢疾者慎用。孕妇慎用。久病正虚、年老体弱者宜慎用。饮食宜清淡，忌食辛辣刺激性食物，忌暴饮暴食及偏食。

考点3 六味安消散（胶囊）★★

【功能】和胃健脾，消积导滞，活血止痛。

【主治】脾胃不和、积滞内停所致的胃痛胀满、消化不良、便秘、痛经。

【用法用量】口服。

【注意事项】对本品过敏者忌服。脾胃虚寒之胃痛、便秘及热结血瘀痛经者慎用。孕妇忌用。

知识拓展 ①保和丸、枳实导滞丸、六味安消散（胶囊），均善消积导滞，主治食积内停之胃脘胀满或疼痛、嗳气吐酸、呕恶厌食等。

②保和丸、枳实导滞丸和六味安消散的比较：

中成药	功能	主治
保和丸	消食，导滞，和胃	食积停滞
枳实导滞丸	消积导滞，清利湿热	饮食积滞、湿热内阻
六味安消散	和胃健脾，消积导滞，活血止痛	脾胃不和、积滞内停

二、健脾消食剂

考点4 开胃健脾丸★

【功能】健脾和胃。

【主治】脾胃虚弱、中气不和所致的泄泻、痞满，症见食欲不振、嗳气吞酸、腹胀泄泻；消化不良见上述证候者。

【用法用量】口服。

【注意事项】湿热痞满、泄泻者不宜使用。忌食生冷、油腻、不易消化食物。

第十八节　治风剂

凡以疏散外风或平息内风，治疗外风、内风所致的病证为主要作用的中药制剂，称为治风剂。

本类中成药主要具有疏散外风、平息内风的作用，适用于外风、内风所致病证。

按其功效与适用范围，本类中成药又可分为疏散外风剂和平肝息风剂两类。

分类	疏散外风剂	平肝息风剂
功能	疏风、止痛、除湿、止痒	息风止痉、平抑肝阳、清热泻火、滋补肝肾、补血
主治	外感风邪所致的头痛、眩晕、面瘫	脑动脉硬化、原发性高血压、缺血性脑中风、血管神经性头痛、神经衰弱等
症状	头痛、恶风、皮肤瘙痒、肢体麻木、关节屈伸不利、酸痛麻木，或口眼㖞斜等	眩晕、震颤、四肢抽搐、言语謇涩、半身不遂等

本类中成药应严格区分外风和内风，合理选用祛风制剂。针对内风，要在明确病因病机的基础上选用本类制剂。

一、疏散外风剂

考点1 川芎茶调散（丸、颗粒、口服液、袋泡剂、片）★★★

【药物组成】川芎、羌活、白芷、荆芥、薄荷、防风、细辛、甘草。

【功能】疏风止痛。

【主治】外感风邪所致的头痛，或有恶寒、发热、鼻塞。

【方义简释】方中川芎祛风止痛、活血行气，为治头痛之要药，为君药。羌活、白芷祛风散寒、除湿止痛力强，可增君药之力，为臣药。荆芥、防风、薄荷、细辛既能祛风止痛，以助君臣药之力；又能解表，治各部位头痛。更以清茶调服，既清头目，又佐制各药之辛温燥散，为佐药。甘草既清热，又调和诸药，为使药。

【用法用量】口服。

【注意事项】久病气虚者、血虚者、肝肾不足者、肝阳上亢头痛者、孕妇均慎用。服药期间，忌食辛辣、油腻食物。

知识拓展 川芎茶调散（川芎、羌活、白芷、荆芥、薄荷、防风、细辛、甘草）出自《和剂局方》，主治风寒头痛。

考点2 芎菊上清丸（片）★★

【功能】清热解表，散风止痛。

【主治】外感风邪引起的恶风身热、偏正头痛、鼻流清涕、牙疼喉痛。

【用法用量】口服。

【注意事项】肝火上攻、风阳上扰头痛者慎用。服药期间，忌食辛辣、油腻食物。

【知识拓展】芎菊上清丸的考点在其主治。芎菊上清丸主治风热头痛。

考点3 正天丸（胶囊）★

【功能】疏风活血，养血平肝，通络止痛。

【主治】外感风邪、瘀血阻络、血虚失养、肝阳上亢引起的偏头痛、紧张性头痛、神经性头痛、颈椎病型头痛、经前头痛。

【用法用量】口服。

【注意事项】孕妇慎用。婴幼儿、哺乳期妇女、肾功能不全者及对本品过敏者禁用。高血压、心脏病患者及过敏体质者慎用。不宜过量或长期服用。宜饭后服用。服药期间，忌烟酒及辛辣、油腻食物。

知识拓展 ①正天丸的考点在其主治。正天丸主治各种头痛。

②川芎茶调散、芎菊上清丸和正天丸的比较：

中成药	功能	主治
川芎茶调散	疏风止痛	外感风邪所致的头痛，或有恶寒、发热、鼻塞
芎菊上清丸	清热解表，散风止痛	外感风邪引起的偏正头痛、恶风身热
正天丸	疏风活血，养血平肝，通络止痛	外感风邪、瘀血阻络、血虚失养、肝阳上亢引起的头痛

二、平肝息风剂

考点4 天麻钩藤颗粒 ★★★

【药物组成】天麻、钩藤、石决明、栀子、黄芩、牛膝、杜仲(盐炒)、益母草、桑寄生、首乌藤、茯苓。

【功能】平肝息风,清热安神。

【主治】肝阳上亢所致的头痛、眩晕、耳鸣、眼花、震颤、失眠;高血压病见上述证候者。

【方义简释】方中天麻、钩藤相伍,平肝息风力胜,为君药。石决明平肝潜阳、清肝益阴,既增君药平肝息风之力,又兼清肝益阴,为臣药。盐杜仲、栀子、黄芩、益母草、桑寄生、首乌藤、茯苓既补肝益肾、活血利水以利平抑肝阳,又折其上扰之火以利清热,并兼安神,为佐药。牛膝善补肝益肾、活血,又引血、引火下行,以利于平抑肝阳,为使药。

【用法用量】口服。

【注意事项】血虚头痛者、阴虚动风者忌用。服药期间,饮食宜清淡,戒恼怒,节房事。

考点5 脑立清丸(胶囊) ★★

【功能】平肝潜阳,醒脑安神。

【主治】肝阳上亢所致的头晕目眩、耳鸣口苦、心烦难寐;高血压见上述证候者。

【用法用量】口服。

【注意事项】孕妇忌用。肾精亏虚所致的头晕、耳鸣,以及体弱者、虚寒者慎用。服药期间,忌食寒凉、油腻食物。

考点6 松龄血脉康胶囊 ★★

【功能】平肝潜阳,镇心安神。

【主治】肝阳上亢所致的头痛、眩晕、急躁易怒、心悸、失眠;高血压及原发性高脂血症见上述证候者。

【用法用量】口服。

【注意事项】气血不足证者慎用。服药期间,忌食辛辣、油腻食物。戒烟酒。

知识拓展 ①天麻钩藤颗粒、脑立清丸、松龄血脉康胶囊,均能平抑肝阳,治疗肝阳上亢之眩晕、头痛等。天麻钩藤颗粒能平肝息风、清热安神,主治肝阳上亢所致的头痛、眩晕、耳鸣、眼花、震颤、失眠;高血压病见上述证候者。脑立清丸能平肝潜阳、醒脑安神,主治肝阳上亢所致的头晕目眩、耳鸣口苦、心烦难寐;高血压病见上述证候者。

②天麻钩藤颗粒、脑立清丸和松龄血脉康胶囊的比较:

中成药	功能	主治
天麻钩藤颗粒	平肝息风,清热安神	肝阳上亢所致的头痛、眩晕
脑立清丸	平肝潜阳,醒脑安神	
松龄血脉康胶囊	平肝潜阳,镇心安神	

第十九节　祛湿剂

凡以祛除水湿，治疗水湿所致的各种病证为主要作用的中药制剂，称为祛湿剂。

本类中成药主要具有祛除水湿之功，兼有清热、利胆、止泻、温阳等作用，适用于水湿、痰湿、湿浊、湿热等引发的病证。

分类	功能	主治	症状
清利消肿剂	清热、利水湿、消肿	水湿内蕴化热所致的水肿	浮肿、腰痛、尿频、尿血、小便不利、舌红苔黄腻、脉滑数等
利尿通淋剂	清热通淋、利尿排石	水湿内蕴、化热下注所致的淋浊、癃闭	尿频、尿急、尿道涩痛、尿血、腰痛、小便点滴不畅、色黄赤，舌红苔黄腻、脉滑数等
清利肝胆剂	清肝、利胆、退黄、排石	肝胆湿热所致的胁痛、黄疸	口苦胸闷、胁肋胀痛、脘腹痞胀、呕恶纳呆、大便黏腻不爽或秘结、小便黄赤，或又见身目俱黄、发热，舌红苔黄腻、脉滑数等
清热燥湿止泻剂	清热燥湿、止泻止痢	大肠湿热所致的泄泻、痢疾	腹泻、腹痛、里急后重、便利脓血，或泄泻、暴注下迫、腹痛、便下酸腐灼肛，舌红苔黄腻、脉滑数等
温化水湿剂	温阳化气、利水消肿	阳虚水湿不化所致的水肿、癃闭	畏寒肢冷、或腰痛、浮肿、夜尿频多，或尿频、尿急、尿少、小便点滴不畅、舌淡红苔白、脉沉滑等

本类中成药大多苦寒清燥或清利，有伤阳、伤津之弊，故阳虚有寒或阴虚津亏者慎用。而温化水湿剂则温燥渗利，有伤阴助热之弊，故水肿有热或阴虚有热者忌用。

一、清利消肿剂

考点1 肾炎四味片★

【功能】清热利尿，补气健脾。

【主治】湿热内蕴兼气虚所致的水肿，症见浮肿、腰痛、乏力、小便不利；慢性肾炎见上述证候者。

【用法用量】口服。

【注意事项】孕妇禁用。脾肾阳虚者或风水水肿者慎用。服药期间，宜低盐、低脂饮食，忌食辛辣食物。

考点2 肾炎康复片★

【功能】益气养阴，健脾补肾，清解余毒。

【主治】气阴两虚，脾肾不足，水湿内停所致的体虚浮肿，症见神疲乏力、腰膝酸软、面目四肢浮肿、头晕耳鸣；慢性肾炎、蛋白尿、血尿见上述证候者。

【用法用量】口服。

【注意事项】孕妇禁用。急性肾炎所致的水肿不宜用。服药期间，宜低盐饮食，忌烟酒及辛辣、油腻食物，禁房事。

知识拓展 肾炎四味片、肾炎康复片，均主治慢性肾炎水肿、蛋白尿、血尿。肾炎四味片和肾炎康复片的比较：

中成药	功能	主治
肾炎四味片	清热利尿、补气健脾	湿热内蕴兼气虚所致的水肿
肾炎康复片	益气养阴、健脾补肾、清解余毒	气阴两虚、脾肾不足、水湿内停所致的体虚水肿

二、利尿通淋剂

考点3 八正合剂★★★

【药物组成】川木通、车前子（炒）、瞿麦、萹蓄、滑石、灯心草、栀子、大黄、甘草。

【功能】清热，利尿，通淋。

【主治】湿热下注所致的淋证，症见小便短赤、淋沥涩痛、口燥咽干等。

【方义简释】方中川木通、炒车前子相须为用，清热利尿通淋力强，为君药。萹蓄、瞿麦、滑石相须为用，清利通淋之力强，以助君药，为臣药。大黄、栀子、灯心草既助君臣药利尿通淋，又通便化瘀止痛，为佐药。甘草甘补和缓，平而偏凉，既和药缓急，又清热解毒，为使药。

【用法用量】口服。

【注意事项】孕妇禁用。淋证属肝郁气滞或脾肾两虚者慎用。双肾结石或结石直径≥1.5cm，或结石嵌顿时间长的病例不宜使用。服药期间，忌烟酒、油腻食物，注意多饮水，避免劳累。久病体虚、儿童及老年人慎用。中病即止，不可过量或久用。

考点4 癃闭舒胶囊★

【功能】益肾活血，清热通淋。

【主治】肾气不足、湿热瘀阻所致的癃闭，症见腰膝酸软、尿频、尿急、尿痛、尿线细，伴小腹拘急疼痛；前列腺增生症见上述证候者。

【用法用量】口服。

【注意事项】孕妇禁用。对本品及所含成分过敏者禁用。出血者、有肝肾功能损害者禁用。肺热壅盛、肝郁气滞、脾虚气陷所致的癃闭慎用。服药期间，忌食辛辣、生冷、油腻食物，忌饮酒。有慢性肝脏疾病者慎用。

服用本品如出现尿黄及目黄、皮肤黄染或肝生化指标异常，应立即停药，并及时就医。长期用药应注意监测肝生化指标。

知识拓展 癃闭舒胶囊的考点在其功能和主治。癃闭舒胶囊主治癃闭，即前列腺增生，多属肾气虚兼湿热。可益肾，主治肾气不足。

考点5 三金片（颗粒、胶囊）★★★

【功能】清热解毒，利湿通淋，益肾。

【主治】下焦湿热所致的热淋，症见小便短赤、淋沥涩痛、尿急频数；急性肾盂肾炎、慢性肾盂肾炎、膀胱炎、尿路感染见上述证候者；慢性非细菌性前列腺炎肾虚湿热下注证。

【用法用量】口服。

【注意事项】淋证属肝郁气滞或脾肾两虚者慎用。服药期间，忌烟酒及辛辣、油腻食物，宜多饮水，避免劳累。

考点 6 排石颗粒 ★

【功能】清热利水，通淋排石。

【主治】下焦湿热所致的石淋，症见腰腹疼痛、排尿不畅或伴有血尿；泌尿系统结石见上述证候者。

【用法用量】开水冲服。

【注意事项】孕妇禁用。久病伤正兼见肾阴不足或脾气亏虚等证者慎用。

知识拓展 排石颗粒的考点在其功能和主治。排石颗粒主治石淋。

考点 7 癃清片（胶囊）★★

【功能】清热解毒，凉血通淋。

【主治】下焦湿热所致的热淋，症见尿频、尿急、尿痛、腰痛、小腹坠胀。亦用于慢性前列腺炎之湿热蕴结兼瘀血证，症见小便频急，尿后余沥不尽，尿道灼热，会阴、少腹、腰骶部疼痛或不适等。

【用法用量】口服。

【注意事项】体虚胃寒者不宜服用。淋证属肝郁气滞或脾肾两虚者，膀胱气化不行者不宜使用。肝郁气滞、脾虚气陷、肾阳衰惫、肾阴亏耗所致的癃闭不宜使用。

知识拓展 八正合剂、三金片、癃清片，均能清热、通淋，主治湿热下注之淋证。八正合剂、三金片和癃清片的比较：

中成药	功能	主治
八正合剂	清热，利尿，通淋	湿热，下注所致的淋证
三金片	清热解毒，利湿通淋，益肾	下焦湿热所致的热淋
癃清片	清热解毒，凉血通淋	

三、清利肝胆剂

考点 8 茵栀黄口服液（胶囊）★★★

【药物组成】茵陈提取物、栀子提取物、黄芩提取物（以黄芩苷计）、金银花提取物。

【功能】清热解毒，利湿退黄。

【主治】肝胆湿热所致的黄疸，症见面目悉黄、胸胁胀痛、恶心呕吐、小便黄赤；急、慢性肝炎见上述证候者。

【用法用量】口服。

【注意事项】阴黄者不宜使用。服药期间，忌饮酒，忌食辛辣、油腻食物。

知识拓展 茵栀黄口服液的考点在其功能和主治。茵陈是治疗黄疸之要药，茵陈、栀子配伍利湿退黄力强，主治湿热黄疸。

考点⑨ 茵陈五苓丸★★★

【功能】清湿热，利小便。

【主治】肝胆湿热、脾肺郁结所致的黄疸，症见身目发黄、脘腹胀满、小便不利。

【方义简释】方中茵陈清湿热、理郁结、利胆退黄，为治黄疸之要药，为君药。泽泻、猪苓相合，清热利湿功著，以增君药的清利退黄之力，为臣药。茯苓、炒白术、肉桂既温阳燥湿利水，助君臣药祛除水湿；又助阳健脾，使水湿得以运化，为佐药。

【用法用量】口服。

【注意事项】孕妇慎用。服药期间，忌饮酒，忌食辛辣、油腻食物。

知识拓展 茵陈五苓丸的考点在其功能和主治。茵陈是治疗黄疸之要药，五苓丸利水消肿，主治小便不利，故此中成药治疗湿热黄疸兼小便不利。

考点⑩ 消炎利胆片（胶囊、颗粒）★

【功能】清热，祛湿，利胆。

【主治】肝胆湿热所致的胁痛、口苦；急性胆囊炎、胆管炎见上述证候者。

【方义简释】方中溪黄草清热利湿退黄，为君药。穿心莲、苦木清热解毒、祛湿，为臣药。

【用法用量】口服。

【注意事项】孕妇慎用。脾胃虚寒者慎用。服药期间，饮食宜清淡，忌食辛辣食物，并戒酒。用治急性胆囊炎感染时，应密切观察病情变化，若发热、黄疸、上腹痛等症加重则须及时请外科诊治。因其所含苦木有一定毒性，故不宜久服。

知识拓展 消炎利胆片的考点在其功能和主治。消炎利胆片主治胆囊炎，症见胁痛、口苦。

四、清热燥湿止泻剂

考点⑪ 香连丸（片）★★

【药物组成】萸黄连、木香。

【功能】清热化湿，行气止痛。

【主治】大肠湿热所致的痢疾，症见大便脓血、里急后重、发热腹痛；肠炎、细菌性痢疾见上述证候者。

【方义简释】方中黄连清热燥湿、泻火解毒，为治湿热泻痢之要药，为君药。木香善行肠胃气滞，兼燥除胃肠湿邪，以除腹痛、里急后重，为臣药。吴茱萸，取其煎液拌炒黄连（即萸黄连），既制黄连之寒，又助君臣药燥湿，还调和肝胃，为佐药。

【用法用量】口服。

【注意事项】寒湿及虚寒下痢者慎用。服药期间，忌食生冷油腻、辛辣刺激性食物。

考点⑫ 香连化滞丸★★

【功能】清热利湿，行血化滞。

【主治】大肠湿热所致的痢疾，症见大便脓血、里急后重、发热腹痛。

【用法用量】口服。

【注意事项】孕妇忌服。寒湿或虚寒下痢者慎用。服药期间，忌食生冷、油腻、辛辣刺激性食物。

知识拓展 香连丸、香连化滞丸，均能清热利湿，主治湿热痢疾。两者的比较：

中成药	功能	主治
香连丸	清热化湿，行气止痛	大肠湿热所致的痢疾
香连化滞丸	清热利湿，行血化滞	

五、温化水湿剂

考点13 五苓散（片）★★★

【药物组成】泽泻、茯苓、猪苓、白术（炒）、肉桂。

【功能】温阳化气，利湿行水。

【主治】阳不化气、水湿内停所致的水肿，症见小便不利、水肿腹胀、呕逆泄泻、渴不思饮。

【方义简释】方中泽泻利水渗湿、泄热消肿，故重用为君药。茯苓、猪苓既增君药利水消肿之效，又兼健脾而促进水湿运化，为臣药。炒白术、肉桂既助君臣药利水除湿，又助膀胱气化而促进水液代谢，还制君药之寒性，为佐药。

【用法用量】口服。

【注意事项】孕妇慎用。湿热下注、气滞水停、风水泛溢所致的水肿者慎用。

知识拓展 五苓散（猪苓、茯苓、白术、泽泻、桂枝）出自《丹溪心法》，主治膀胱气化不利之蓄水证，即阳不化气、水湿内停所致的水肿。可记忆为"阳水"。

考点14 萆薢分清丸★★★

【药物组成】粉萆薢、益智仁（盐炒）、乌药、石菖蒲、甘草。

【功能】分清化浊，温肾利湿。

【主治】肾不化气、清浊不分所致的白浊、小便频数。

【方义简释】方中粉萆薢善利下焦湿浊，治膏淋、白浊效佳，故重用为君药。益智仁温肾阳、缩小便，治肾气虚寒之遗尿、尿频，为臣药。乌药、石菖蒲既助君臣药温肾阳、化湿浊，又散膀胱冷气而助气化、分清浊，为佐药。甘草既补气、制温燥，又调和诸药，为佐使药。

【用法用量】口服。

【注意事项】膀胱湿热壅盛所致的小便白浊及尿频、淋沥涩痛者忌用。服药期间，忌食油腻、茶、醋及辛辣刺激食物。

知识拓展 萆薢分清丸（益智仁、川萆薢、石菖蒲、乌药）出自《杨氏家藏方》，主治膏淋。

第二十节　蠲痹剂

凡以祛风除湿、通痹止痛，治疗各种痹证为主要作用的中药制剂，称为蠲痹剂。

本类中成药主要具有祛邪活络、通痹止痛的作用，适用于寒湿、湿热、瘀血和正虚痹阻等引发的病证。

分类	功能	主治	症状
祛寒通痹剂	祛风散寒、除湿、活血通络、止痛	风寒湿痹阻所致的痹病	关节冷痛、遇寒痛增、得热痛减、关节屈伸不利、阴雨天加重、口淡不渴、恶风寒，舌淡红，苔白厚，脉沉迟或紧等
清热通痹剂	清热燥湿、通络止痛	湿热痹阻所致的痹病	关节红肿热痛、筋脉拘急、发热、口渴、汗出、溲赤、便干，舌红苔黄腻，脉滑数等
活血通痹剂	活血化瘀、通络止痛	瘀血痹阻所致的痹病	关节刺痛、疼痛夜甚、屈伸不利、皮下结节，舌暗苔白，脉迟或结代等
补虚通痹剂	补益肝肾、强壮筋骨、祛风湿	肝肾不足、气血两虚所致的痹病	肢体拘挛、手足麻木、腰膝酸痛、筋骨痿软，舌淡苔白厚，脉沉迟弱等

本类中成药多含有川乌、草乌等毒性药物，不宜过量服用和久用。针对不同的适应证，四类蠲痹通络制剂应当辨证选用，不宜交叉使用。辛散温燥之品，易伤阴血，阴血不足者慎用。

一、祛寒通痹剂

考点1 小活络丸 ★★★

【药物组成】川乌（制）、草乌（制）、乳香（制）、没药（制）、胆南星、地龙。

【功能】祛风散寒，化痰除湿，活血止痛。

【主治】风寒湿邪痹阻、痰瘀阻络所致的痹病，症见肢体关节疼痛，或冷痛，或刺痛，或疼痛夜甚，关节屈伸不利、麻木拘挛。

【方义简释】方中制川乌、制草乌祛风除湿、散寒止痛，二者相须为用，药力更著，为君药。制乳香、制没药相须为用，活血止痛力更著，为臣药。胆南星、地龙既化痰通络，以增君臣药止痛之效，又清热，以佐制君臣药温燥之性，为佐使药。

【用法用量】口服，黄酒或温开水送下。

【注意事项】所含制川乌、制草乌有大毒，故孕妇禁用，不可过量服用或久服。湿热瘀阻或阴虚有热者、脾胃虚弱者慎用。

考点2 木瓜丸 ★★★

【功能】祛风散寒，除湿通络。

【主治】风寒湿痹阻所致的痹病，症见关节疼痛、肿胀、屈伸不利、局部恶风寒、肢体麻木、腰膝酸软。

【用法用量】口服。

【注意事项】所含制川乌、制草乌有大毒，故孕妇禁用，不可过量或久服。风湿热痹者慎用。

考点3 风湿骨痛丸（胶囊）★★

【功能】温经散寒，通络止痛。

【主治】寒湿痹阻经络所致的痹病，症见腰脊疼痛、四肢关节冷痛；风湿性关节炎见上述证候者。

【用法用量】口服。

【注意事项】所含制川乌、制草乌有大毒，故孕妇禁用，不可过量服用或久服。阴虚火旺或湿热痹痛者慎用。

知识拓展 ①小活络丸、木瓜丸、风湿骨痛丸均能散寒、通络，主治寒湿痹病。

②小活络丸、木瓜丸和风湿骨痛丸的比较：

中成药	功能	主治
小活络丸	祛风散寒，化痰除湿，活血止痛	风寒湿邪痹阻、痰瘀阻络所致的痹病
木瓜丸	祛风散寒，除湿通络	风寒湿痹阻所致的痹病
风湿骨痛丸	温经散寒，通络止痛	寒湿痹阻经络所致的痹病

二、清热通痹剂

考点4 四妙丸★★★

【药物组成】黄柏（盐炒）、苍术、薏苡仁、牛膝。

【功能】清热利湿。

【主治】湿热下注所致的痹病，症见足膝红肿、筋骨疼痛。

【方义简释】方中盐黄柏除下焦之湿热，为君药。苍术、薏苡仁助君药祛除下焦湿热，为臣药。牛膝活血通经、通利关节、利尿，又引药直达下焦，为佐使药。

【用法用量】口服。

【注意事项】风寒湿痹者、虚寒痿证者，以及孕妇慎用。

考点5 痛风定胶囊★

【功能】清热祛湿，活血通络定痛。

【主治】湿热瘀阻所致的痹病，症见关节红肿热痛、伴有发热、汗出不解、口渴心烦、小便黄、舌红苔黄腻、脉滑数；痛风见上述证候者。

【用法用量】口服。

【注意事项】孕妇慎用。风寒湿痹者慎用。因含土茯苓，故服药后不宜立即饮茶。

知识拓展 ①四妙丸、痛风定胶囊均能清热、利湿，主治湿热痹病。

②四妙丸和痛风定胶囊的比较：

中成药	功能	主治
四妙丸	清热利湿	湿热下注所致的痹病
痛风定胶囊	清热祛湿，活血通络定痛	湿热瘀阻所致的痹病

三、活血通痹剂

考点6 颈复康颗粒★★

【功能】活血通络，散风止痛。

【主治】风湿瘀阻所致的颈椎病，症见头晕、颈项僵硬、肩背酸痛、手臂麻木。

【用法用量】开水冲服。

【注意事项】孕妇忌服。消化道溃疡患者、肾性高血压患者慎服。服药期间，忌生冷、油腻食物。有高血压、心脏病、肝病、糖尿病、肾病等慢性病严重者应在医师指导下服用。如有感冒、发烧、鼻咽痛等患者，应暂停服用。

知识拓展　颈复康颗粒的考点在其功能和主治。颈复康颗粒主治风湿性颈椎病，功能散风、通络。

四、补虚通痹剂

考点7　独活寄生合剂（丸）★★★

【药物组成】独活、桑寄生、防风、秦艽、桂枝、细辛、川牛膝、杜仲（盐炒）、当归、白芍、熟地黄、川芎、党参、茯苓、甘草。（独活寄生丸用牛膝与酒当归。）

【功能】养血舒筋，祛风除湿，补益肝肾。

【主治】风寒湿痹阻、肝肾两亏、气血不足所致的痹病，症见腰膝冷痛、屈伸不利。

【方义简释】方中独活善祛下焦与筋骨间风寒湿邪而通痹止痛，故重用为君药。桑寄生、防风、秦艽、桂枝、细辛、川牛膝、盐杜仲既增君药祛风除湿之力，又养血舒筋、补益肝肾、强壮腰膝，为臣药。当归、川芎、白芍、熟地黄、党参、茯苓既助臣药养血舒筋、补益肝肾，又扶正补虚，使君臣药祛邪而不伤正，故共为佐药。甘草既补气健脾而扶正气，又调和诸药，为使药。

【用法用量】口服。

【注意事项】孕妇慎用。热痹忌用。

考点8　天麻丸（片）★★

【功能】祛风除湿，通络止痛，补益肝肾。

【主治】风湿瘀阻、肝肾不足所致的痹病，症见肢体拘挛、手足麻木、腰腿酸痛。

【用法用量】口服。

【注意事项】所含附子有毒，故孕妇慎用。湿热痹者慎用。服药期间，忌食生冷油腻食物。

知识拓展　独活寄生合剂、天麻丸、四妙丸、痛风定胶囊均能清热、利湿，主治湿热痹症。

考点9　仙灵骨葆胶囊★

【功能】滋补肝肾，活血通络，强筋壮骨。

【主治】肝肾不足，瘀血阻络所致的骨质疏松症，症见腰脊疼痛、足膝酸软、乏力。

【用法用量】口服。

【注意事项】孕妇及肝功能失代偿者禁用。对本品过敏者禁用。过敏体质、湿热痹者慎用。高血压、心脏病、糖尿病、肝病、肾病等慢性病严重者慎用。感冒时不宜服用。服药期间，忌食生冷油腻食物。

知识拓展　仙灵骨葆胶囊的考点在其功能和主治，主治骨质疏松症，多因肝肾不足引起，且与瘀血阻络相关。可记忆"血肾"。

考点 10 尪痹颗粒（片）★★★

【功能】补肝肾，强筋骨，祛风湿，通经络。

【主治】肝肾不足、风湿痹阻所致的尪痹，症见肌肉、关节疼痛、局部肿大、僵硬畸形、屈伸不利、腰膝酸软、畏寒乏力；类风湿关节炎见上述证候者。

【用法用量】口服。

【注意事项】本品温补行散，所含附子有毒，故孕妇禁用，湿热实证者慎用。服药期间，忌食生冷食物。

知识拓展　尪痹颗粒的考点在其功能和主治。尪痹颗粒主治尪痹，多因肝肾不足引起。

考点 11 壮腰健肾丸（口服液）★

【功能】壮腰健肾，祛风活络。

【主治】肾亏腰痛，风湿骨痛，症见膝软无力、小便频数。

【用法用量】口服。

【注意事项】本品温补兼行散，故风湿热痹者慎用。

知识拓展　壮腰健肾丸的考点在其功能和主治。壮腰健肾丸主治肾亏腰痛，风湿骨痛，可记忆"风肾"。

第二十三章 外科常用中成药

第一节 治疮疡剂

凡以清热解毒、消肿生肌、清热消痤，治疗热毒疮疡或疮疡溃烂不敛、粉刺等为主要作用的中药制剂，称为治疮疡剂。

本类中成药主要具有清热解毒、活血消肿、化腐解毒、拔毒生肌、清热消痤等作用，适用于热毒所致的疮疡丹毒、红肿热痛，或溃烂流脓，脓腐将尽，以及湿热瘀血所致的粉刺、酒齄等。

分类	功能	主治
解毒消肿剂	清热解毒、活血祛瘀、消肿止痛	热毒蕴结肌肤，或痰瘀互结所致的疮疡，或丹毒流注、瘰疬发背等
生肌敛疮剂	祛腐生肌、拔毒止痛	疮疡溃烂，脓腐将尽，或腐肉未脱，脓液稠厚，久不生肌等
清热消痤剂	活血、清热、燥湿	湿热瘀阻所致的颜面、胸背的粉刺疙瘩，皮肤红赤发热等

本类中成药大多苦寒清泄，阴性疮疡脓水清稀、疮面凹陷者不宜应用；脾胃虚寒者慎用。

一、解毒消肿剂

考点1 连翘败毒丸（煎膏、片）★★★

【功能】清热解毒，消肿止痛。

【主治】热毒蕴结肌肤所致的疮疡，症见局部红肿热痛、未溃破者。

【用法用量】口服。

【注意事项】孕妇禁用。疮疡属阴证者慎用。肝功能不良者须在医生指导下使用。忌食辛辣、油腻食物及海鲜等发物。

考点2 牛黄醒消丸★★★

【药物组成】牛黄、麝香、乳香（制）、没药（制）、雄黄。

【功能】清热解毒，活血祛瘀，消肿止痛。

【主治】热毒郁滞、痰瘀互结所致的痈疽发背、瘰疬流注、乳痈乳岩、无名肿毒。

【方义简释】方中牛黄既善清解热毒以消肿，又善化痰以散结，治热毒疮痈、瘰疬每用，为君药。麝香活血散瘀、消肿止痛，治瘰疬疮肿；制乳香活血止痛、消肿生肌；制没药破血散瘀、消肿止痛。三药相合，善活血散瘀、消肿止痛，治疮痈、瘰疬，为臣药。雄黄解毒作用甚强，可助君臣药之功，为佐药。

【用法用量】用黄酒或温开水送服。

【注意事项】孕妇禁用。疮疡阴证者禁用。脾胃虚弱者、身体虚者慎用。不宜长期使用。若用药后出现皮肤过敏反应，应及时停用。

考点3 如意金黄散★★★

【功效】清热解毒，消肿止痛。

【主治】热毒瘀滞肌肤所致的疮疡肿痛、丹毒流注，症见肌肤红、肿、热、痛，亦可用于跌打损伤。

【用法用量】外用。红肿、烦热、疼痛，用清茶调敷；漫肿无头，用醋或葱酒调敷；亦可用植物油或蜂蜜调敷。一日数次。

【注意事项】疮疡阴证者禁用。孕妇慎用。皮肤过敏者慎用。不可内服。

知识拓展 连翘败毒丸、牛黄醒消丸、如意金黄散，均能清热解毒，消肿止痛，主治热毒瘀滞肌肤所致的疮疡。连翘败毒丸、如意金黄散的功能、主治相似，前者口服，治疗热毒疮疡未破溃者；后者外用，可治疗跌打损伤。牛黄醒消丸作用更广，又可治疗热毒郁滞、痰瘀互结所致的痈疽发背、瘰疬流注、乳痈乳岩、无名肿毒。连翘败毒丸、牛黄醒消丸和如意金黄散的比较：

中成药	功能	主治
连翘败毒丸	清热解毒，消肿止痛	热毒蕴结肌肤所致的疮疡
牛黄醒消丸	清热解毒，活血祛瘀，消肿止痛	热毒郁滞、痰瘀互结所致的各种肿痛
如意金黄散	清热解毒，消肿止痛	热毒瘀滞肌肤所致的疮疡；跌打损伤

二、生肌敛疮剂

考点4 生肌玉红膏★★

【功能】解毒，祛腐，生肌。

【主治】热毒壅盛所致的疮疡，症见疮面色鲜、脓腐将尽、或久不收口；亦用于乳痈。

【用法用量】外用。疮面清洗后外涂本膏，一日1次。

【注意事项】孕妇慎用。溃疡脓腐未清者慎用。不可久用。不可内服。若用药后出现皮肤过敏反应需及时停用。忌食辛辣、油腻食物及海鲜等发物。

考点5 紫草膏★★

【功能】化腐生肌，解毒止痛。

【主治】热毒蕴结所致的溃疡，症见疮面疼痛、疮色鲜活、脓腐将尽。

【用法用量】外用。摊于纱布上贴患处，每隔1~2日换药一次。

【注意事项】孕妇慎用。若用药后出现皮肤过敏反应需及时停用。不可内服。用药期间忌食辛辣、油腻食物及海鲜等发物。

考点6 拔毒生肌散★★

【功能】拔毒生肌。

【主治】热毒内蕴所致的溃疡，症见疮面脓液稠厚、腐肉未脱、久不生肌。

【用法用量】外用适量。撒布疮面，或以膏药护之。每日换药一次。

【注意事项】孕妇及溃疡无脓者禁用。溃疡过大、过深者不可久用。皮肤过敏者慎用。不可久用。不可内服。用药期间忌食辛辣、油腻食物及海鲜等发物。

知识拓展 生肌玉红膏、紫草膏、拔毒生肌散，均能解毒、生肌，主治热毒所致疮疡、溃疡。生肌玉红膏治疗疮疡创面色鲜，亦用于乳痈；紫草膏治疗疮面疼痛；拔毒生肌散治疗疮面脓液稠厚。生肌玉红膏、紫草膏、拔毒生肌散的比较：

中成药	功能	主治
生肌玉红膏	解毒，祛腐，生肌	
紫草膏	化腐生肌，解毒止痛	热毒疮疡
拔毒生肌散	拔毒生肌散	

三、清热消痤剂

考点7 当归苦参丸★

【功能】活血化瘀，燥湿清热。

【主治】湿热瘀阻所致的粉刺、酒皶，症见颜面、胸背粉刺疙瘩、皮肤红赤发热，或伴脓头、硬结，酒皶鼻、鼻赤。

【用法用量】口服。

【注意事项】孕妇及哺乳期妇女慎用。脾胃虚寒者慎用。服药期间不宜同时服用热性药物，忌吸烟，忌饮酒，忌食辛辣、油腻及腥发物。切忌用手挤压患处，特别是鼻唇周围。

知识拓展 当归苦参丸的考点在其功能。当归活血、苦参燥湿。当归苦参丸能活血化瘀，燥湿清热。

第二节 治烧伤剂

凡以清热解毒、化瘀生肌，治疗水、火、电灼烫伤为主要作用的中药制剂，称为治烧伤剂。

分类	功能	主治
清解收敛剂	清热解毒、凉血化瘀、消肿止痛、收湿生肌	水火烫伤或电灼伤，兼治疮疡肿痛、皮肤损伤、创面溃烂

本类中成药为外用制剂，不可内服。

清解收敛剂

考点1 京万红软膏★★★

【功能】活血解毒，消肿止痛，去腐生肌。

【主治】轻度水、火烫伤，疮疡肿痛，创面溃烂。

【用法用量】外用。用生理盐水清理创面，涂敷本品，或将本品涂于消毒纱布上，敷盖创面，用消毒纱布包扎，每日换药一次。

【注意事项】烧、烫伤感染者禁用。孕妇慎用。若用药后出现皮肤过敏反应需及时停用。不可内服。不可久用。用药期间忌食辛辣、海鲜食物。

第三节　治瘰核乳癖剂

凡以软坚散结或清热活血，治疗瘰疬或乳癖为主要作用的中药制剂，称为治瘰核乳癖剂。

分类	散结消核剂
功能	化痰软坚、温阳散结、软坚清热活血
主治	痰湿或痰气凝滞所致的瘰疬；脾肾阳虚、痰瘀互结所致的阴疽、瘰疬未溃；痰热互结所致的乳癖、乳痈；兼治瘿瘤、乳岩等
症状	结节大小不一，质地柔软；产后乳房结块，红肿疼痛

本类中成药均含有活血祛瘀药，故孕妇慎用。部分治瘰疬的中成药含有辛香或温通之品，故热毒炽盛者当忌用。治乳癖的中成药大多寒凉，故脾胃虚寒者当慎用。

散结消核剂

考点1 内消瘰疬丸 ★★

【功能】化痰，软坚，散结。

【主治】痰湿凝滞所致的瘰疬，症见皮下结块、不热不痛。

【用法用量】口服。一次9g，一日1~2次。

【注意事项】疮疡属阳证者禁用。孕妇慎用。忌食辛辣、油腻食物，以及海鲜等发物。

考点2 小金丸（胶囊、片）★★★

【功能】散结消肿，化瘀止痛。

【主治】痰气凝滞所致的瘰疬、瘿瘤、乳岩、乳癖，症见肌肤或肌肤下肿块一处或数处、推之能动，或骨及骨关节肿大、皮色不变、肿硬作痛。

【用法用量】口服。

【注意事项】孕妇、哺乳期妇女禁用。疮疡阳证者禁用。脾胃虚弱者慎用。不宜长期使用。肝、肾功能不全者慎用。忌食辛辣、油腻食物，以及海鲜等发物。

考点3 阳和解凝膏 ★★

【功能】温阳化湿，消肿散结。

【主治】脾肾阳虚、痰瘀互结所致的阴疽、瘰疬未溃、寒湿痹痛。

【用法用量】外用。加温软化，贴于患处。

【注意事项】孕妇禁用。疮疡阳证者慎用。不可久用。不可内服。用药后出现皮肤过敏反应者需及时停用。忌食辛辣、油腻食物，以及海鲜等发物。

考点4 乳癖消胶囊（颗粒、片）★★★

【功能】软坚散结，活血消痈，清热解毒。

【主治】痰热互结所致的乳癖、乳痈，症见乳房结节、数目不等、大小形态不一、质地柔软，或产后乳房结块、红热疼痛；乳腺增生、乳腺炎早期见上述证候者。

【用法用量】口服。

【注意事项】孕妇忌用。若因服该药引起全身不适者需及时停药。

知识拓展 内消瘰疬丸、小金丸、阳和解凝膏和乳癖消胶囊的比较：

中成药	功能	主治
内消瘰疬丸	化痰，软坚，散结	痰湿凝滞所致的瘰疬
小金丸	散结消肿，化瘀止痛	痰气凝滞所致的瘰疬、瘿瘤、乳岩、乳癖
阳和解凝膏	温阳化湿，消肿散结	脾肾阳虚、痰瘀互结所致的阴疽、瘰疬未溃、寒湿痹痛
乳癖消胶囊	软坚散结，活血消痈，清热解毒	痰热互结所致的乳癖、乳痈

第四节　治痔肿剂

凡以凉血止血、消肿止痛，治疗痔疮肿痛、出血为主要作用的中药制剂，称为治痔肿剂。

分类	功能	主治	症状
清肠消痔剂	疏风凉血止血、泻热润燥；清热燥湿、活血消肿	脏腑实热、大肠火盛所致的肠风下血、痔疮肛瘘；湿热瘀滞所致的各类痔疮、肛裂	大便出血，痔疮疼痛、有下坠感等证

本类中成药大多性寒，易伤阳损脾，故脾胃虚寒者慎用。

清肠消痔剂

考点1 地榆槐角丸★★★

【药物组成】地榆炭、槐角（蜜制）、槐花（炒）、黄芩、大黄、当归、地黄、赤芍、红花、防风、荆芥穗、枳壳（麸炒）。

【功能】疏风凉血，泻热润燥。

【主治】脏腑实热、大肠火盛所致的肠风便血、痔疮肛瘘、湿热便秘、肛门肿痛。

【方义简释】方中地榆炭、蜜槐角、炒槐花既善清脏腑与大肠之火而凉血止血，又润肠通便，善治便血、痔血，为君药。黄芩、大黄、地黄、赤芍、荆芥穗既泻热润燥通便、凉血止血，以助君药之力，又疏风散瘀消肿，为臣药。当归、红花既温散活血消肿，又可防清涩太过；防风善祛风，治肠风下血，以助荆芥穗之力；炒枳壳善行滞气、除胀消痞，以助诸药药力。故此四药共为佐药。

【用法用量】口服。

【注意事项】孕妇忌用。脾胃虚寒者慎用。忌食辛辣、油腻食物及海鲜等食物。

考点 2 马应龙麝香痔疮膏 ★

【功能】清热燥湿，活血消肿，祛腐生肌。

【主治】湿热瘀阻所致的各类痔疮、肛裂，症见大便出血，或疼痛、有下坠感；亦用于肛周湿疹。

【用法用量】外用。涂擦患处。

【注意事项】不可内服。孕妇禁用。用药后如出现皮肤过敏反应或月经不调者需及时停用。忌食辛辣、油腻食物及海鲜等发物。

知识拓展 地榆槐角丸与马应龙麝香痔疮膏均能用于痔疮出血、肿痛等证，但用法不同。地榆槐角丸为内服制剂，马应龙麝香痔疮膏为外用制剂。两者的比较：

中成药	功能	主治
地榆槐角丸	清热解毒，泻热润燥	脏腑实热，大肠火盛
马应龙麝香痔疮膏	清热解毒，活血消肿，祛腐生肌	湿热瘀阻

第五节　治疹痒剂

凡以清热祛风，治疗皮肤疹痒为主要作用的中药制剂，称为治疹痒剂。

分类	功能	主治
祛风止痒剂	清热除湿，消风止痒；凉血养血，祛风止痒	风湿热邪蕴阻肌肤所致的风疹瘙痒，皮肤丘疹、水疱或风团；血热或血虚风燥之白疕瘙痒，皮疹表面覆有银白色鳞屑，瘙痒较甚等

本类中成药大多辛散苦燥，有伤阴耗血或损伤脾胃之弊，故阴虚血少者或脾胃虚弱者慎用。

祛风止痒剂

考点 1 消风止痒颗粒 ★★★

【功能】清热除湿，消风止痒。

【主治】风湿热邪蕴阻肌肤所致的湿疮、风疹瘙痒、小儿瘾疹，症见皮肤丘疹、水疱、抓痕、血痂，或见梭形或纺锤形水肿性风团、中央出现小水疱、瘙痒剧烈；湿疹、皮肤瘙痒症、丘疹性荨麻疹见上述证候者。

【用法用量】口服。

【注意事项】孕妇禁用。阴虚血亏者不宜服用。服药期间，饮食宜清淡、易消化，忌辛辣、海鲜食物，若出现胃脘疼痛或腹泻时应及时停用。

考点 2 消银颗粒（片）★

【功能】清热凉血，养血润肤，祛风止痒。

【主治】血热风燥型白疕和血虚风燥型白疕，症见皮疹为点滴状、基底鲜红色、表面覆有银白色鳞屑，或皮疹表面覆有较厚的银白色鳞屑、较干燥、基底淡红色、瘙痒较甚。

【用法用量】口服。

【注意事项】孕妇禁用。脾胃虚寒者慎用。服药期间忌食辛辣、油腻食物，以及海鲜等发物。儿童用量宜减或遵医嘱。

知识拓展　消风止痒颗粒和消银颗粒的比较：

中成药	功能	主治
消风止痒颗粒	清热除湿，消风止痒	风湿热邪蕴阻肌肤所致的湿疮
消银颗粒	清热凉血，养血润肤，祛风止痒	血热风燥型白疕和血虚风燥型白疕

第二十四章　妇科常用中成药

第一节　调经剂

凡以调理月经，治疗月经不调为主要作用的中药制剂，称为调经剂。

本类中成药主要有活血破瘀、疏肝理气、滋阴益气、固崩止血、温经散寒等作用。适用于瘀血内停、肝郁气滞、阴虚内热、气血两虚，以及寒凝血瘀所致的月经不调、崩漏、绝经前后诸证，亦兼治产后恶露不尽等证。

分类	功能	主治	症状
活血行气调经剂	活血化瘀、通经消癥、疏肝解郁、调经止痛	瘀滞所致的癥瘕、闭经、月经不调，以及产后瘀滞腹痛等；肝郁气滞兼血虚或血瘀所致的月经不调，痛经等	月经量少色黑，或行经腹痛，有瘀块等；经前乳房胀痛，行经腹痛，或月经量少
补虚扶正调经剂	滋阴清热、益气养血、补虚调经	阴虚血热所致的月经先期等证；气血两虚兼有气滞或血瘀所致的月经不调	经期提前，月经量多，五心烦热等；月经延期，月经量少且淋沥不止、神疲乏力等
温经活血调经剂	温经散寒、暖宫祛瘀	寒凝血滞所致的月经不调、痛经等	行经时少腹冷痛，喜温畏寒，或少腹疼痛等
固崩止血剂	滋阴清热、凉血止血	阴虚血热所致的月经先期、量多，以及血热崩漏	月经量多，或血色鲜红
安坤除烦剂	滋阴清热、除烦安神	绝经前后诸证	烘热汗出，烦躁易怒，夜眠不安等

本类部分中成药含活血甚则破血之品，不宜过量久服，孕妇及气虚体弱者当慎用。

一、活血行气调经剂

考点1 大黄䗪虫丸★★★

【药物组成】熟大黄、土鳖虫（炒）、水蛭（制）、虻虫（去翅足，炒）、蛴螬（炒）、干漆（煅）、桃仁、地黄、白芍、黄芩、苦杏仁（炒）、甘草。

【功能】活血破瘀，通经消癥。

【主治】瘀血内停所致的癥瘕、闭经，症见腹部肿块、肌肤甲错、面色黯黑、潮热羸瘦、经闭不行。

【方义简释】方中熟大黄既善攻积导滞，又善逐瘀通经、破癥消积，推陈致新；炒土鳖虫破血逐瘀、消癥散结。二药相须为用，破血逐瘀、通经消癥力强，故为君药。制水蛭、炒虻虫、制蛴螬、煅干漆、桃仁助君药破血逐瘀、通经消癥，故为臣药。地黄、白芍、黄芩、炒苦杏仁既养血滋阴以扶正，又清热苦泄以祛邪，故为佐药。甘草补中解毒，既缓和虫类药之峻猛药性，又调和诸药，故为使药。

【用法用量】口服。

【注意事项】孕妇禁用。气虚血瘀、体弱年迈者慎用。体质壮实者当中病即止，不可过量、久用。服药后出现皮肤过敏者应停用。服药期间，忌食寒凉食物。

考点2 益母草颗粒（膏、胶囊、片、口服液）★★★

【功能】活血调经。

【主治】血瘀所致的月经不调、产后恶露不绝，症见经水量少、淋沥不净，产后出血时间过长；产后子宫复旧不全见上述证候者。

【方义简释】益母草辛散苦泄，微寒能清，功善活血祛瘀、调经，为治疗血性经产病证之要药。

【用法用量】口服。

【注意事项】孕妇禁用。月经量多者或气血亏虚、肝肾不足之月经不调者慎用。不宜过量服用。

知识拓展　大黄䗪虫丸和益母草颗粒，均能用于瘀血所致的月经不调等疾病。两者的比较：

中成药	功能	主治
大黄䗪虫丸	活血破瘀，通经消癥	瘀血内停所致的癥瘕、闭经
益母草颗粒	活血调经	血瘀所致的月经不调、产后恶露不绝

考点3 妇科十味片★★★

【功能】养血舒肝，调经止痛。

【主治】血虚肝郁所致的月经不调、痛经、月经前后诸证，症见行经后错，经水量少、有血块，行经小腹疼痛，血块排出痛减，经前双乳胀痛、烦躁，食欲不振。

【用法用量】口服。

【注意事项】气血两虚之月经不调者慎用。服药期间慎食辛辣刺激食物。

考点4 七制香附丸★

【功能】舒肝理气，养血调经。

【主治】气滞血虚所致的痛经、月经量少，闭经，症见胸胁胀痛、经行量少、行经小腹胀痛、经前双乳胀痛、经水数月不行。

【用法用量】口服。

【注意事项】孕妇禁用。湿热患者慎用。服药期间忌食生冷。

知识拓展　妇科十味片、七制香附丸，均能用于肝郁气滞兼血虚。两者的比较：

中成药	功能	主治
妇科十味片	养血舒肝，调经止痛	血虚肝郁所致的月经不调、痛经、月经前后诸证
七制香附丸	舒肝理气，养血调经	气滞血虚所致的痛经、月经量少，闭经

二、补虚扶正调经剂

考点5 安坤颗粒 ★★★

【药物组成】墨旱莲、牡丹皮、益母草、栀子、当归、白芍、女贞子、白术、茯苓。

【功能】滋阴清热，养血调经。

【主治】阴虚血热所致的月经先期、月经量多、经期延长，症见月经期提前、经量较多、行经天数延长、经色红质稀、腰膝酸软、五心烦热；放节育环后出血见上述证候者。

【方义简释】方中墨旱莲既善滋补肝肾之阴，又凉血止血；牡丹皮清热凉血、活血祛瘀。二药相合，既滋阴清热，又活血止血，故为君药。益母草活血祛瘀调经，栀子泻火清热、凉血止血，当归养血活血、调经止痛，白芍养血柔肝、调经止痛，女贞子补肝肾之阴而退热。五药相合，寒温相兼，清补同用，既清热祛瘀，又滋补阴血、调经止痛，故为臣药。白术健脾补气燥湿，茯苓健脾利湿。二药相合，善健脾补气，气旺则能生血摄血，故为佐药。

【用法用量】开水冲服。

【注意事项】孕妇及脾胃虚寒者慎用。服药期间，忌食辛辣刺激食物。

知识拓展 安坤颗粒的考点在其功能和主治。安神颗粒能滋阴清热，养血调经，主治阴虚血热所致的月经病。可记忆"阴"。

考点6 八珍益母丸（胶囊）★★

【功能】益气养血，活血调经。

【主治】气血两虚兼有血瘀所致的月经不调，症见月经周期错后、行经量少、淋漓不净、精神不振、肢体乏力。

【用法用量】口服。

【注意事项】孕妇、月经过多者禁用。湿热所致的月经不调者慎用。

考点7 乌鸡白凤丸（片）★★★

【功能】补气养血，调经止带。

【主治】气血两虚，身体瘦弱，腰膝酸软，月经不调，崩漏带下。

【用法用量】口服。

【注意事项】月经不调或崩漏属血热实证者慎用。服药后出血不减或带下量仍多者请医生诊治。服药期间慎食辛辣食物。

考点8 女金丸 ★★★

【功能】益气养血，理气活血，止痛。

【主治】气血两虚、气滞血瘀所致的月经不调，症见月经提前、月经错后、月经量多、神疲乏力、经水淋漓不净、行经腹痛。

【用法用量】口服。治疗痛经，宜在经前3~5天开始服药，连服一周。

【注意事项】对本品过敏者禁用。孕妇及过敏体质者慎用。

知识拓展 八珍益母丸、乌鸡白凤丸、女金丸，均可益气养血，治疗气血两虚之月经不调等。三者的比较：

中成药	功能	主治
八珍益母丸	益气养血，活血调经	气血两虚兼有血瘀所致的月经不调
乌鸡白凤丸	补气养血，调经止带	气血两虚，身体瘦弱，腰膝酸软，月经不调，崩漏带下
女金丸	益气养血，理气活血，止痛	气血两虚、气滞血瘀所致的月经不调

三、温经活血调经剂

考点9 少腹逐瘀丸（颗粒、胶囊）★★★

【功能】温经活血，散寒止痛。

【主治】寒凝血瘀所致的月经后期、痛经、产后腹痛，症见行经后错、经行小腹冷痛、经血紫黯、有血块、产后小腹疼痛喜热、拒按。

【用法用量】口服。

【注意事项】孕妇忌服。湿热或阴虚有热者慎用。治产后腹痛应排除胚胎或胎盘组织残留。服药期间忌食寒凉食物。

考点10 艾附暖宫丸★★

【药物组成】当归、地黄、白芍（酒炒）、川芎、黄芪（炙）、艾叶（炭）、吴茱萸（制）、肉桂、续断、香附（醋制）。

【功能】理气养血，暖宫调经。

【主治】血虚气滞、下焦虚寒所致的月经不调、痛经，症见行经后错、经量少、有血块、小腹疼痛、经行小腹冷痛喜热、腰膝酸痛。

【方义简释】方中当归、醋香附相合，主补血活血、理气止痛，兼散寒邪，恰中血虚气滞有寒之病机，故为君药。地黄、酒炒白芍、川芎、炙黄芪善养血活血、理气止痛，以助君药之力，故为臣药。艾叶炭、制吴茱萸、肉桂、续断既助君臣药养血理气，又散寒暖宫止血，故为佐药。

【用法用量】口服。

【注意事项】孕妇禁用。热证、实热证者慎用。服药期间忌食寒凉食物。

知识拓展 少腹逐瘀丸、艾附暖宫丸，均能散寒调经。两者的比较：

中成药	功能	主治
少腹逐瘀丸	温经活血，散寒止痛	寒凝血瘀所致的月经后期、痛经、产后腹痛
艾附暖宫丸	理气养血，暖宫调经	血虚气滞、下焦虚寒所致的月经不调、痛经

四、固崩止血剂

考点11 固经丸★★★

【药物组成】龟甲（酒制）、白芍（炒）、关黄柏（盐炒）、黄芩（酒制）、椿皮（麸炒）、香附（醋制）。

【功能】滋阴清热，固经止带。

【主治】阴虚血热所致的月经先期，症见经血量多、色紫黑；以及赤白带下。

【方义简释】方中酒龟甲滋阴退热、凉血止血；炒白芍养血敛阴、柔肝止痛；酒黄芩清热泻火、凉血止血。三药相合，善滋阴养血、凉血止血，故为君药。盐关黄柏泻火坚阴、燥湿止带，可助君药清泻降火止血，故为臣药。炒椿皮、醋香附既助君臣药固经止带，又兼行散以防凉涩太过而留瘀，故为佐药。

【用法用量】口服。

【注意事项】孕妇及脾胃虚寒者慎用。实证瘀滞者不宜使用。服药期间忌食辛辣油腻之品。

考点12 宫血宁胶囊★★

【功能】凉血止血，清热除湿，化瘀止痛。

【主治】血热所致的崩漏下血、月经过多，产后或流产后宫缩不良出血及子宫功能性出血，以及慢性盆腔炎属湿热瘀结所致者，症见少腹痛、腰骶痛、带下增多。

【用法用量】口服。

【注意事项】孕妇忌服。虚证及血瘀出血、妊娠期出血者不宜使用。暴崩及脾胃虚寒者慎用。服药期间忌肥甘厚味及辛辣食物。

知识拓展 固经丸、宫血宁胶囊，均能清热，治疗血热所致的月经病。两者的比较：

中成药	功能	主治
固经丸	滋阴清热，固经止带	阴虚血热所致的月经先期
宫血宁胶囊	凉血止血，清热除湿，化瘀止痛	血热所致的崩漏下血、月经过多

五、安坤除烦剂

考点13 更年安片(胶囊)★

【功能】滋阴清热，除烦安神。

【主治】肾阴虚所致的绝经前后诸证，症见烘热汗出、眩晕耳鸣、手足心热、烦躁不安；更年期综合征见上述证候者。

【用法用量】口服。

【注意事项】孕妇禁用。脾肾阳虚及糖尿病患者慎用。服药期间，应忌食辛辣食物。

考点14 坤宝丸★

【功能】滋补肝肾，养血安神。

【主治】肝肾阴虚所致的绝经前后诸证，症见烘热汗出、心烦易怒、少寐健忘、头晕耳鸣、口渴咽干、四肢酸楚；更年期综合征见上述证候者。

【用法用量】口服。

【注意事项】孕妇禁用。脾肾阳虚者慎用。服药期间忌食辛辣食物。

知识拓展 更年安片、坤宝丸，均能治疗绝经前后诸证。两者的比较：

中成药	功能	主治
更年安片	滋阴清热，除烦安神	肾阴虚所致的绝经前后诸证
坤宝丸	滋补肝肾，养血安神	肝肾阴虚所致的绝经前后诸证

第二节　止带剂

凡以减少或制止带下，治疗带下病为主要作用的中药制剂，称为止带剂。

本类中成药主要有健脾补肾、清热利湿、燥湿解毒等作用，适用于脾肾两虚、湿热下注，或湿热夹瘀所致的带下病，亦兼治月经不调。

分类	功能	主治	症状
健脾祛湿止带剂	健脾补肾、祛湿止带	脾肾两虚所致的带下病	带下量多、色白清稀、腰酸乏力
清热祛湿止带剂	清热利湿、燥湿解毒、杀虫止痒	湿热下注或湿热瘀滞所致的带下病	带下色黄腥臭、外阴瘙痒

本类中的外用制剂须清洁阴部，避开经期使用；内服制剂中部分清热祛湿剂所含苦寒清热药较多，应注意苦燥伤阴。

一、健脾祛湿止带剂

考点1 千金止带丸★★★

【功能】健脾补肾，调经止带。

【主治】脾肾两虚所致的月经不调、带下病，症见月经先后不定期、量多或淋沥不净、色淡无块，或带下量多、色白清稀、神疲乏力、腰膝酸软。

【用法用量】口服。

【注意事项】孕妇慎用。肝郁血瘀证、湿热证、热毒证者慎用。

二、清热祛湿止带剂

考点2 白带丸★★★

【药物组成】黄柏（酒炒）、椿皮、当归、白芍、香附（醋制）。

【功能】清热，除湿，止带。

【主治】湿热下注所致的带下病，症见带下量多、色黄、有味。

【方义简释】方中椿皮既清热燥湿，又收涩止带，故为君药。酒黄柏善除下焦湿热而燥湿止带，以助君药清热燥湿、止带，故为臣药。当归、白芍、醋香附既疏肝理气，以利于运脾除湿止带；又养血敛阴，以防苦燥太过而伤阴血，故为佐药。

【用法用量】口服。

【注意事项】肝肾阴虚者慎用。饮食宜清淡，忌食辛辣食物。

考点3 妇科千金片（胶囊）★★★

【功能】清热除湿，益气化瘀。

【主治】湿热瘀阻所致的带下病、腹痛，症见带下量多、色黄质稠、臭秽、小腹疼痛、腰骶酸痛、神疲乏力；慢性盆腔炎、子宫内膜炎、慢性宫颈炎见有上述证候者。

【注意事项】气滞血瘀、寒凝血瘀者慎用。孕妇慎用。饮食宜清淡，忌食辛辣食物。糖尿病患者慎用。

考点4 妇炎平胶囊★

【功效】清热解毒，燥湿止带，杀虫止痒。

【主治】湿热下注所致的带下病、阴痒，症见带下量多、色黄味臭、阴部瘙痒；滴虫、霉菌、细菌引起的阴道炎、外阴炎见上述证候者。

【用法用量】外用。睡前洗净阴部，置胶囊于阴道内，一次2粒，一日1次。

【注意事项】孕妇禁用。脾肾阳虚所致的带下者慎用。月经期前至经净3天内停用。切忌内服。用药期间，饮食宜清淡，忌食辛辣食物。

考点5 花红颗粒（片、胶囊）★

【功能】清热解毒，燥湿止带，祛瘀止痛。

【主治】湿热瘀滞所致的带下病、月经不调，症见带下量多、色黄质稠、小腹隐痛、腰骶酸痛、经行腹痛；慢性盆腔炎、附件炎、子宫内膜炎见上述证候者。

【用法用量】口服。

【注意事项】孕妇禁用。气血虚弱所致的腹痛、带下者慎用。忌食生冷、厚味及辛辣食物。

考点6 消糜栓★★

【功能】清热解毒，燥湿杀虫，祛腐生肌。

【主治】湿热下注所致的带下病，症见带下量多、色黄、质稠、腥臭、阴部瘙痒；滴虫性阴道炎、霉菌性阴道炎、非特异性阴道炎、宫颈糜烂见上述证候者。

【用法用量】阴道给药。

【注意事项】孕妇忌用。月经期前至经净3天内停用。饮食宜清淡，忌食辛辣食物。

知识拓展 白带丸、妇炎平胶囊、消糜栓，均能清热、燥湿、止带，主治湿热下注所致的带下。三者的比较：

中成药	功能	主治
白带丸	清热，除湿，止带	湿热下注所致的带下病
妇炎平胶囊	清热解毒，燥湿止带，杀虫止痒	湿热下注所致的带下病、阴痒
消糜栓	清热解毒，燥湿杀虫，祛腐生肌	湿热下注所致的带下病

考点7 保妇康栓（泡沫剂）★★

【功能】行气破瘀，生肌止痛。

【主治】湿热瘀滞所致的带下病，症见带下量多、色黄，时有阴部瘙痒；霉菌性阴道炎、老年性阴道炎、宫颈糜烂见有上述证候者。

【用法用量】栓剂：洗净外阴部，将栓剂塞入阴道深部，或在医生的指导下用药。每晚1粒。泡沫剂：为阴道用药。一日1次，睡前使用。使用前先装上导管，振摇均匀，倒置容器，将导管轻轻插入阴道约7cm，掀压阀门，以泡沫刚好溢出阴道口为准。

【注意事项】孕妇禁用。带下属脾肾阳虚者慎用。月经前至经净3天内停用。用药期间，饮食宜清淡，忌食辛辣食物。

知识拓展　妇科千金片、花红颗粒、保妇康栓，均能清热、燥湿、止带，主治湿热带下。三者的比较：

中成药	功能	主治
妇科千金片	清热除湿，益气化瘀	湿热瘀阻所致的带下病、腹痛
花红颗粒	清热解毒，燥湿止带，祛瘀止痛	湿热瘀滞所致的带下病、月经不调
保妇康栓	行气破瘀，生肌止痛	湿热瘀滞所致的带下病

第三节　产后康复剂

凡以产后调理或通下乳汁，治疗产后恶露不尽或乳汁不下等为主要作用的中药制剂，称为产后康复剂。

本类中成药主要有补虚活血、通络下乳等作用，适用于产后恶露不尽、淋漓腹痛，或乳少、乳汁不通等。

分类	功能	主治
化瘀生新剂	养血活血、祛瘀通经	寒凝瘀滞或气虚血瘀所致的产后恶露不绝，或行而不畅，或淋漓不断等
调理通乳剂	下乳	产后肝郁乳汁不通，或气血亏虚所致的少乳、无乳或乳汁不通等

本类中的化瘀生新剂大多为辛香活血之品，故血热所致的恶露不尽，或产后出血量多且不止者不宜使用。服用调理通乳剂时，应注意饮食清淡，忌食辛辣之品。

一、化瘀生新剂

考点1　生化丸

【药物组成】当归、川芎、桃仁、干姜（炒炭）、甘草。

【功能】养血祛瘀。

【主治】产后受寒、寒凝血瘀所致的产后病，症见恶露不行或行而不畅、夹有血块、小腹冷痛。

【方义简释】方中当归补血活血、祛瘀生新、调经止痛，故为君药。川芎活血祛瘀、行气止痛；桃仁活血通经、祛瘀生新。二药相合，善活血祛瘀止痛，以助君药，故为臣药。干姜炒炭即为炮姜，善温经散寒止痛，故为佐药。甘草既补中缓急，又调和诸药，故为使药。

【用法用量】口服。

【注意事项】产后出血量多者慎用。血热证者不宜使用。

考点2 产复康颗粒

【功能】补气养血，祛瘀生新。

【主治】气虚血瘀所致的产后恶露不绝，症见产后出血过多、淋漓不断、神疲乏力、腰腿酸软。

【用法用量】开水冲服。

【注意事项】产后大出血者禁用。血热者慎用。若阴道出血时间长或量多应进一步查找出血原因，采取其他止血方法。

知识拓展　生化丸、产复康颗粒，均能养血、祛瘀，主治产后病。两者的比较：

中成药	功能	主治
生化丸	养血祛瘀	产后受寒、寒凝血瘀所致的产后病
产妇康颗粒	补气养血，祛瘀生新	气虚血瘀所致的产后恶露不绝

二、调理通乳剂

考点3 下乳涌泉散

【功能】舒肝养血，通乳。

【主治】肝郁气滞所致的产后乳汁过少，症见产后乳汁不行、乳房胀硬作痛、胸闷胁胀。

【用法用量】水煎服。

【注意事项】孕妇禁用。产后缺乳属气血虚弱者慎用。治疗期间，要注意调和情志，保持心情舒畅，以免郁怒伤肝，影响泌乳；忌食生冷及辛辣食物。

考点4 通乳颗粒

【功能】益气养血，通络下乳。

【主治】产后气血亏损，乳少，无乳，乳汁不通。

【用法用量】口服。

【注意事项】孕妇禁用。产后缺乳属肝郁气滞证者慎用。调和情志，保持心情舒畅，以免影响泌乳。忌食生冷及辛辣食物。

知识拓展　下乳涌泉散、通乳颗粒，均以通乳为主要功效。两者的比较：

中成药	功能	主治
下乳涌泉散	舒肝养血，通乳	肝郁气滞所致的产后乳汁过少
通乳颗粒	益气养血，通络下乳	产后气血亏损，乳少，无乳，乳汁不通

第四节 疗杂病剂

凡具化瘀消癥等功效，以治疗妇科癥积等杂病为主要作用的中药制剂，称为妇科疗杂病剂。

分类	功能	主治
活血消癥剂	活血散瘀、通经消癥	瘀滞胞宫所致的癥块，以及经闭、产后恶露不尽等

本类中成药大多为活血之品，易致堕胎，孕妇及月经量过多者禁用。

活血消癥剂

考点 桂枝茯苓丸（胶囊）★★★

【药物组成】桂枝、桃仁、牡丹皮、赤芍、茯苓。

【功能】活血，化瘀，消癥。

【主治】妇人素有癥块，或血瘀经闭，行经腹痛，以及产后恶露不尽等。

【方义简释】方中桂枝温经通脉、行散瘀滞，故为君药。桃仁善祛瘀破血，以消癥瘕，以助君药之力，故为臣药。牡丹皮、赤芍既活血化瘀以消癥，以助君臣药之力；又凉血，与君臣药相合，活血消癥而不动血，凉血而不留瘀。茯苓善健脾益气利湿，以利行消瘀肿。故此三药为佐药。

【用法用量】口服。

【注意事项】孕妇忌用。素有癥瘕，妊娠后漏下不止、胎动不安者需遵医嘱，以免误用伤胎。经期及经后3天内禁用。服药期间，忌食生冷、肥腻、辛辣食物。

知识拓展 桂枝茯苓丸（桂枝、茯苓、牡丹皮、桃仁、芍药）出自《金匮要略》，主治妇人宿有瘕病，即癥块。

第二十五章　儿科常用中成药

第一节　解表剂

凡以发散表邪，治疗小儿外感表证为主要作用的中药制剂，称为儿科解表剂。

本类中成药主要有疏散风热、发散风寒之功，兼有泻火利咽、宣肺化痰等作用，用于外感表证。

分类	功能	主治	症状
疏散风热剂	疏风清热、宣肺利咽	小儿外感风热	发热头痛、咽痛咳嗽等
发散风寒剂	发散风寒、祛痰止咳	小儿外感风寒	恶寒发热、鼻塞流涕、咳嗽痰多等

本类中成药大多辛散，有伤阳耗津之弊，应中病即止。

一、疏散风热剂

考点1 小儿热速清口服液（颗粒）★★★

【功能】清热解毒，泻火利咽。

【主治】小儿外感风热所致的感冒，症见高热、头痛、咽喉肿痛、鼻塞流涕、咳嗽、大便干结。

【用法用量】口服。

【注意事项】风寒感冒者禁用。对本品及所含成分过敏者禁用。过敏体质者慎用。脾虚、大便稀薄者慎用。服药期间，忌食生冷、油腻、辛辣食物。病情较重或服用24小时后疗效不明显者，可酌情增加剂量。若高热持续不退者，应去医院诊治。

知识拓展 小儿热速清口服液的考点在其功能。小儿热速清口服液可清热，善治咽喉肿痛，有泻火利咽之功，主治风热感冒。

二、发散风寒剂

考点2 儿感清口服液★★

【功能】解表清热，宣肺化痰。

【主治】小儿外感风寒、肺胃蕴热证，症见发热恶寒、鼻塞流涕、咳嗽有痰、咽喉肿痛、口渴。

【用法用量】口服。

【注意事项】服药3天症状无改善或服药期间症状加重者，应及时就医。忌食辛辣、生冷、油腻食物。本品如有少量沉淀，可摇匀后服用；性状发生改变时禁止使用。

考点3 解肌宁嗽丸★★★

【功能】解表宣肺，止咳化痰。

【主治】外感风寒、痰浊阻肺所致的小儿感冒发热、咳嗽痰多。

【用法用量】口服。

【注意事项】痰热咳嗽者慎用。忌食辛辣、生冷、油腻食物。

知识拓展 儿感清口服液、解肌宁嗽丸，均为发散风寒剂，可用于小儿外感风寒。两者的比较：

中成药	功能	主治
儿感清口服液	解表清热，宣肺化痰	小儿外感风寒、肺胃蕴热证
解肌宁嗽丸	解表宣肺，止咳化痰	外感风寒、痰浊阻肺

第二节　清热剂

凡以清解里热，治疗小儿热毒炽盛病证为主要作用的中药制剂，称为儿科清热剂。

本类中成药主要具有清热解毒之功，兼有利咽、凉血、活血等作用，适用于热毒炽盛所致的小儿咽痛、口疮、疮疡等证。

分类	功能	主治
清热解毒消肿剂	清热解毒、消肿止痛	热毒所致的小儿咽喉肿痛；热毒内蕴所致的口疮肿痛、疮疡溃烂等

本类中成药大多为苦寒之品，易伤脾胃，故脾胃虚弱之食少便溏者慎用。不宜久服，应中病即止。

清热解毒消肿剂

考点1 小儿咽扁颗粒★★★

【功能】清热利咽，解毒止痛。

【主治】小儿肺卫热盛所致的喉痹、乳蛾，症见咽喉肿痛、咳嗽痰盛、口舌糜烂；急性咽炎、急性扁桃体炎见上述证候者。

【用法用量】开水冲服。

【注意事项】对本品及所含成分过敏者禁用。虚火乳蛾、喉痹者慎用。过敏体质者慎用。脾虚易腹泻者慎用。服药期间，忌食生冷、辛辣、油腻食物。服药期间症状加剧、高热不退、呼吸困难时，应及时到医院诊治。

考点2 小儿化毒散(胶囊)★★★

【功能】清热解毒，活血消肿。

【主治】热毒内蕴、毒邪未尽所致的口疮肿痛、疮疡溃烂、烦躁口渴、大便秘结。

【用法用量】口服。

【注意事项】肺胃阴虚所致的喉痹，阴虚火旺、虚火上炎所致的口疮慎用。脾胃虚弱、体弱者慎用。因其含有雄黄，故不宜过量服用或久用。服药期间，饮食宜清淡，忌食辛辣、油腻食物。

知识拓展　小儿咽扁颗粒、小儿化毒散，均能清热解毒，用于口腔内的疾病。两者的比较：

中成药	功能	主治
小儿咽扁颗粒	清热利咽，解毒止痛	小儿肺卫热盛所致的喉痹、乳蛾
小儿化毒散	清热解毒，活血消肿	热毒内蕴、毒邪未尽所致的口疮肿痛

第三节　止泻剂

凡以制止泄泻，治疗小儿泄泻为主要作用的中药制剂，称为儿科止泻剂。

本类中成药主要具有清利湿热或健脾益气止泻之功，适用于湿热或脾虚所致的泄泻。

分类	功能	主治	症状
清利止泻剂	清热、利湿、止泻	湿热蕴结大肠所致的小儿泄泻	便稀如水、腹痛、纳呆等
健脾止泻剂	健脾益气、养胃消食、渗湿止泻	脾虚所致的小儿泄泻	大便溏泄、食少腹胀、面黄肌瘦、倦怠乏力等

本类中成药中的清利止泻剂大多为苦泄清利之品，故虚寒性腹泻者不宜使用。反之，健脾止泻剂中大多为补益健脾之品，故湿热、邪实之泄泻当慎用。

一、清利止泻剂

考点1 小儿泻速停颗粒 ★★★

【功能】清热利湿，健脾止泻，缓急止痛。

【主治】小儿湿热蕴结大肠所致的泄泻，症见大便稀薄如水样、腹痛、纳差；小儿秋季腹泻及迁延性、慢性腹泻见上述证候者。

【用法用量】口服。

【注意事项】虚寒泄泻者不宜使用。如病情较重，或服用1~2天后疗效不佳者，可酌情增加剂量。有脱水者可口服或静脉补液。服药期间，忌生冷、辛辣油腻食物；腹泻病情加重时，应到医院诊治。

知识拓展　小儿泻速停颗粒的考点在其功能和主治。小儿泻速停颗粒主治小儿湿热泄泻。

二、健脾止泻剂

考点2 止泻灵颗粒 ★★★

【功能】健脾益气，渗湿止泻。

【主治】脾胃虚弱所致的泄泻、大便溏泄、饮食减少、腹胀、倦怠懒言；慢性肠炎见上述证候者。

【用法用量】口服。

【注意事项】感受外邪、内伤饮食或湿热腹泻者慎用。服药期间，忌食辛辣、油腻食物。若久泻不止，伤津失水较重者，应及时送医院就诊。

考点3 健脾康儿片★

【功能】健脾养胃，消食止泻。

【主治】脾胃气虚所致的泄泻，症见腹胀便泻、面黄肌瘦、食少倦怠、小便短少。

【用法用量】口服。

【注意事项】湿热泄泻者慎用。服药期间，饮食宜清淡，选择易消化食物，注意补充体液，防止脱水。

知识拓展　止泻灵颗粒、健脾康儿片，均能益气健脾，用于脾虚泄泻。两者的比较：

中成药	功能	主治
止泻灵颗粒	健脾益气，渗湿止泻	脾虚泄泻
健脾康儿片	健脾养胃，消食止泻	

第四节　消导剂

凡以消积导滞，治疗小儿食积停滞病症为主要作用的中药制剂，称为儿科消导剂。

本类中成药主要具有消食化滞之功，兼有通利大便、健脾和胃等作用，适用于小儿食滞肠胃或脾运不健所致的食积证。

分类	功能	主治	症状
消食导滞剂	消食化积、通便导滞	小儿食积停滞证、小儿食积便秘	食少、腹胀；厌食、腹胀、便秘等
健脾消食剂	健脾和胃、消食除积、驱虫	小儿脾胃气虚、食积不化所致的疳积；小儿消化不良；虫积腹痛	乳食停滞、食欲不振、面黄肌瘦

本类中成药大多为消积、行气之品，易耗气，故脾胃虚弱或无积滞者当慎用。

一、消食导滞剂

考点1 小儿消食片★★

【功能】消食化滞，健脾和胃。

【主治】食滞肠胃所致的积滞，症见食少、便秘、脘腹胀满、面黄肌瘦。

【用法用量】口服或咀嚼。

【注意事项】脾胃虚弱，内无积滞者不宜使用。服药期间，忌辛辣油腻之品。

考点2 小儿化食丸（口服液）★★★

【功能】消食化滞，泻火通便。

【主治】食滞化热所致的积滞，症见厌食、烦躁、恶心呕吐、口渴、脘腹胀满、大便干燥。

【用法用量】口服。

【注意事项】脾虚食积者慎用。服药期间不宜过食生冷、辛辣、油腻食物。中病即止，不宜长期服用。

考点3 一捻金 ★★

【功能】消食导滞，祛痰通便。

【主治】脾胃不和、痰食阻滞所致的积滞，症见停食停乳、腹胀便秘、痰盛喘咳。

【用法用量】口服。

【注意事项】脾胃虚弱，内无痰食积滞者慎用。不宜过食生冷、肥腻食物。含有朱砂，不宜久用；肝肾功能不全者慎用。

知识拓展 小儿消食片、小儿化食丸、一捻金，均能消食化滞。三者的比较：

中成药	功能	主治
小儿消食片	消食化滞，健脾和胃	食滞肠胃所致的积滞
小儿化食丸	消食化滞，泻火通便	食滞化热所致的积滞
一捻金	消食导滞，祛痰通便	脾胃不和、痰食阻滞所致的积滞

二、健脾消食剂

考点4 健脾消食丸 ★

【功能】健脾，和胃，消食，化滞。

【主治】脾胃气虚所致的疳证，症见小儿乳食停滞、脘腹胀满、食欲不振、面黄肌瘦、大便不调。

【用法用量】口服。

【注意事项】脾胃虚弱无积滞者慎用。服药期间，宜食用清淡易消化食物，养成良好的饮食习惯。

考点5 肥儿丸 ★★

【功能】健胃消积，驱虫。

【主治】小儿消化不良，虫积腹痛，面黄肌瘦，食少腹胀泄泻。

【用法用量】口服。

【注意事项】脾虚气弱者慎用。本品一般服药不超过三日，注意饮食卫生。

第五节 止咳喘剂

凡以制止咳嗽喘息，治疗小儿咳喘为主要作用的中药制剂，称为儿科止咳喘剂。

本类中成药主要具有止咳平喘的作用，适用于小儿咳嗽喘息病证。

分类	功能	主治	症状
清宣降气化痰剂	宣肺、清热、化痰、止咳	小儿外感、痰热或痰浊所致的咳嗽	发热恶寒、咳嗽气喘；咳嗽气促，痰多黏稠等

本类中成药大多以泻肺实、止痰嗽为主，故体虚咳喘者慎用。

清宣降气化痰剂

考点1 小儿咳喘灵颗粒（口服液）★★★

【功能】宣肺清热，止咳祛痰，平喘。

【主治】小儿外感风热所致的感冒、咳喘，症见发热、恶风、微有汗出、咳嗽咯痰、咳喘气促；上呼吸道感染、支气管炎、肺炎见上述证候者。

【用法用量】口服。

【注意事项】风寒感冒者慎用。服药期间，忌食生冷、辛辣、油腻食物，若见高热喘憋、鼻煽加剧者应及时到医院诊治。

考点2 清宣止咳颗粒★★★

【功能】疏风清热，宣肺止咳。

【主治】小儿外感风热所致的咳嗽，症见咳嗽、咯痰、发热或鼻塞、流涕、微恶风寒、咽红或痛、苔薄黄等。

【用法用量】开水冲服。

【注意事项】糖尿病患儿禁服。脾虚易腹泻者慎服。服药期间，忌食辛辣、生冷、油腻食物。

考点3 鹭鸶咯丸★★

【功能】宣肺，化痰，止咳。

【主治】痰浊阻肺所致的顿咳、咳嗽，症见咳嗽阵作、痰鸣气促、咽干声哑；百日咳见上述证候者。

【用法用量】口服。梨汤或温开水送服。

【注意事项】体虚久咳者慎用。服药期间饮食宜清淡，避免接触异味、烟尘，忌食辛辣等刺激性食物。服药后病情未见好转，出现惊厥、窒息者，应及时采取相应的急救措施。本品含有细辛，不宜长期过量服用。百日咳患儿应及时隔离治疗。

考点4 儿童清肺丸（合剂）★★★

【功能】清肺，解表，化痰，止嗽。

【主治】小儿风寒外束、肺经痰热所致的面赤身热、咳嗽气促、痰多黏稠、咽痛声哑。

【用法用量】口服。

【注意事项】阴虚燥咳、体弱久嗽者慎用。服药期间，饮食宜清淡，忌食辛辣、生冷食物。急性支气管炎、支气管肺炎服药后发热、咳喘、痰涎壅盛不见好转，喘憋，面青唇紫者，应及时就医。

考点 5 小儿消积止咳口服液 ★

【功能】清热肃肺，消积止咳。

【主治】小儿饮食积滞、痰热蕴肺所致的咳嗽、夜间加重、喉间痰鸣、腹胀、口臭。

【用法用量】口服。

【注意事项】体质虚弱、肺气不足、肺虚久咳、大便溏薄者慎用。三个月以下婴儿不宜服用。服药期间饮食宜清淡，忌食生冷、辛辣、油腻食物。

知识拓展 小儿咳喘灵颗粒、清宣止咳颗粒、鹭鸶咯丸、儿童清肺丸、小儿消积止咳口服液，均能止咳。五者的比较：

中成药	功能	主治
小儿咳喘灵颗粒	宣肺清热，止咳祛痰，平喘	小儿外感风热所致的感冒、咳喘
清宣止咳颗粒	疏风清热，宣肺止咳	小儿外感风热所致的咳嗽
鹭鸶咯丸	宣肺，化痰，止咳	浊阻肺所致的顿咳、咳嗽
儿童清肺丸	清肺，解表，化痰，止嗽	小儿风寒外束、肺经痰热所致的咳嗽气促
小儿消积止咳口服液	清热肃肺，消积止咳	小儿饮食积滞、痰热蕴肺所致的咳嗽

第六节 补虚剂

凡以扶助正气，治疗小儿虚证为主要作用的中药制剂，称为儿科补虚剂。

本类中成药主要具有补气、益阴等作用，适用于脾胃气虚所致的小儿发育迟缓证。

分类	功能	主治
益气养阴剂	益气养阴、和胃健脾、强筋健骨	治疗或预防小儿佝偻病、软骨病，亦治小儿多汗、夜惊、食欲不振等

本类中成药大多为甘补之品，有滞邪之弊，故邪实或湿热证者慎用。

益气养阴剂

考点 1 龙牡壮骨颗粒 ★★★

【功能】强筋壮骨，和胃健脾。

【主治】治疗和预防小儿佝偻病、软骨病；对小儿多汗、夜惊、食欲不振、消化不良、发育迟缓也有治疗作用。

【用法用量】开水冲服。

【注意事项】实热证者慎用。服药期间，忌食辛辣、油腻食物。患儿发热期间暂停服用本品。佝偻病合并手足搐搦者应配合其他治疗。

知识拓展 龙牡壮骨颗粒的考点是其主治。龙牡壮骨颗粒治疗和预防小儿佝偻病、软骨病。

第七节 镇惊息风剂

凡以镇惊息风，治疗小儿惊风抽搐为主要作用的中药制剂，称为儿科镇惊息风剂。

本类中成药主要具有镇惊息风止痉等作用，适用于惊风抽搐病证。

分类	功能	主治	症状
治急惊剂	清热化痰、息风镇惊、祛风止痉	痰食或风痰所致的小儿急惊风	高热抽搐、痰喘气急、神志不清

本类中成药主要用于急惊风之实证，脾虚慢惊风不宜使用。

治急惊剂

考点1 琥珀抱龙丸★★

【功能】清热化痰，镇静安神。

【主治】饮食内伤所致的痰食型急惊风，症见发热抽搐、烦躁不安、痰喘气急、惊痫不安。

【用法用量】口服。

【注意事项】慢惊风，以及久病、气虚者忌服。寒痰停饮咳嗽、脾胃虚弱、阴虚火旺者慎用。外伤瘀血痫疾不宜单用本品。因其含朱砂，故不宜过量服用或久用。服药期间，饮食宜清淡，忌食辛辣刺激、油腻食物。小儿高热惊厥抽搐不止者，应及时送医院抢救。

考点2 牛黄抱龙丸★★

【药物组成】牛黄、胆南星、天竺黄、全蝎、僵蚕（炒）、朱砂、琥珀、人工麝香、雄黄、茯苓。

【功能】清热镇惊，祛风化痰。

【主治】小儿风痰壅盛所致的惊风，症见高热神昏、惊风抽搐。

【方义简释】方中牛黄清热解毒、清心豁痰、息风止痉定惊；胆南星清热化痰定惊。二药相合，善清热定惊、祛痰止痉，故为君药。天竺黄、琥珀、朱砂、茯苓、人工麝香助君药定惊、开窍、化痰，故为臣药。全蝎、炒僵蚕、雄黄息风化痰定惊，故为佐使药。

【用法用量】口服。

【注意事项】慢惊风或阴虚火旺所致的虚风内动者慎用。因其含朱砂、雄黄，故不宜过量服用或久用。服药期间，饮食宜清淡，忌食辛辣、油腻食物。小儿高热惊厥抽搐不止，应及时送医院抢救。

知识拓展 琥珀抱龙丸、牛黄抱龙丸，均能治疗急惊风。两者的比较：

中成药	功能	主治
琥珀抱龙丸	清热化痰，镇静安神	痰食型急惊风
牛黄抱龙丸	清热镇惊，祛风化痰	风痰壅盛所致的惊风

第二十六章　眼科常用中成药

第一节　清热剂

凡以清热散风或清热泻火，治疗风热或火热上攻所致的各种目疾为主要作用的中药制剂，称为眼科清热剂。

本类中成药主要具有清热散风明目或清热泻火明目之功，兼有退翳、消肿、止痛、利尿或通便等作用，适用于风热上攻、外感风热内郁化火、火热上攻等引发的眼科疾病。

分类	功能	主治
清热散风明目剂	清热散风、明目退翳、止痒止泪	风热上攻所致的胞睑红肿、白睛红赤、灼痛痒涩、羞明多泪或眵多胶结、口干、尿黄、舌红、苔黄、脉浮数等
清热泻火明目剂	清热泻火、明目退翳、止痒	火热上攻所致的胞睑红肿、白睛赤肿或溢血、沙涩灼痛、黑睛生星翳、畏光流泪或热泪成汤或眵多清稀、口渴引饮、尿赤、便干、舌红、苔黄、脉数等

本类中成药大多辛散苦凉清泄或苦寒清泄，有伤阳、伤津之弊，故脾胃虚寒或阴虚津亏者慎用。

一、清热散风明目剂

考点1 明目蒺藜丸★★

【功能】清热散风，明目退翳。

【主治】上焦火盛引起的暴发火眼、云蒙障翳、羞明多眵、眼边赤烂、红肿痛痒、迎风流泪。

【用法用量】口服。

【注意事项】阴虚火旺及年老体弱者慎用。服药期间忌食辛辣、肥甘厚味之品，禁吸烟、饮酒。

考点2 明目上清片★★

【功能】清热散风，明目止痛。

【主治】外感风热所致的暴发火眼、红肿作痛、头晕目眩、眼边刺痒、大便燥结、小便赤黄。

【用法用量】口服。

【注意事项】孕妇慎用。脾胃虚寒者忌用。服药期间忌食辛辣燥热、油腻黏滞之物。

知识拓展 明目蒺藜丸、明目上清片均能清热散风、明目，既主治肝经风热上犯所致的暴发火眼、红肿痒痛、羞明多眵，又主治风热夹湿所致的眼边赤烂。两者的比较：

中成药	功能	主治
明目蒺藜丸	清热散风，明目退翳	上焦火盛
明目上清片	清热散风，明目止痛	外感风热

二、清热泻火明目剂

考点 3 八宝眼药散 ★★★

【功能】消肿止痛，退翳明目。

【主治】肝胃火盛所致的目赤肿痛、眼缘溃烂、畏光怕风、眼角涩痒。

【用法用量】取少许，点于眼角，一日2~3次。点药后，轻轻闭眼5分钟以上。

【注意事项】孕妇慎用。睑内涂用时，适量即可，否则有干涩刺痛等不适。忌食辛辣食物，忌吸烟，忌饮酒。用药后应将药管或瓶口封紧，以免药气逸散。用于眼睑赤烂溃疡时，需用温开水将脓痂洗净，暴露疮面后涂敷。因方中含质重沉降之朱砂，如用水调滴眼时，宜摇匀后再用。

考点 4 黄连羊肝丸 ★★

【功能】泻火明目。

【主治】肝火旺盛所致的目赤肿痛，视物昏暗，羞明流泪，胬肉攀睛。

【用法用量】口服。

【注意事项】本品苦寒，故阴虚火旺者、脾胃虚寒者及体弱年迈者慎用，不可过量或持久服用。服药期间忌食辛辣、肥甘之物。

知识拓展 八宝眼药散、黄连羊肝丸，均能泻火、明目，主治肝经火热上犯所致的眼病。两者的比较：

中成药	功能	主治
八宝眼药散	消肿止痛，退翳明目	肝胃火盛
黄连羊肝丸	泻火明目	肝火旺盛

第二节　扶正剂

凡以补虚扶正，治疗正气虚弱等所致的各种目疾为主要作用的中药制剂，称为眼科扶正剂。

本类中成药主要具有补虚扶正明目之功，兼有退翳、降火、活血、消肿等作用，适用于肝肾亏虚、气阴两虚（或兼血瘀）等引发的眼科疾病。

分类	功能	主治
滋阴养肝明目剂	滋肾养肝（或滋阴降火）、明目退翳	肝肾亏虚或阴虚火旺所致的内障目暗、视物昏花、目干涩等
益气养阴化瘀明目剂	补气养阴、活血化瘀、明目	气阴两虚与瘀血阻脉所致的视力下降或视觉异常、眼底瘀血征象等

本类中成药大多甘润滋补，有腻膈碍胃敛邪之弊，故脾胃虚弱者慎用，痰湿、食积、气滞者忌用。

一、滋阴养肝明目剂

考点 1 明目地黄丸 ★★★

【功能】滋肾，养肝，明目。

【主治】肝肾阴虚所致的目涩畏光、视物模糊、迎风流泪。

【用法用量】口服。

【注意事项】肝经风热、肝胆湿热、肝火上扰以及脾胃虚弱、运化失调者慎用。服药期间，不宜食油腻肥甘、辛辣燥热之物。

考点 2 石斛夜光颗粒（丸）★★

【功能】滋阴补肾，清肝明目。

【主治】肝肾两亏、阴虚火旺所致的内障目暗，视物昏花。

【用法用量】口服。

【注意事项】孕妇慎用。肝经风热、肝火上攻实证，以及脾胃虚弱、运化失调者慎用。

考点 3 障眼明片 ★

【功能】补益肝肾，退翳明目。

【主治】肝肾不足所致的干涩不舒、单眼复视、腰膝酸软，或轻度视力下降；早、中期年龄相关性白内障见上述证候者。

【用法用量】口服。

【注意事项】脾胃虚寒者慎用。治疗过程中不宜食用辛辣烧烤、黏腻肥甘食物。

知识拓展 明目地黄丸、石斛夜光颗粒、障眼明片，均善补肝益肾而明目，主治肝肾亏虚所致的视物昏花。三者的比较：

中成药	功能	主治
明目地黄丸	滋肾，养肝，明目	肝肾阴虚
石斛夜光颗粒	滋阴补肾，清肝明目	肝肾两亏、阴虚火旺
障眼明片	补益肝肾，退翳明目	肝肾不足

二、益气养阴化瘀明目剂

考点 4 复方血栓通胶囊 ★

【功能】活血化瘀，益气养阴。

【主治】血瘀兼气阴两虚所致的视网膜静脉阻塞，症见视力下降或视觉异常、眼底瘀血征象、神疲乏力、咽干、口干等；以及血瘀兼气阴两虚所致的稳定型劳累性心绞痛，症见胸闷痛、心悸、心慌、气短、乏力、心烦、口干等。

【用法用量】口服。

【注意事项】孕妇及痰瘀阻络、气滞血瘀者慎用。用药期间，不宜食辛辣厚味、肥甘滋腻食物。

第二十七章　耳鼻喉、口腔科常用中成药

第一节　治耳聋耳鸣剂

凡以清肝利耳或滋肾聪耳，治疗肝胆实火湿热或肝肾亏虚所致的耳聋耳鸣等为主要作用的中药制剂，称为治耳聋耳鸣剂。

本类中成药主要具有清泻肝胆实火、清利肝胆湿热、开窍或滋阴平肝等作用，适用于肝火上扰、肝胆湿热或肝肾亏虚等引发的耳聋、耳鸣等。

	功能	主治
清肝利耳剂	清泻肝胆实火、清利肝胆湿热、开窍	肝火上扰或肝胆湿热所致的突发耳聋、耳鸣如闻潮声或如风雷声
益肾聪耳剂	滋肾平肝	肾精亏虚所致的听力逐渐下降、耳鸣如闻蝉鸣之声、昼夜不息、夜间较重

本类中成药中，清肝利耳剂大多苦寒清泄清利，有伤阳败胃之弊，故脾胃虚寒或阴虚津亏者慎用。益肾聪耳剂大多滋腻碍胃，故脾胃虚弱者慎服，湿滞痰壅者不宜服。

一、清肝利耳剂

考点 1 耳聋丸 ★ ★

【功能】清肝泻火，利湿通窍。

【主治】肝胆湿热所致的头晕头痛、耳聋耳鸣、耳内流脓。

【用法用量】口服。

【注意事项】孕妇及脾胃虚寒者慎用。服药期间，忌食辛辣油腻之物。

二、益肾聪耳剂

考点 2 耳聋左慈丸 ★ ★

【功能】滋肾平肝。

【主治】肝肾阴虚所致的耳鸣耳聋、头晕目眩。

【用法用量】口服。

【注意事项】痰瘀阻滞者慎用。服药期间，注意饮食调理，忌食或少食辛辣刺激及油腻之物。

知识拓展 耳聋丸、耳聋左慈丸，均能治疗耳聋、耳鸣。两者的比较：

中成药	功能	主治
耳聋丸	清肝泻火，利湿通窍	肝胆湿热
耳聋左慈丸	滋肾平肝	肝肾阴虚

第二节　治鼻鼽鼻渊剂

凡以散风寒或风热、清热解毒、宣肺、化湿、通鼻窍，治疗风寒或风热犯及鼻窍或胆腑郁热上蒸鼻窍、脾胃湿热上结鼻窍所致的鼻鼽鼻渊为主要作用的中药制剂，称为治鼻鼽鼻渊剂。

本类中成药主要具有疏散风热、芳香通窍，或清泄肝胆、利湿通窍，或温补肺气、疏风散寒，或健脾益气、清利湿浊等作用，适用于风热邪毒、袭肺犯鼻，或胆腑郁热、上犯脑窍、结于鼻窦，或脾胃湿热、蕴结鼻窦，或肺气虚弱、邪滞鼻窦，或脾虚湿盛、困结鼻窦，或兼而有之等引发的鼻鼽鼻渊等。

分类	功能	主治	症状
清宣通窍剂	清热散风、宣肺通窍	风热邪毒袭肺犯鼻	鼻痒、喷嚏、鼻塞、流清涕、或流浊涕、量多色黄或白等
清化通窍剂	芳香化浊、清热通窍	湿浊内蕴、胆经郁火	鼻塞、流清涕或浊涕等
散风通窍剂	疏散风热或风寒、祛湿通窍，或益气固表、祛风通窍	肺经风热、胆腑郁热；肺气不足、风邪外袭	鼻塞、流黄涕而量多；鼻痒、喷嚏、流清涕、易感冒等

本类中成药中，清宣通窍剂大多苦辛性寒，有伤阳耗气之弊，故脾胃虚弱者慎用；清化通窍剂大多芳香清泄，能耗气伤胃，故气虚胃弱者慎用；散风通窍剂则应根据各自的性能特点及使用注意谨慎选用。

一、清宣通窍剂

考点1 鼻炎康片★★★

【功能】清热解毒，宣肺通窍，消肿止痛。

【主治】风邪蕴肺所致的急、慢性鼻炎，过敏性鼻炎。

【用法用量】口服。

【注意事项】对本品及所含成分过敏者禁用。过敏性鼻炎属虚寒者慎用。肺脾气虚或气滞血瘀者慎用。运动员慎用。服药期间，戒烟酒，忌辛辣食物。所含苍耳子有小毒，故不宜过量服用或持久服用。含马来酸氯苯那敏，易引起嗜睡，服药期间不得驾驶车、船，不得从事高空作业、机械作业，以及操作精密仪器等；又因其对H_1受体有阻断作用，故膀胱颈梗阻、甲状腺功能亢进、青光眼、高血压和前列腺肥大者慎用。孕妇及哺乳期妇女慎用。

考点2 千柏鼻炎片★★★

【功能】清热解毒，活血祛风，宣肺通窍。

【主治】风热犯肺、内郁化火、凝滞气血所致的鼻塞、鼻痒气热、流涕黄稠，或持续鼻塞、嗅觉迟钝；急慢性鼻炎、急慢性鼻窦炎见上述证候者。

【用法用量】口服。

【注意事项】外感风寒、肺脾气虚者慎用。高血压、青光眼患者慎用。服药期间，忌食辛辣厚味、油腻、鱼腥发物，戒烟酒。因含千里光，故不宜过量或持久服用。

知识拓展 鼻炎康片、千柏鼻炎片，均能清热解毒、宣肺通窍，主治急、慢性鼻炎症见鼻塞、鼻痒气热、流涕黄稠者。两者的比较：

中成药	功能	主治
鼻炎康片	清热解毒，宣肺通窍，消肿止痛	风邪蕴肺所致的急、慢性鼻炎，过敏性鼻炎
千柏鼻炎片	清热解毒，活血祛风，宣肺通窍	风热犯肺、内郁化火、凝滞气血所致的鼻塞

二、清化通窍剂

考点3 藿胆丸（片）★

【功能】芳香化浊，清热通窍。

【主治】湿浊内蕴、胆经郁火所致的鼻塞、流清涕或浊涕、前额头痛。

【用法用量】口服。

【注意事项】对本品过敏者禁用。过敏体质者慎用。

知识拓展 藿胆丸的考点在其功能和主治。藿香芳香化湿，主治湿浊；猪胆味苦泻火。

三、散风通窍剂

考点4 鼻渊舒胶囊（口服液）★★

【功能】疏风清热，祛湿通窍。

【主治】鼻炎、鼻窦炎属肺经风热及胆腑郁热证者。

【用法用量】口服。

【注意事项】孕妇慎用。肺脾气虚或气滞血瘀者慎用。对本品过敏者忌用。服药期间，戒烟酒，忌辛辣、油腻食物。所含细辛、苍耳子均有小毒，故不宜过量服用或持久服用。

考点5 辛芩颗粒★★

【功能】益气固表，祛风通窍。

【主治】肺气不足、风邪外袭所致的鼻痒、喷嚏、流清涕、易感冒；过敏性鼻炎见上述证候者。

【用法用量】口服。

【注意事项】外感风热或风寒化热者慎用。服药期间，戒烟酒，忌食辛辣之物。含有小毒的苍耳子与细辛，故不宜过量服用或持久服用。

知识拓展 鼻渊舒胶囊、辛芩颗粒，均能治疗鼻炎。两者的比较：

中成药	功能	主治
鼻渊舒胶囊	疏风清热，祛湿通窍	鼻炎、鼻窦炎属肺经风热及胆腑郁热证者
辛芩颗粒	益气固表，祛风通窍	肺气不足、风邪外袭所致的鼻痒

第三节　治咽肿声哑剂

凡以清热解毒、疏散风热、化腐消肿、化痰散结、利咽开音，治疗风热或火毒上攻，或阴虚火旺、虚火上炎，或火毒蕴结、腐脓烂肉，或风热外束、痰热结喉所致的咽喉肿痛、声音嘶哑等为主要作用的中药制剂，称为治咽肿声哑剂。

本类中成药主要具有清热解毒、疏散风热、化腐消肿、化痰散结、利咽开音等作用，适用于风热或火毒上攻，或阴虚火旺、虚火上炎，或火毒蕴结、腐脓烂喉，或风热外束、痰热结喉所致的咽喉肿痛、声音嘶哑等。

分类	功能	主治
清解利咽剂	清热散风、清热解毒、消肿利咽	风热或火毒上攻所致的咽喉肿痛
滋润利咽剂	滋阴降火、润喉利咽	阴虚火旺、虚火上炎所致的咽喉肿痛
化腐利咽剂	解毒利咽、化腐敛疮	火毒蕴结、腐脓烂喉所致的咽痛、咽部红肿、糜烂、
开音利咽剂	清热疏风、化痰散结、利咽开音	风热外束、痰热壅结所致的咽喉肿痛

本类中成药中，清解利咽剂与化腐利咽剂大多苦寒清泄，有伤阳败胃之弊，故脾胃虚寒者慎用；滋润利咽剂大多甘寒滋腻，伤阳碍胃，故脾胃虚弱者慎服，湿滞痰壅者不宜服用；开音利咽剂辛散苦泄，故阴虚火旺及脾胃虚弱者慎用。个别含有毒药物，不宜过量服用或持久服用。

一、清解利咽剂

考点1 冰硼散 ★★★

【药物组成】冰片、硼砂（煅）、朱砂、玄明粉。

【功能】清热解毒，消肿止痛。

【主治】热毒蕴结所致的咽喉疼痛、牙龈肿痛、口舌生疮。

【方义简释】方中冰片外用善清热止痛、消肿生肌，故为君药。煅硼砂外用善清热解毒、防腐消肿，有增君药清热解毒、消肿之功，故为臣药。朱砂、玄明粉善清热利咽、散结消肿，以增君臣药之功，故为佐药。

【用法用量】吹敷患处，每次少量，一日数次。

【注意事项】孕妇及哺乳期妇女禁用。虚火上炎者慎用。用药期间，忌食油腻食物，戒烟、忌饮酒。因含朱砂（硫化汞），故不宜长期大剂量使用，以免引起汞的蓄积而中毒。

考点2 桂林西瓜霜（胶囊、含片）★★★

【功能】清热解毒，消肿止痛。

【主治】风热上攻、肺胃热盛所致的乳蛾、喉痹、口糜，症见咽喉肿痛、喉核肿大、口舌生疮、牙龈肿痛或出血；急性咽炎、慢性咽炎、扁桃体炎、口腔炎、口腔溃疡、牙龈炎见上述证候者及轻度烫伤（表皮未破）者。

【用法用量】散剂：外用，喷、吹或敷于患处，一次适量，一日数次；重症者兼服，一次1~2g，一日3次。

【注意事项】孕妇禁用。对本品过敏者禁用。过敏体质者慎用。服药期间，忌食辛辣、油腻、鱼腥食物，戒烟酒。老人、儿童及素体脾胃虚弱者慎用。不宜与滋补性中药同时服用。内含有山豆根与煅硼砂，故不宜过量服用或长期服用。高血压、心脏病、肝病、糖尿病、肾病等慢性病严重者应在医师指导下服用。外用时，应首先清洁患处，取适量药粉敷于患处。如口腔用药，应先漱口清除口腔食物残渣，用药后禁食30~60分钟。

知识拓展　冰硼散、桂林西瓜霜，均能清热解毒、消肿止痛，主治热毒蕴结所致的咽喉疼痛、牙龈肿痛、口舌生疮。冰硼散，清解兼消散，唯做外用。桂林西瓜霜是冰硼散去朱砂，并配伍黄连解毒汤、射干、山豆根、薄荷脑等清解利咽之品而成，清解消散兼收敛，外用内服皆宜。二者的比较：

药物	功能	主治
冰硼散	清热解毒，消肿止痛	热毒蕴结所致的咽喉疼痛、牙龈肿痛、口舌生疮
桂林西瓜霜		风热上攻、肺胃热盛所致的乳蛾、喉痹、口糜

考点3 复方鱼腥草片★★

【功能】清热解毒。

【主治】外感风热所致的急喉痹、急乳蛾，症见咽部红肿、咽痛；急性咽炎、急性扁桃体炎见上述证候者。

【用法用量】口服。

【注意事项】虚火所致的喉痹、乳蛾者慎用。服药期间，忌食辛辣、油腻、鱼腥食物，戒烟酒。

知识拓展　复方鱼腥草片的考点其主治。复方鱼腥草片善治急喉痹、急乳蛾，即急性咽炎、急性扁桃体炎。

考点4 六神丸★★★

【功能】清热解毒，消肿利咽，化腐止痛。

【主治】烂喉丹痧，咽喉肿痛，喉风喉痈，单双乳蛾，小儿热疖，痈疡疔疮，乳痈发背，无名肿毒。

【用法用量】口服。

【注意事项】孕妇禁用。对本品过敏者禁用。过敏体质及阴虚火旺者慎用。服药期间应进食流质或半流质饮食。忌食辛辣、油腻、鱼腥食物，戒烟酒。老人、儿童及素体脾胃虚弱者慎用。因含有毒的蟾酥、雄黄等，故不能过量服用或持久服用。外用不可入眼。

知识拓展　六神丸的考点在其功能和主治。六神丸消肿、化腐力强，主治烂喉丹痧。

二、滋润利咽剂

考点5 玄麦甘桔含片（颗粒）★★★

【功能】清热滋阴，祛痰利咽。

【主治】阴虚火旺，虚火上浮，口鼻干燥，咽喉肿痛。

【注意事项】喉痹、乳蛾属风热者慎用。脾虚便溏者慎用。服药期间，忌食辛辣、油腻、鱼腥之物，戒烟酒。儿童用药应遵医嘱。

知识拓展　玄麦甘桔含片的考点在其功能和主治。玄参、麦冬均可滋阴，故本中成药有滋阴之效，主治阴虚之咽喉肿痛。

考点6 清音丸★

【功能】清热利咽，生津润燥。

【主治】肺热津亏，咽喉不利，口舌干燥，声哑失音。

【用法用量】口服。温开水送服或噙化。

【注意事项】孕妇禁用。急喉痹证属实热者慎用。服药期间，忌食辛辣、油腻食物，忌烟酒。

知识拓展　清音丸的考点在其功能和主治。清音丸主治肺热津亏之咽喉肿痛。

三、化腐利咽剂

考点7 锡类散★★

【功能】解毒化腐，敛疮。

【主治】心胃火盛所致的咽喉糜烂肿痛。

【用法用量】每用少许，吹敷患处，一日1~2次。

【注意事项】孕妇、老人、儿童慎用。虚火上炎者及素体脾胃虚弱者慎用。服药期间，忌食辛辣油腻食物。

考点8 珠黄散★★

【功能】清热解毒，祛腐生肌。

【主治】热毒内蕴所致的咽痛、咽部红肿、糜烂、口腔溃疡久不收敛。

【用法用量】取药少许吹患处。

【注意事项】孕妇慎用。虚火所致的喉痹、口疮慎用。素体脾胃虚弱者慎用。服药期间，忌食辛辣、油腻食物。

知识拓展　锡类散、珠黄散，均能清热解毒，主治火热所致的咽喉肿痛。两者的比较：

中成药	功能	主治
锡类散	解毒化腐，敛疮	心胃火盛所致的咽喉糜烂肿痛
珠黄散	清热解毒，祛腐生肌	热毒内蕴所致的咽痛

四、开音利咽剂

考点9 黄氏响声丸★★★

【功能】疏风清热，化痰散结，利咽开音。

【主治】风热外束、痰热内盛所致的急、慢性喉瘖，症见声音嘶哑、咽喉肿痛、咽干灼热、咽中有痰，或寒热头痛，或便秘尿赤；急、慢性喉炎及声带小结、声带息肉初起见上述证候者。

【用法用量】口服。

【注意事项】阴虚火旺、胃寒便溏或素体脾胃虚弱者慎用。老人、儿童慎用。服药期间，忌食辛辣、油腻、鱼腥食物，戒烟酒。儿童服用该药应遵医嘱。

知识拓展 黄氏响声丸的考点在其功能和主治。黄氏响声丸主治喉瘖，即声音嘶哑。

考点10 清咽滴丸★

【功能】疏风清热，解毒利咽。

【主治】外感风热所致的急喉痹，症见咽痛、咽干、口渴，或微恶风、发热、咽部红肿、舌边尖红、苔薄白或薄黄、脉浮数或滑数；急性咽炎见上述证候者。

【用法用量】含服。

【注意事项】孕妇慎用。虚火所致的喉痹者慎用。素体脾胃虚弱者慎用。老人、儿童慎服。服药期间，忌食辛辣、油腻之物。

知识拓展 清咽滴丸的考点在其功能和主治。清咽滴丸主治风热所致的急喉痹。

第四节　治口疮剂

凡以清解消肿，治疗火热内蕴或虚火上炎所致的口舌生疮等为主要作用的中药制剂，称为治口疮剂。

本类中成药主要具有清解消肿或滋阴清解之功，兼有凉血、止痛、通便等作用，适用于火热上炎或阴虚火旺等引发的口内疮疡等。

分类	功能	主治
清解消肿剂	清热泻火、凉血解毒	火热上炎所致的口疮溃破红肿
滋阴清解剂	滋阴清热、解毒消肿	阴虚火热上炎所致的口疮溃烂微红、日久不愈

本类中成药大多苦寒清泄或甘苦性寒清滋，有伤阳败胃之弊，故脾胃虚寒或阴虚津亏者慎用。

一、清解消肿剂

考点1 栀子金花丸★★

【功能】清热泻火，凉血解毒。

【主治】肺胃热盛所致的口舌生疮、牙龈肿痛、目赤眩晕、咽喉肿痛、吐血衄血、大便秘结。

【用法用量】口服。

【注意事项】孕妇慎用。阴虚火旺者忌服。哺乳期妇女慎用。年老体弱及脾虚便溏者慎用。服药期间，忌烟酒与辛辣食物。

二、滋阴清解剂

考点2 口炎清颗粒★★

【功能】滋阴清热，解毒消肿。

【主治】阴虚火旺所致的口腔炎症。

【用法用量】口服。

【注意事项】脾虚便溏者慎服。湿热内蕴、食积内停者忌服。服药期间，忌食辛辣、酸甜、油腻之物。

知识拓展　栀子金花丸、口炎清颗粒均能清热，主治口舌生疮。两者的比较：

中成药	功能	主治
栀子金花丸	清热泻火，凉血解毒	肺胃热盛所致的口舌生疮
口炎清颗粒	滋阴清热，解毒消肿	阴虚火旺所致的口腔炎症

第二十八章　骨伤科常用中成药

接骨疗伤剂

凡以接骨疗伤，治疗皮肉、筋骨、气血、脏腑经络损伤疾患为主要作用的中药制剂，称为接骨疗伤剂。

本类中成药主要具有活血化瘀、接骨续筋、消肿止痛之功，兼有通络、益气血、补肝肾等作用，适用于外伤或内伤等引发的跌打瘀肿、闪腰岔气、骨折筋伤等病证。

分类	功能	主治	症状
接骨续伤剂	活血消肿、接骨续筋	外伤所致的骨折筋伤	骨断裂、筋扭伤、脱臼等
化瘀止痛剂	活血化瘀、消肿止痛	外伤所致的跌打损伤、闪腰岔气	局部瘀血、肿胀疼痛等

本类中成药大多辛苦泄散、活血通脉，有伤津、堕胎之弊，故孕妇及月经过多者禁用，阴虚津亏者慎用。个别含有毒药物，不宜过量服用或久服。

一、接骨续伤剂

考点1 接骨七厘片★★

【功能】活血化瘀，接骨续筋。

【主治】跌打损伤，闪腰岔气，骨折筋伤，瘀血肿痛。

【用法用量】口服。黄酒送下。

【注意事项】孕妇禁用。骨折、脱臼者应先复位后再用本品治疗。脾胃虚弱者慎用。

考点2 接骨丸★★

【功能】活血散瘀，消肿止痛。

【主治】跌打损伤，闪腰岔气，筋伤骨折，瘀血肿痛。

【用法用量】口服。

【注意事项】本品所含马钱子粉有大毒，故应在医师指导下使用。孕妇禁用。骨折、脱臼者应先复位后再用本品治疗。切勿过量服用或持久服用。

知识拓展 接骨七厘片、接骨丸，均能活血化瘀、消肿止痛、续筋接骨，主治跌打损伤、闪腰岔气、筋骨折伤及瘀血肿痛等。两者的比较：

中成药	功能	主治
接骨七厘片	活血化瘀，接骨续筋	跌打损伤，闪腰岔气，骨折筋伤，瘀血肿痛
接骨丸	活血散瘀，消肿止痛	

二、化瘀止痛剂

考点 3 七厘散（胶囊）★★★

【药物组成】血竭、乳香（制）、没药（制）、红花、儿茶、冰片、人工麝香、朱砂。

【功能】化瘀消肿，止痛止血。

【主治】跌仆损伤，血瘀疼痛，外伤出血。

【用法用量】散剂、胶囊剂：口服。外用：调敷患处。

【注意事项】本品应在医师指导下使用。孕妇禁用。骨折、脱臼者宜手法先复位后再用本品治疗。不宜过量服用或长期服用。饭后服用可减轻肠胃反应。皮肤过敏者不宜使用。

考点 4 云南白药（胶囊、片）★★★

【功能】化瘀止血，活血止痛，解毒消肿。

【主治】跌打损伤，瘀血肿痛，吐血、咳血、便血、痔血、崩漏下血，疮疡肿毒及软组织挫伤，闭合性骨折，支气管扩张及肺结核咳血，溃疡病出血，以及皮肤感染性疾病。

【注意事项】孕妇忌用。妇女月经期及哺乳期慎用。运动员慎用。过敏体质及有用本品过敏史者慎用。服药 1 日内，忌食蚕豆、鱼类及酸冷食物。外用前必须清洁创面。用药后如出现过敏反应，应立即停用，并视症状轻重给予抗过敏治疗，若外用可先清除药物。

知识拓展 七厘散、云南白药，均能活血化瘀、消肿止痛，主治跌打损伤、瘀血肿痛等，且内服外用均可收效。七厘散善化瘀止血，治外伤出血；因含朱砂，故不宜长期服用或过量服用。云南白药善化瘀止血、解毒，治内外伤引起的吐血、咳血、便血、痔血、崩漏下血、疮疡肿毒等。

考点 5 跌打丸 ★

【功能】活血散瘀，消肿止痛。

【主治】跌打损伤，筋断骨折，瘀血肿痛，闪腰岔气。

【用法用量】口服。

【注意事项】孕妇禁用。骨折、脱臼者宜手法先复位后再用本品治疗。饭后服用可减轻肠胃反应，脾胃虚弱者慎用。

考点 6 舒筋活血片（胶囊）★

【功能】舒筋活络，活血散瘀。

【主治】筋骨疼痛，肢体拘挛，腰背酸痛，跌打损伤。

【用法用量】口服。

【注意事项】孕妇忌服。对本品及所含成分过敏者禁用。过敏体质者慎用。妇女月经期慎服。因所用的香加皮含强心苷而有毒，故不宜过量服用或持久服用，禁与含强心苷类的西药同用。

考点 7 活血止痛散（胶囊、片）★

【功能】活血散瘀，消肿止痛。

【主治】跌打损伤，瘀血肿痛。

【用法用量】口服。

【注意事项】孕妇禁用。宜在饭后半小时服用。脾胃虚弱者慎用。不宜大剂量使用。妇女月经期及哺乳期慎用。服药期间忌生冷、油腻食物。

知识拓展 跌打丸、活血止痛散，均能活血散瘀、消肿止痛，主治跌打损伤、瘀血肿痛，且多做内服，少做外用。跌打丸兼能续筋接骨，治筋伤骨折、闪腰岔气。活血止痛散专于行散，长于散瘀止痛，伤损肿痛较重者用之为宜。